JN173819

薬剤師が知っておきたい
チーム医療実践のための

感染症検査

監修

大曲貴夫 国立国際医療研究センター病院　副院長・総合感染症科　科長

編集

岸田直樹 北海道薬科大学　客員教授／感染症コンサルタント
望月敬浩 静岡県立静岡がんセンター薬剤部　主査
山田和範 中村記念南病院薬剤部　係長

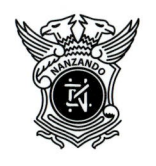

南 山 堂

● 執筆者（執筆順）●

藤田　崇宏　　独立行政法人国立病院機構北海道がんセンター感染症内科

浦上　宗治　　佐賀大学医学部附属病院感染制御部　病院助教

青木　洋介　　佐賀大学医学部国際医療学講座国際医療・臨床感染症学分野　教授

忽那　賢志　　国立国際医療研究センター国際感染症センター／国際診療部

徳田　安春　　群星沖縄臨床研修センター　センター長

門村　将太　　JCHO札幌北辰病院薬剤科　主任

木村　匡男　　社会医療法人峰和会鈴鹿回生病院薬剤管理課　課長

山田　和範　　中村記念南病院薬剤部　係長

望月　敬浩　　静岡県立静岡がんセンター薬剤部　主査

渡辺　浩彰　　医療法人北海道整形外科記念病院薬剤部　主任

添田　博　　東京医科大学病院薬剤部／感染制御部

高橋　俊司　　市立札幌病院検査部　部長

山本　剛　　神戸市立西神戸医療センター臨床検査技術部　主査

大塚　喜人　　亀田総合病院臨床検査部　部長

和田　直樹　　札幌徳洲会病院臨床検査室　副技師長

砂川　智子　　琉球大学医学部附属病院薬剤部

伊波　義一　　琉球大学医学部附属病院看護部

藤田　次郎　　琉球大学医学部附属病院　院長

大橋　養賢　　独立行政法人国立病院機構東京医療センター薬剤部

矢倉　裕輝　　独立行政法人国立病院機構大阪医療センター薬剤部　調剤主任

國本　雄介　　札幌医科大学附属病院薬剤部　係長

尾田　一貴　　熊本大学医学部附属病院薬剤部

堀　勝幸　　長野県立信州医療センター薬剤科　薬剤科長／感染症センター　副センター長

片山　歳也　　JCHO四日市羽津医療センター薬剤科　副薬剤科長

塩田　有史　　愛知医科大学病院感染制御部／薬剤部　主任薬剤師

関根　祐介　　東京医科大学病院薬剤部

田久保慎吾　　兵庫医科大学病院薬剤部

高橋　佳子　　兵庫医科大学病院薬剤部　副主任

倉井　華子　　静岡県立静岡がんセンター感染症内科　部長

岸田　直樹　　北海道薬科大学　客員教授／感染症コンサルタント

福田　直樹　　がん研有明病院総合腫瘍科

渋江　寧　　横浜市立みなと赤十字病院リウマチ内科（感染症科）／感染制御部　副部長

馳　亮太　　日本赤十字社成田赤十字病院感染症科　部長

小林　昌宏　　北里大学薬学部　講師／北里大学病院薬剤部

辰己　純代　　兵庫医科大学病院薬剤部

検査試薬・機器等が一目でわかる！

1 血液ガス分析 (→ p43)

● 血液ガス分析装置の例

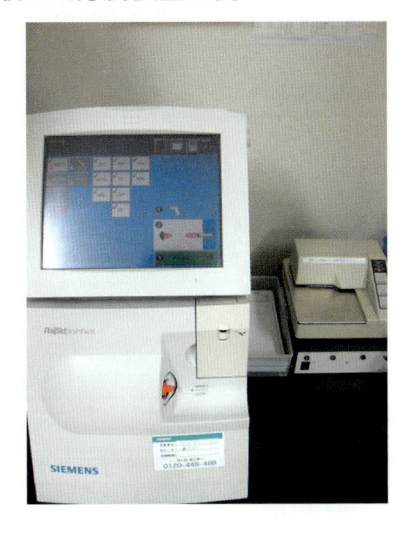
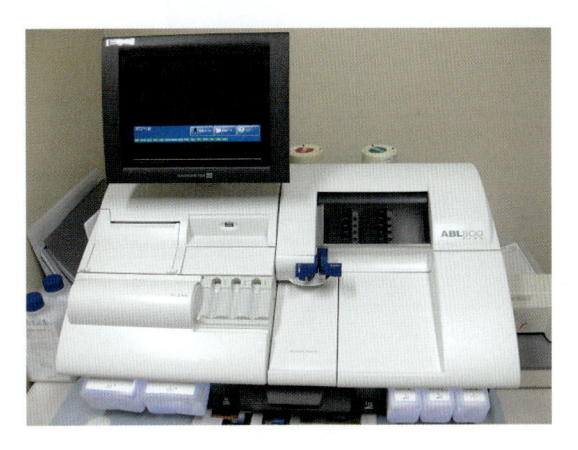

2 尿一般検査 (→ p52)

Ⓐ 尿定性検査の試験紙

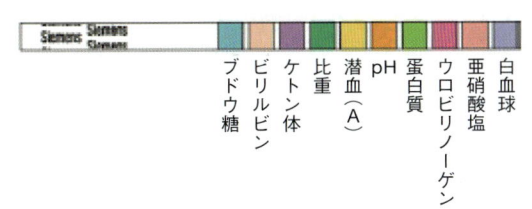

白血球
亜硝酸塩
ウロビリノーゲン
蛋白質
pH
潜血（Ａ）
比重
ケトン体
ビリルビン
ブドウ糖

（シーメンスヘルスケア株式会社の許諾を得て掲載）

Ⓑ 適正検査の自動測定機器

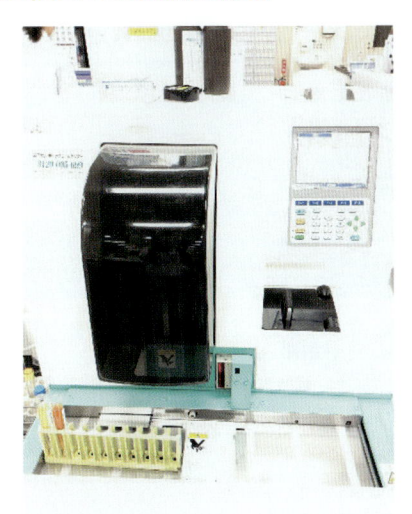

3　髄液検査（→ p60）

Ⓐ 用いるもの

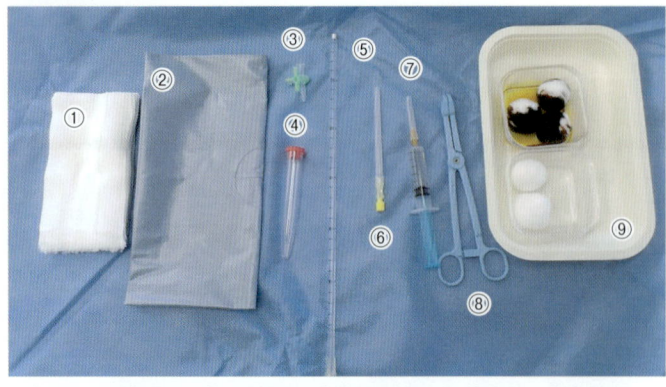

①ガーゼ，②覆布，③三方活栓，④検体スピッツ，⑤圧棒，⑥穿刺針，
⑦局所麻酔薬，⑧鉗子，⑨消毒トレイ

Ⓑ 検査風景

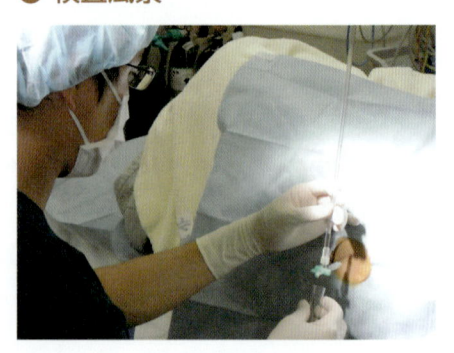

4　関節穿刺検査（→ p70）

Ⓐ 用いるもの

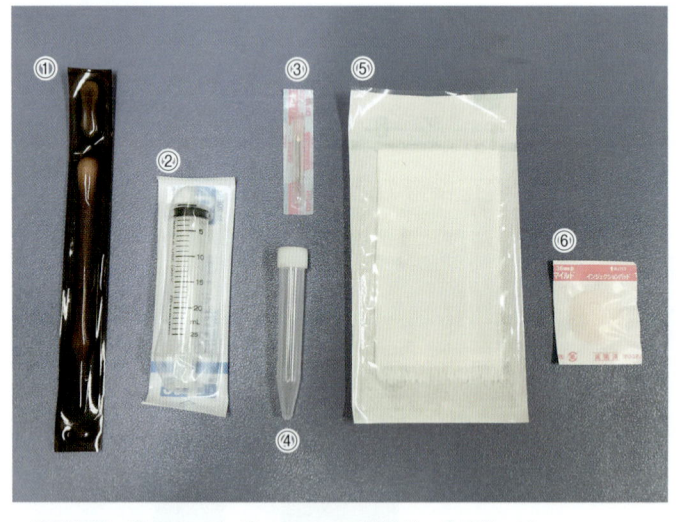

①消毒薬，②シリンジ，③18G〜22G注射針，④滅菌スピッツ，
⑤ガーゼ，⑥絆創膏

Ⓑ 検査風景

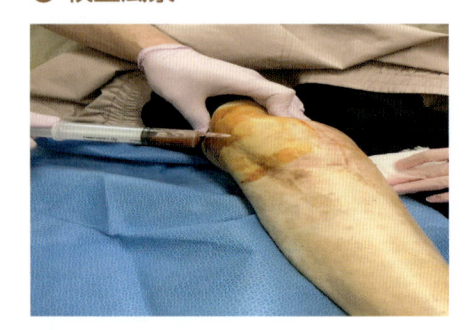

5 胸水，腹水（→ p79）

●套管針カテーテル「Argyle™ トロッカー アスピレーション キット」

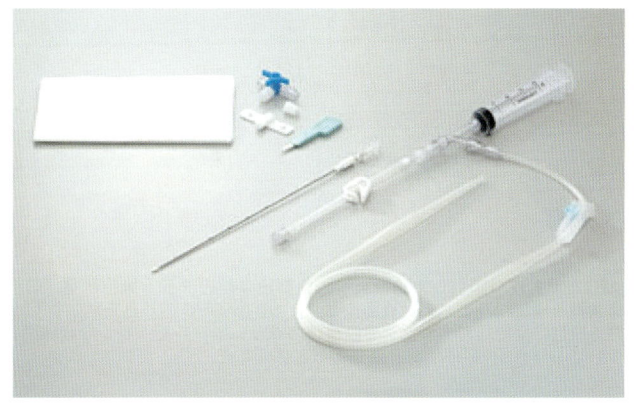

（日本コヴィディエン株式会社より許諾を得て掲載）

6 グラム染色（→ p86）

Ⓐ 喀痰の質の評価：グラム染色所見（100 倍鏡検）

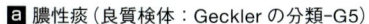

a 膿性痰（良質検体：Geckler の分類-G5）　　b 唾液性痰（不良検体：Geckler の分類-G1）

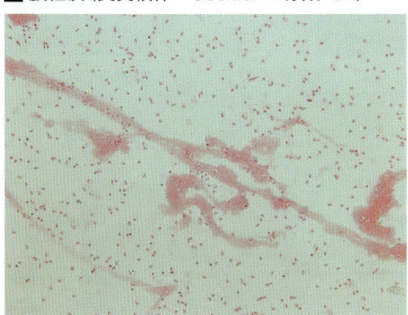

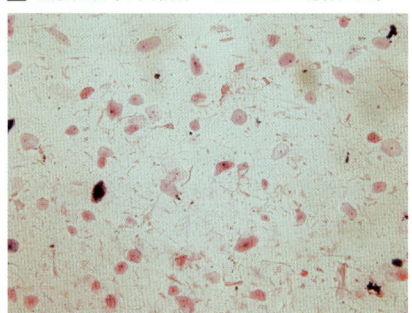

Ⓑ 好中球の貪食像：グラム染色所見（1,000 倍鏡検を拡大）

a 膿性痰：緑膿菌が貪食されている　　b 膿汁：黄色ブドウ球菌が貪食されている

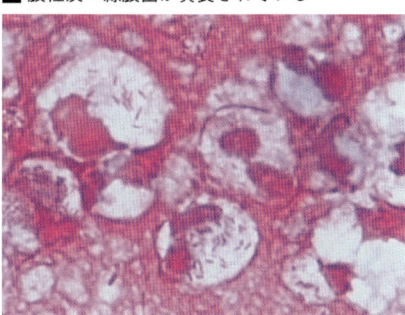

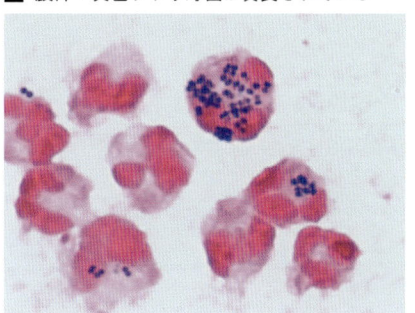

Ⓒ 菌数と好中球の衰勢による治療効果判定：抗菌薬投与前後のグラム染色所見（1,000 倍鏡検）

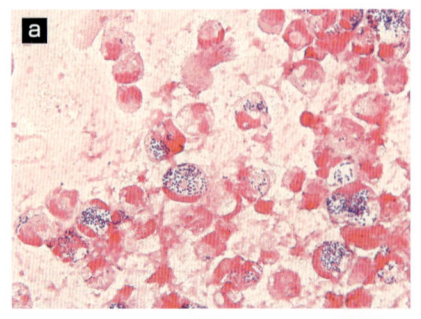 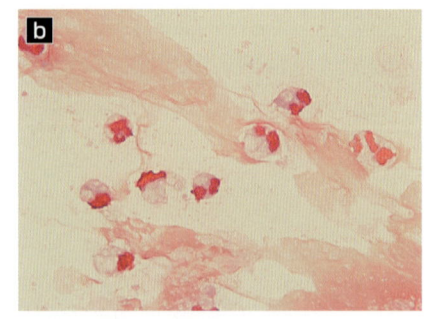

a 肺炎で搬入した患者から吸引した膿性痰．抗菌薬投与前のグラム染色所見．口腔内のレンサ状球菌の貪食像を優位に認め，誤嚥性肺炎として SBT/ABPC の投与を開始した．
b 抗菌薬療法 5 日目に採取した痰．抗菌薬投与後のグラム染色所見．レンサ状球菌は陰性化，好中球も減少しており SBT/ABPC は有効であると評価した．

Ⓓ グラム染色

① 検体のスライドグラス塗抹と固定手順

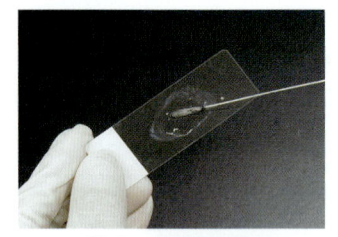 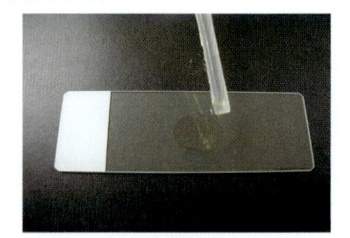 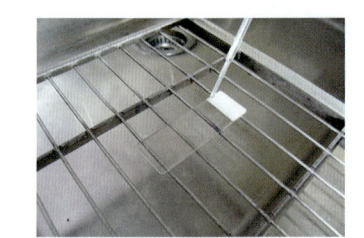

スワブ検体は塗抹後，乾燥　　尿は 1 滴滴下後，乾燥　　メタノール固定

② グラム染色（西岡の方法）手順

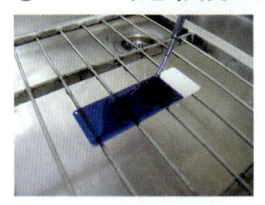　水洗　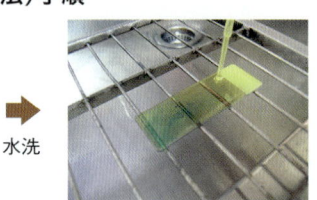　水洗　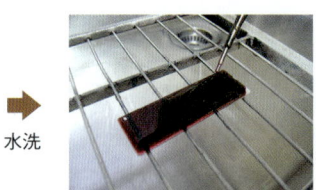　水洗　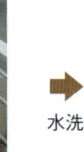

①ビクトリア青染色液（1 分間）　②ピクリン酸エタノール液（30秒）　③フクシン液（1 分）　顕微鏡検査

7　血液培養検査 （→ p92)

Ⓐ 一般的な血液培養陽性例の報告方法

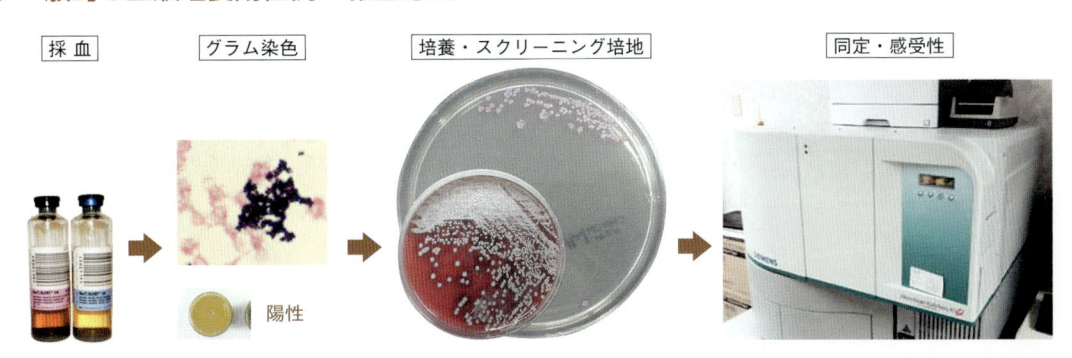

| 採血 | グラム染色 | 培養・スクリーニング培地 | 同定・感受性 |

陽性

血液培養は陽性後にグラム染色により菌種を推定する．そこで初めて感染源の特定と抗菌薬の継続や変更について検討を行う．PCRを導入することで，選択培地での菌の発育を待たずに，耐性菌かどうかの判断をすることが可能になる．同定感受性結果を最終的に参考にするが，早い段階での治療方針の決定が予後改善に大きく影響する．

Ⓑ バクテアラートシステムを用いたカルチャーボトルと血液培養機器

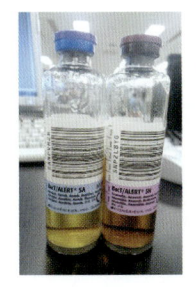

カルチャーボトル
（左：好気用，右：嫌気用）
バクテアラート（シスメックス）

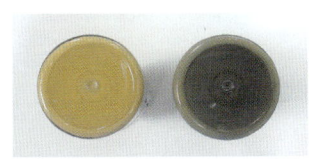

陽性　　　　　陰性
（管底が黄変する）

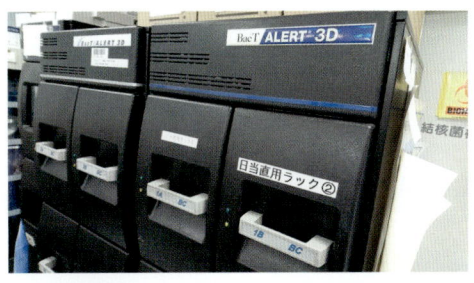

血液培養機器
バクテアラート3Dシステム（シスメックス）

8　血液以外の培養検査 （→ p102)

Ⓐ 用いるもの

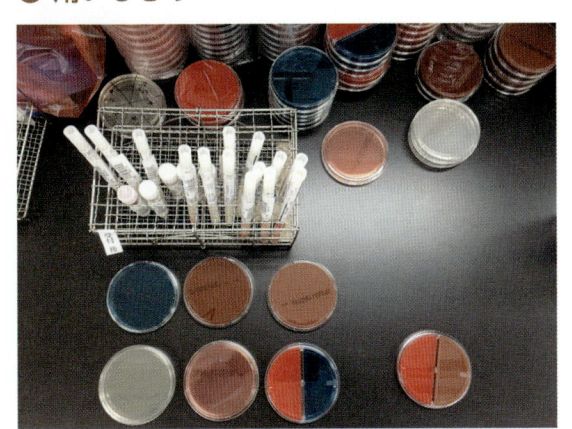

検体に合った採取容器と培地を用いて培養を実施する．

Ⓑ 検査風景

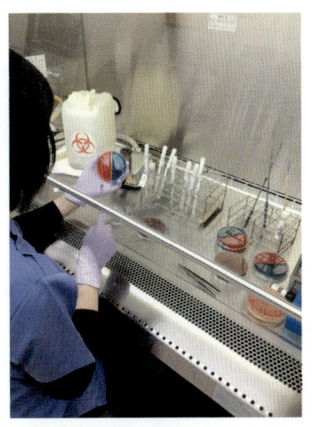

検体を培地に塗布し，白金耳を用いて画線塗抹する．

9 感受性試験 (→ p109)

Ⓐ ニトロセフィン法

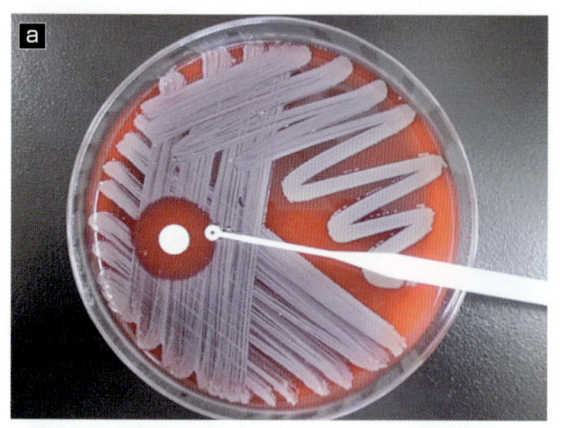
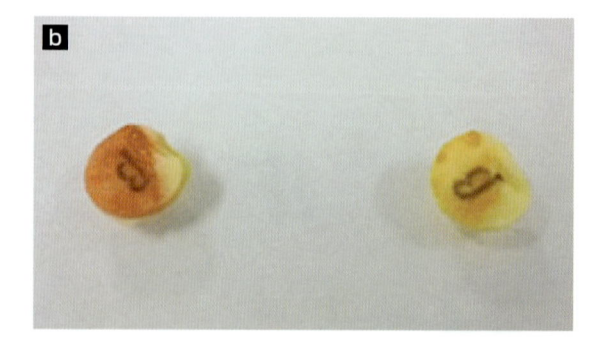

a エッジの集落を釣菌する.
b ディスクに塗布して色調を確認（左が陽性，右が陰性）.

Ⓑ ペニシリン・ゾーンエッジ試験

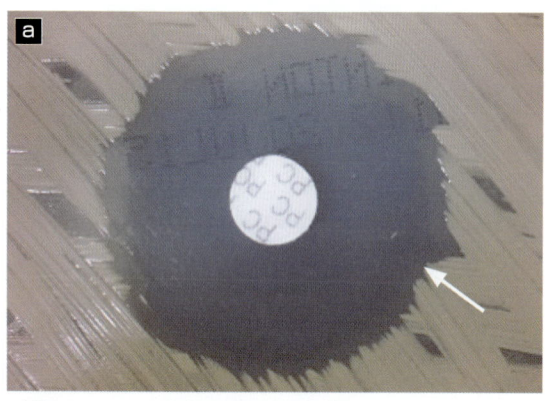
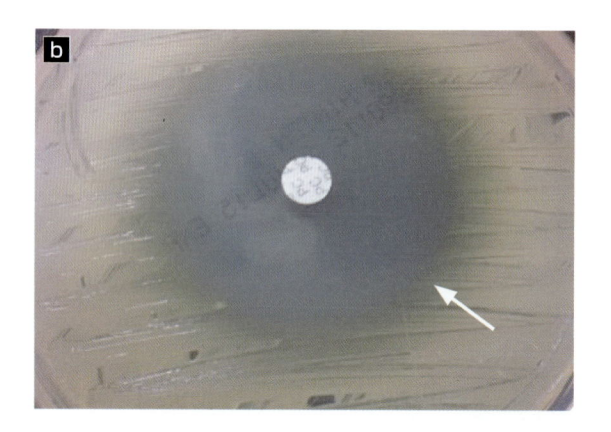

a PCG のエッジが sharp となり陽性.
b エッジが fuzzy となり陰性.

Ⓒ CLDM 誘導耐性検査法

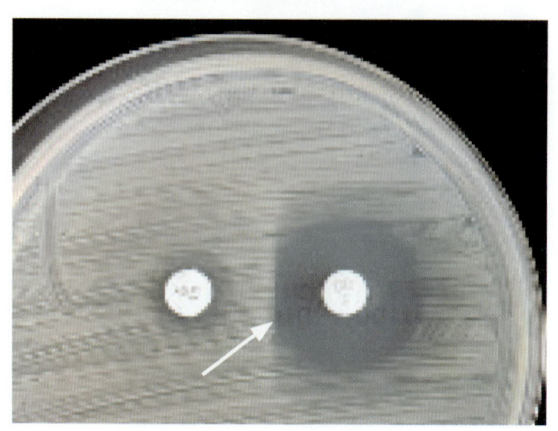

左のディスクが EM，右のディスクが CLDM.
矢印の部分の EM に隣接した側の CLDM 阻止円の平坦化が
みられるため陽性と判定.
被検菌は *S. aureus*.

Ⓓ DDT

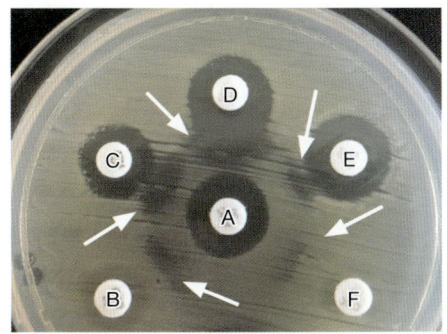

A：CVA/AMPC，B：CPR，C：ATM，
D：CFPM，E：CAZ，F：CTX
CVA/AMPC と各ディスクの間に発育の阻止帯が形成されれば陽性と判定．
被検菌は *E. coli*（臨床分離株）．

Ⓕ Modified Hodge test

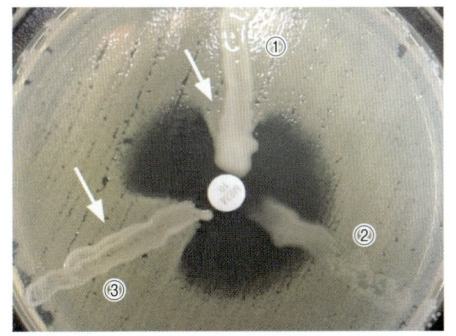

①*K. pneumoniae* ATCC®BAA-1705：陽性
②*K. pneumoniae* ATCC®BAA-1706：陰性
③被検菌：*K. oxytocaa*（臨床分離株）
矢印部分の発育が切れ込むように増強されれば陽性と判定．
被検菌は *K. oxytoca*（IMP-1 グループ，臨床分離株）．

Ⓗ クラス C β-ラクタマーゼ（AmpC）の検出法

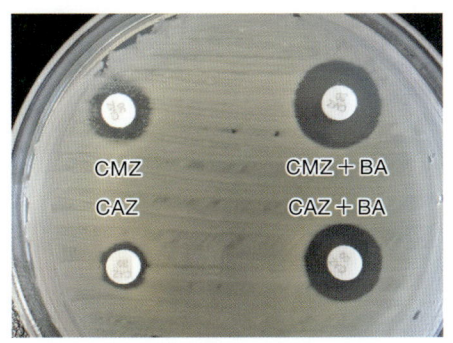

①被検菌を 0.5 McFarland に調整し塗布．
②CMZ，CAZ を 4cm 以上離して 2 枚置く．
③ボロン酸（BA，50mg/mL）6 μL をディスク 1 枚ずつに添加．
④BA 添加で阻止円の拡大を認めた場合は陽性と判定（ただし KPC 産生株も陽性になる）．

Ⓔ MBL 検出法

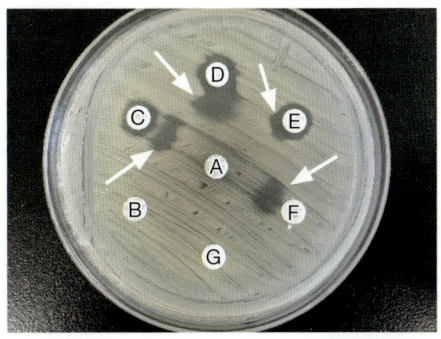

A：SMA ディスク，B：FRPM，C：MEPM，
D：IPM，E：CFPM，F：CAZ，G：SBT/CPZ
SMA ディスクとディスクの間に発育阻止帯が形成されれば陽性と判定．
被検菌は *K. oxytoca*（IMP-1 グループ，臨床分離株）．

Ⓖ MBL 検出法（EDTA）

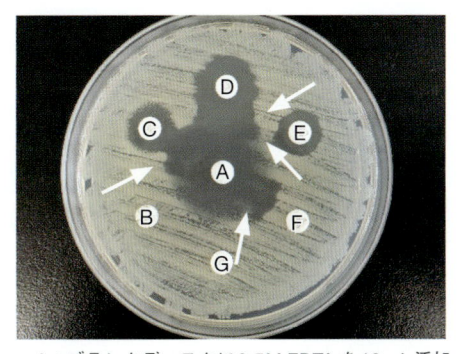

A：ブランクディスクに 0.5M EDTA を 10 μL 添加，
B：FRPM，C：MEPM，D：IPM，E：CFPM，
F：CAZ，G：SBT/CPZ
EDTA 添加ディスクとディスクの間に発育の阻止帯が形成されれば陽性と判定．
被検菌は *K. oxytoca*（IMP-1 グループ，臨床分離株）．

Ⓘ CIM 法

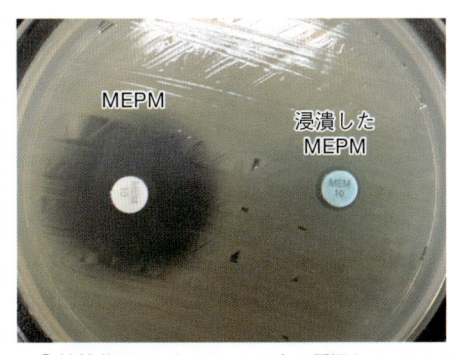

①被検菌 10 μL を 400 μL の水に懸濁させ，MEPM ディスクを懸濁液中に浸漬．
②35℃，2 時間以上インキュベート．
③*E. coli* ATCC®29522 の 0.5 McFarland に調整し，MHA に塗布し，未処理の MEPM と浸漬した MEPM を MHA に置いて，35℃，16 ～ 20 時間好気培養．
④カルバペネマーゼを産生している場合，MEPM が不活性化され，阻止円が形成されない．

● 迅速キットの操作方法例

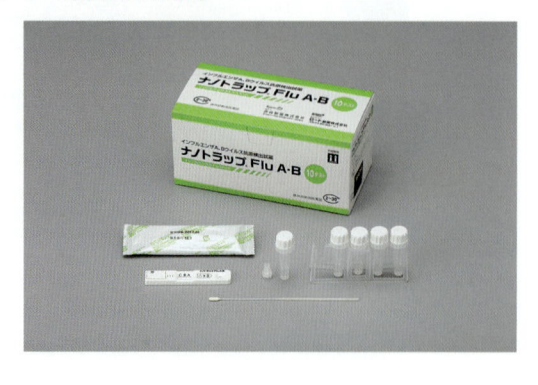 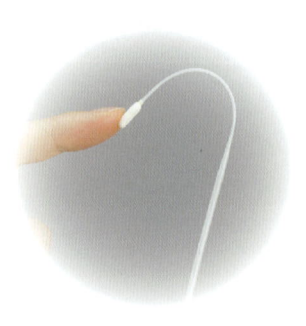

① 検体液の調製

- **鼻腔ぬぐい液・咽頭ぬぐい液の場合**
  検体抽出液のキャップを取り除き，検体を採取した滅菌綿棒を
  検体抽出液に浸し，10回以上上下させて引き抜く．
  （容器ではさんで，綿棒の液を絞り出す）

- **鼻汁鼻かみ液の場合**
  検体採取用紙（表であることをよく確認する）に鼻をかんでもら
  い，得られた鼻汁鼻かみ液の一部を滅菌綿棒で十分拭き取り，
  検体抽出液に浸し，10回以上上下させて引き抜く．
  （容器ではさんで，綿棒の液を絞り出す）

- **鼻腔吸引液の場合**
  鼻腔吸引液0.5mLを生理食塩液1mLで懸濁し，検体抽出液の
  キャップを取り除き，懸濁液0.5mLを検体抽出液に加えて十分
  混和する．なお，懸濁液は添加目安線※まで滴下する．

② ノズルを検体抽出容器の先端に装着

③ 反応
  テストプレートを水平な場所に置き，ノズル先端より検体液を
  3滴滴下

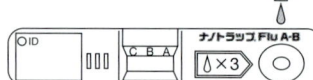

④ 判定　3〜8分後に判定．

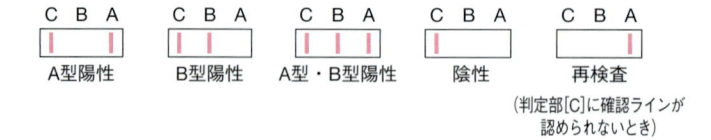

C B A	C B A	C B A	C B A	C B A
A型陽性	B型陽性	A型・B型陽性	陰性	再検査

（判定部[C]に確認ラインが
認められないとき）

※必ず判定部［C］に赤紫色の確認ラインの出現を確認する．
※陰性判定は8分後に行う．

11　B 型肝炎 （→ p126）

Ⓐ HBV-DNA 定量検査キット

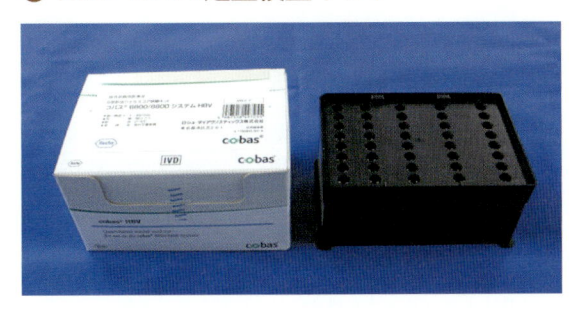

Ⓑ 血液検体

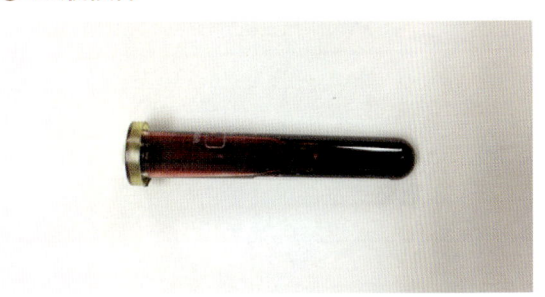

12　C 型肝炎 （→ p133）

● HCV-RNA 定量検査（PCR 法）

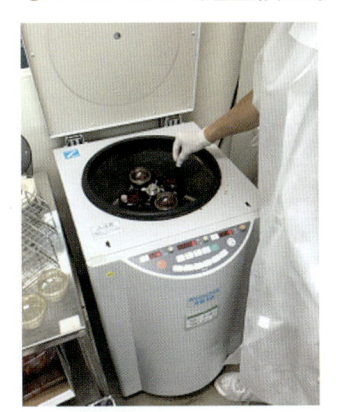

①血液検体を遠心分離にかけ，
血清と血球に分離.

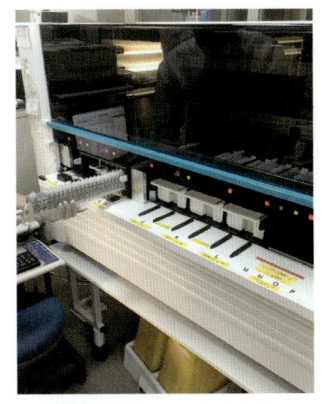

②遠心分離した血清を測定用
チューブに分注し，測定器
にセットする.

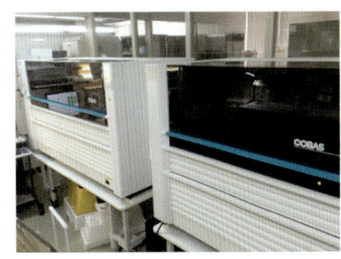

③PCR から定量まで機器が自動
で実施する.

13　HIV （→ p139）

Ⓐ イムノクロマトグラフ法　HIV（抗原＋抗体）スクリーニング検査試薬
「ダイナスクリーン®・HIV Combo」

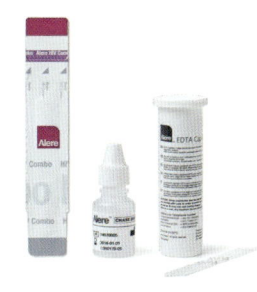

貯蔵方法／有効期間	1 〜 30℃ /18ヵ月
保険点数	・実施料123点 「HIV-1, 2抗原・抗体同時測定定性」 ・検体検査判断料144点 合計267点

（アリーア メディカル株式会社の許諾を得て掲載）

Ⓑ 操作方法

準備

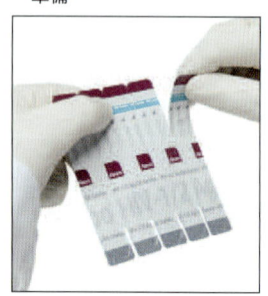 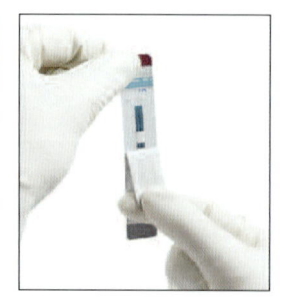

滴下

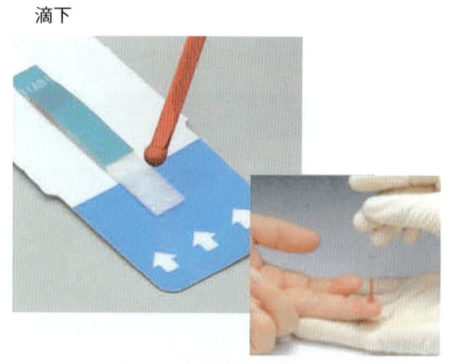

（アリーア メディカル株式会社の許諾を得て掲載）

Ⓒ 判定方法

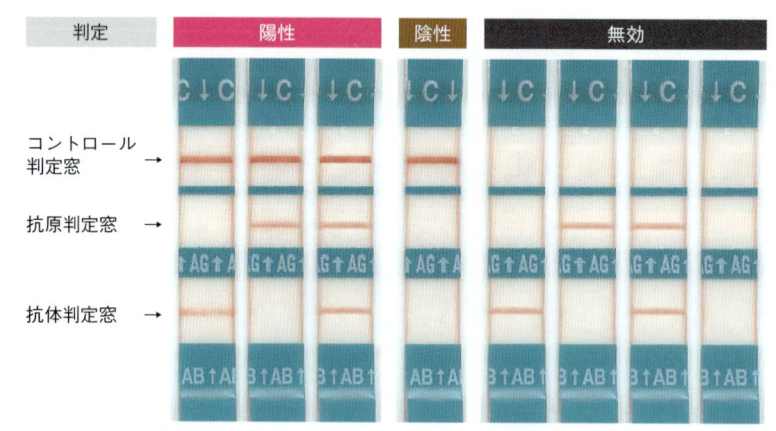

抗原または抗体判定窓に赤色のラインが出現していれば陽性.
（アリーア メディカル株式会社の許諾を得て掲載）

14 サイトメガロウイルス（→p148）

Ⓐ アンチジェネミアの原理

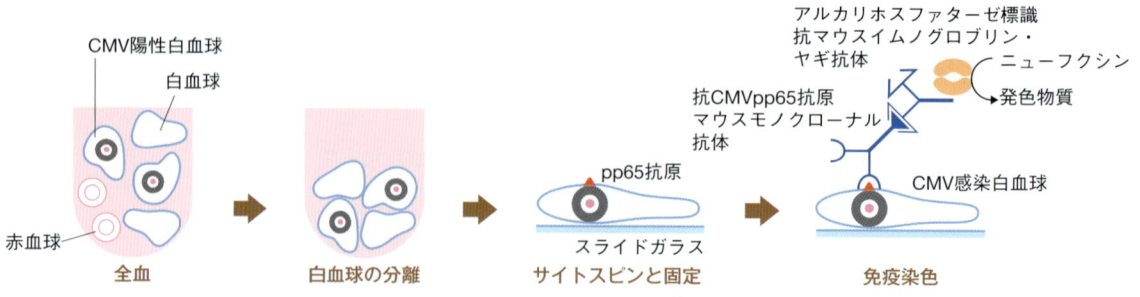

（http://www.medience.co.jp/h3_infect/cmv.html）

Ⓑ 病理検体の核内封入体
（フクロウの目：矢印部分）

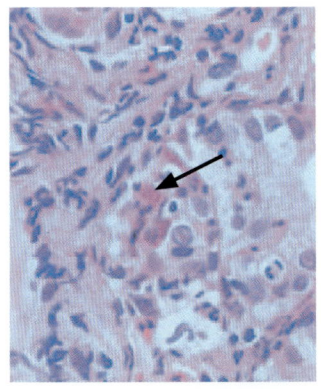

（出典：日本臨床腎移植学会
ガイドライン作成委員会 編：
腎移植後サイトメガロウイルス感
染症の診療ガイドライン2011,
日本医学館, 2011）

Ⓒ アンチジェネミア法での
pp65 陽性細胞

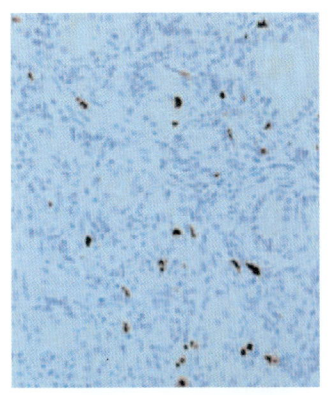

（出典：日本臨床腎移植学会
ガイドライン作成委員会 編：
腎移植後サイトメガロウイルス感
染症の診療ガイドライン2011,
日本医学館, 2011）

15 肺炎球菌・レジオネラ （→ p156）

Ⓐ 肺炎球菌尿中抗原検査

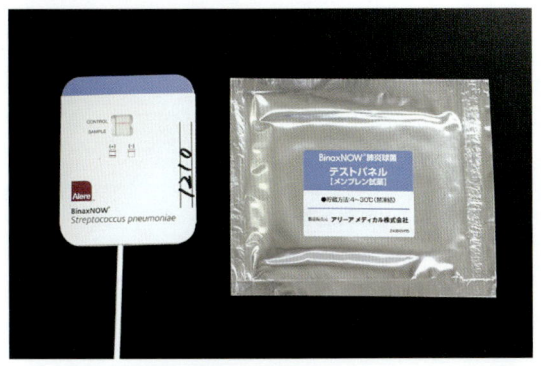
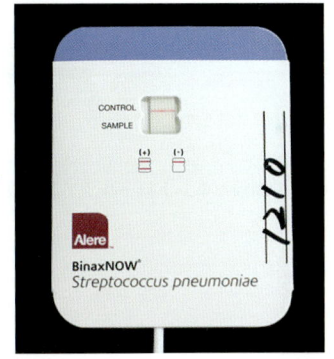

検査結果は陰性を示す（コントロールにしかバンドが出現していない）.

Ⓑ レジオネラ尿中抗原検査

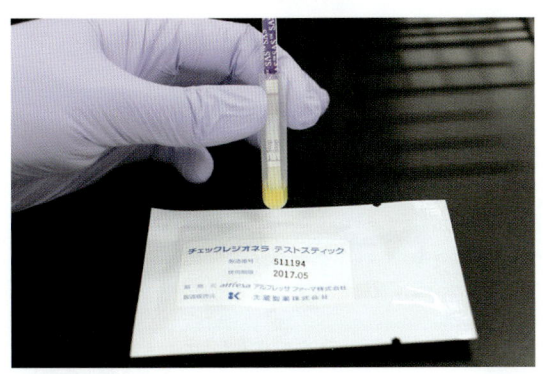
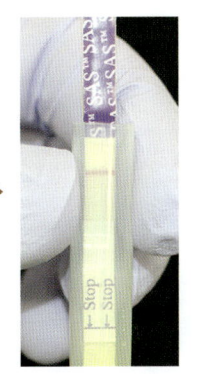

検査結果は陰性を示す（コントロールにしかバンドが出現していない）.

16 マイコプラズマ （→p163）

● マイコプラズマ迅速抗原検査

マイコプラズマ抗原キット（リボテスト® マイコプラズマ）

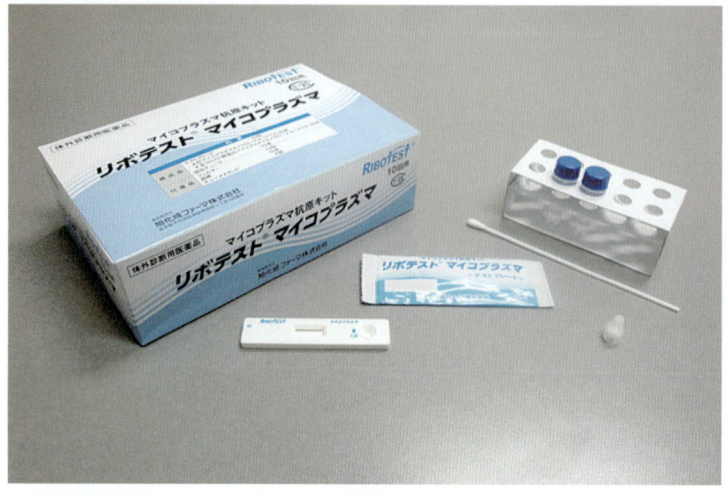

①検体は付属の綿棒で咽頭部の表面を擦過し採取する．
②検体を採取した綿棒を青いキャップの抽出チューブに浸し，2 ～ 15 分静置する．
③抽出チューブに付属のフィルターを装着し，プレートの検体滴下部に 4 滴滴下し，15 ～ 30℃で 15 ～ 30 分静置後，目視で判定する．

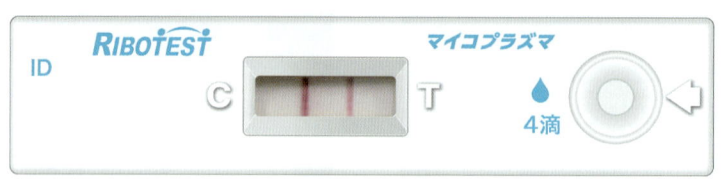

④左の赤線がコントロールライン．陽性になれば右側にラインが目視できる．
（旭化成ファーマ株式会社より許諾を得て掲載）

17 結 核 （→p170）

Ⓐ 全自動抗酸菌培養検査装置

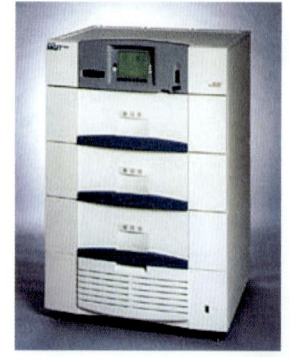

（日本ベクトン・ディッキンソン株式会社の許諾を得て掲載）

Ⓑ コバス TaqMan 48 （核酸増幅・検出装置）

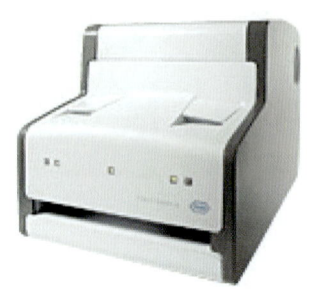

（ロシュ・ダイアグノスティックス株式会社の許諾を得て掲載）

ⓒ 塗抹検鏡 2 ＋ (Z-N 法)

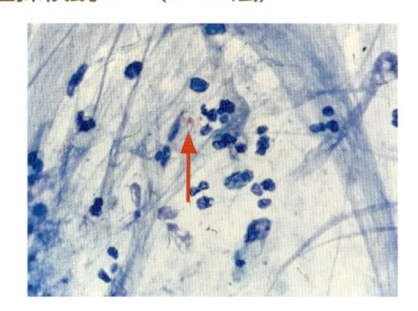

ⓓ 小川培地での結核菌増殖

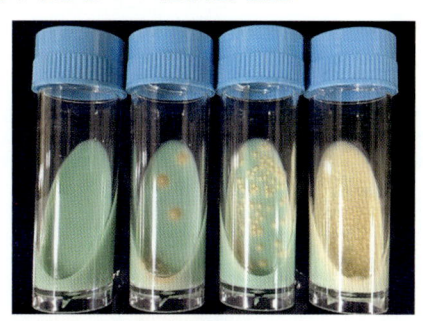

左から－，1＋，2＋，3＋

ⓔ ミジット（MGIT）分離培養剤

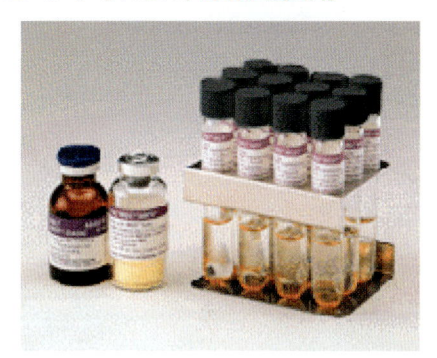

（日本ベクトン・ディッキンソン株式会社の許諾を得て掲載）

ⓕ 抗酸菌薬剤感受性試験

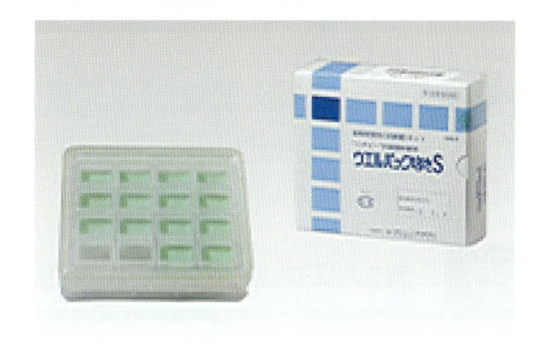

（日本ビーシージー製造株式会社の許諾を得て掲載）

18 *Clostridium difficile* (→ p181)

ⓐ 糞便検体における *C. difficile* の GDH 抗原・Toxin A/B 検出検査 「*C. DIFF* QUIK CHEK コンプリート®」

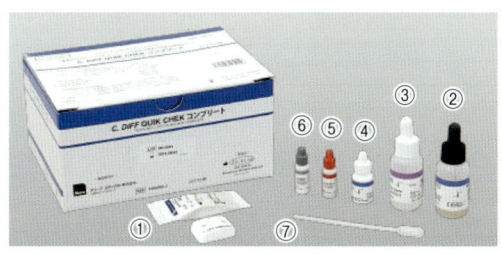

① メンブレンデバイス
② 希釈液
③ 洗浄液
④ 基質液
⑤ 酵素標識抗体
⑥ 陽性コントロール
⑦ プラスチックピペット

（アリーア メディカル株式会社の許諾を得て掲載）

ⓑ 検査結果の判定

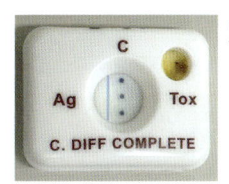

GDH 抗原陽性
Toxin 陰性

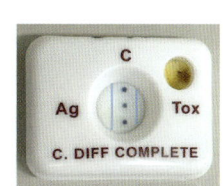

GDH 抗原陽性
Toxin 陽性

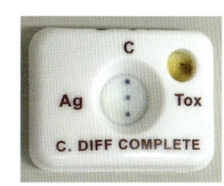

GDH 抗原陰性
Toxin 陰性

検査結果が出るまでの時間は約30分.

19 梅 毒 (→ p187)

Ⓐ RPR テスト

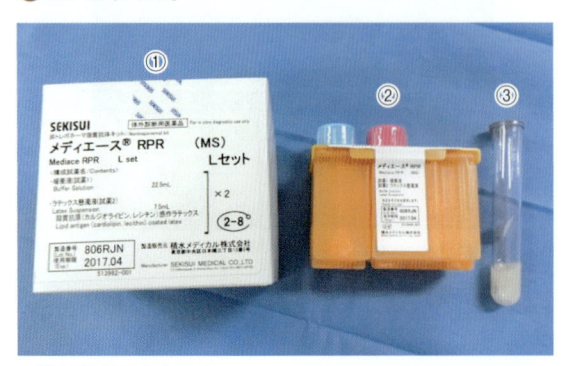

① RPR テストセット
② RPR テスト試薬
③ 検体スピッツ（分離剤入り）

Ⓑ TPLA テスト

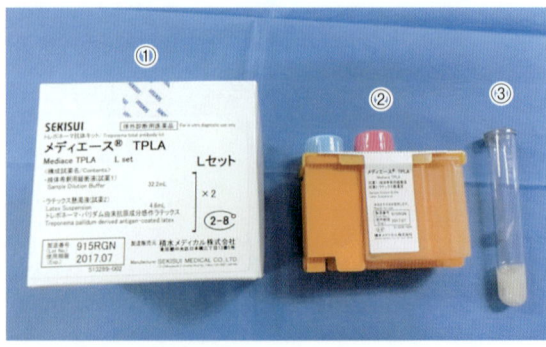

① TPLA テストセット
② TPLA テスト試薬
③ 検体スピッツ（分離剤入り）

20 カンジダ・アスペルギルス (→ p195)

Ⓐ β- グルカン テストワコー
（比濁時間分析法）

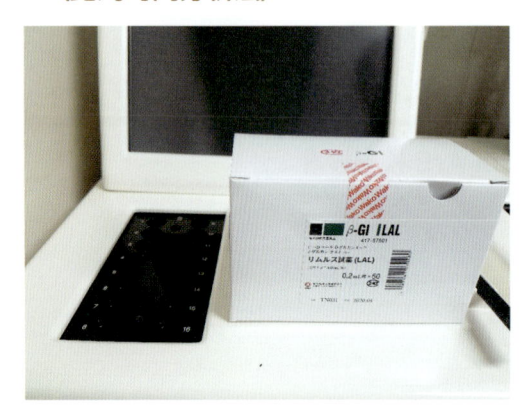

Ⓑ マトリックス支援レーザー脱離イオン化
飛行時間型質量分析装置(MALDI-TOF/MS)

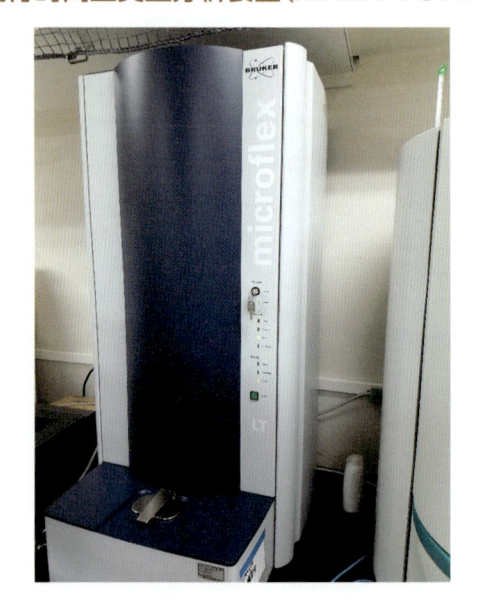

21 疥 癬 (→ p203)

Ⓐ 用いるもの

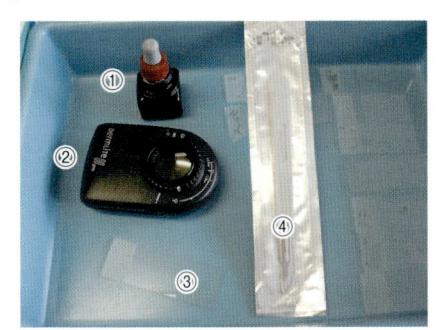

① 水酸化カリウム ② ダーモスコープ
③ スライドガラス ④ メス

Ⓑ 皮膚採取部位（指間）

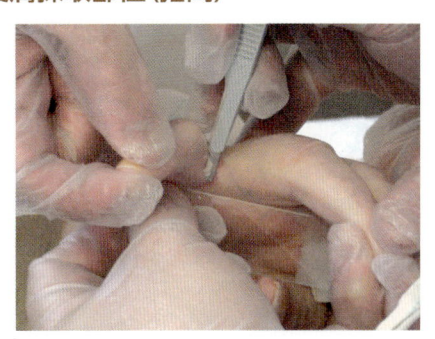

Ⓒ 虫 卵

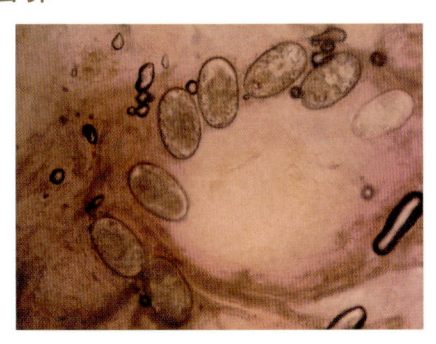

Ⓓ ヒゼンダニ（成虫）

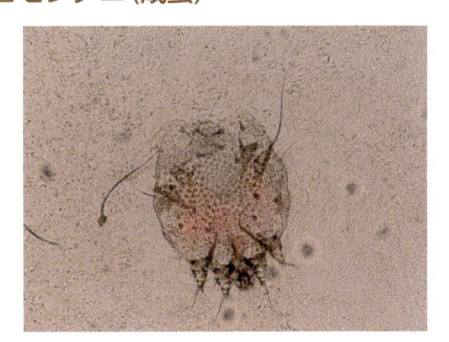

監修のことば

　世界では薬剤耐性（antimicrobial resistance：AMR）が問題となっており，その対策が進んでいる．わが国も例外ではなく，2016年には『薬剤耐性（AMR）対策アクションプラン』が制定された．このアクションプランは，わが国のAMR対策だけでなく感染防止対策および感染症診療そのものを大きく変えていくものであり，今はまさにその転換期にあるわけである．

　わが国では，過去の積極的な取り組みにより，感染症を専門とする薬剤師が増えてきている．加えて病棟に薬剤師が配置されることが当たり前の時代となり，すべての薬剤師に感染症診療に関する一定の素養が求められている．薬剤師の感染症診療への関わりがどんどん深くなってきている．

　これにより薬剤師に対する感染症の教育に必要とされる中味も変わってきている．薬剤師における感染症の教育は，以前は抗微生物薬の適応，用法・用量の設定，注意事項・禁忌事項の知識とその適用に関するものが中心であったと感じている．しかし，この10〜15年で行われてきた「感染症の治療に的確な，専門的な助言を行う」という教育方針の過程を経て，今や薬剤師が診断の適格性担保のために腕を振るう時代となってきている．AMR対策の中で薬剤師の果たすべき役割が協調され期待されており，院内では抗菌薬適正使用チームの編成へと大きく流れていく中で，これは当然の流れといえる．

　そこで編まれたのが本書である．驚いたことは，薬剤師の方々が検査に関してこれだけ充実した内容を執筆できる時代になったということである．私は2000年代前半に米国に臨床留学したが，その際に米国の感染症専門薬剤師の実力に目を見張ったことを覚えている．「こういう時代が果たしていつ日本に来るのだろうか……」と当時は感じていたが，本書を見れば，もうわが国もその時代に入ったことがよく分かる．本書により薬剤師に対する充実した教育が行われ，わが国の感染症診療の現場を引っ張る薬剤師が多く育つことを期待して止まない．そこででき上がった現場の有り様が，世界に発信できる素晴らしいものとなることを期待している．

　2017年初秋

国立国際医療研究センター病院

大曲 貴夫

序

　本書は「薬局」2014年2月号特集「感染症の検査結果を使いこなす−抗菌薬適正使用のための実践活用ガイド−」を大幅に改編し，新規項目を加えて単行本化したものです.

　思い起こせば，南山堂の根本英一氏から書籍化も念頭に入れた企画のお話をいただいてから5年の歳月が流れました. その頃からすでに抗菌薬の適正使用の重要性は言われていましたが，この5年間で，感染症診療およびその対策を取り巻く医療環境は劇的に変化してきました.

　2016年に開催された第42回先進国首脳会議（伊勢志摩サミット）では，感染症対策も主要議題の1つに取りあげられました. これに先立ち，わが国の薬剤耐性（antimicrobial resistance：AMR）対策アクションプランが制定され，具体的な目標値が掲げられたことは，今まで数値目標などない中で抗菌薬適正使用と声高に叫ばれる医療現場に，一石を投じる大きな進歩でした.

　将来に目を向けると，2050年には耐性菌による全世界の年間死亡数が1,000万人にのぼると推計され，感染症診療の重要性は言うまでもなく，大切な医療資源としての抗菌薬を後世に残していくためにも抗菌薬の適正使用は喫緊の課題とされます.

　抗菌薬適正使用と言ってもアプローチ方法はさまざまですが，必要なときに十分量の抗菌薬をしっかり使うことはその1つと考えられます. 裏を返せば，不必要なときには抗菌薬を使わないという選択肢をしっかり選ぶことも大切なことにほかなりません. そのためには，薬剤師も医療チームの一員として，各種感染症の検査結果を正しく解釈し，診療支援を行うことが肝要です.

　本書は日常よく見る感染症の検査について，現在，臨床現場の第一線でご活躍されている薬剤師に主に執筆いただいたことに特徴があります. 薬剤師の視点が多いことで共感でき，少し難しい内容も頭にすんなりと入ってきます. また，必要に応じてその分野の専門家の医師や検査技師の方にも執筆をご協力いただき，薬剤師の視点が多い中でも決して独りよがりにならず，医療チームとしての視点も大切にしているのが特徴でもあります. 加えて本書は，感染症関連の検査項目の解説だけでは終わらず，各項目について執筆いただいた方が経験された症例をベースに，薬剤師が臨床現場でどのように検査結果を解釈し，診療支援につなげていけばよいかを実践編として掲載しています. 日常出会う検査についての理解が深まり，感染症診療支援にあたり座右の書になることは間違いありません.

　本書が明るい未来へとつながるバタフライ効果を生み出すことを信じています.

　2017年　天高く馬肥ゆる秋

編者を代表して
山田 和範

目　次

第 **1** 章

検査を行う前の患者評価

Decision makingにおける検査特性の考え方

意思決定に用いられる検査特性について，基本の用語，直感的に理解しやすい考え方，実際に現場で用いる際の手順とよくありがちな誤解を数学的な説明は極力省いて解説する．これらの考え方には主観的確率を扱うためにベイズ統計の考え方が用いられている．さらに興味のある方はベイズの定理について学習することをお勧めする．

1 用語の解説，基本概念（図1-1）

a. 感度（sensitivity）

感度とは，病気のある人の中で検査が陽性になる確率のことである（positive in disease）．感度が高い（図1-1の a が多い）検査は，「偽陰性（図1-1の c）が少ない→陰性の結果に信頼がおける→除外診断に有用」と覚えておくとよい．

b. 特異度（specificity）

特異度とは，病気のない人の中で検査が陰性になる確率のことである（negative in health）．特異度が高い（図1-1の d が多い）検査は，「偽陽性（図1-1の b）が少ない→陽性の結果に信頼がおける→確定診断に有用」と覚えておくとよい．

c. SpPins-SnNouts（スピン・スナウト）

特異度（Sp）の高い検査が陽性（Positive）なら確定診断（Rule In）に有用であり，感度（Sn）の高い検査が陰性（Negative）なら除外診断（Rule Out）に有用である，ということを覚えるための語呂合わせである．

d. ゴールド・スタンダード（gold standard）

検査法について試験する場合に，標的とする疾患が存在するかどうかを最終的に決定する基準である．例えば，インフルエンザであれば polymerase chain reaction（PCR）が用いられたり，溶連菌の迅速検査であれば培養検査が用いられたりする．ただし，すべての感染症の検査法がゴールド・スタンダードで確認されているわけではない．例えば，深在性真菌症などは最終的には剖検しなければわからないこともある．検査法についての論文を読む場合はゴールド・スタンダードを何にしたかをチェックするのは重要である．なお，「ゴールデン」スタンダードではないので注意．gold standard の本来の意味は「金本位制」である．リファレンススタンダード（reference standard）ともいう．

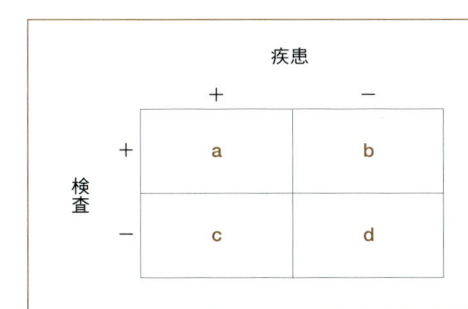

図1-1　2×2表による検査特性の定義

e. 陽性的中率(positive predictive value)，陰性的中率(negative predictive value)

　検査が陽性 / 陰性になった対象のうち，どれだけ真の陽性 / 陰性かを示す確率を指す．後述のように検査前確率（有病率）によって変動がみられる．真に検査の有用性を示すのは尤度比だが，論文には陽性的中率のみが記載されていることが多い．陽性的中率が高いと，さも検査の精度が高い印象を与えるためではないかと推測される（筆者の邪推かもしれない）．

f. 尤度比(likelihood ratio)

　真の陽性率［＝感度＝$a/(a+c)$］の結果を偽陽性率［＝1−特異度＝$b/(b+d)$］で除したものが陽性尤度比である．つまり偽陽性に対する真の陽性の比率である．同じことを陰性の結果に対して計算して求められるのが陰性尤度比である．尤度比は1を上回ると検査後確率が上昇し，1を下回ると検査後確率は低下する．一般的に陽性尤度比が10を超えていれば確定診断にかなり有用で，陰性尤度比が0.1を下回ると除外診断にかなり有用と考えられている．

g. 検査前確率(pre-test probability)

　集団を相手にする場合は疫学データとして有病率がわかっていれば検査前確率とするのが適当である．しかし，必ずしもデータである必要はなく，人間の主観的な見積もりや予測であってもよい．

h. 検査後確率(post-test probability)

　陽性的中率とほぼ同義だが，個人の主観的な信念の強さとして確率を用いて，意思決定に用いる場合には検査後確率と呼ばれることが多い．検査前確率と尤度比から検査後確率を求めることができる（詳細は後述）．

i. ベイズの定理

　ベイズの定理とは事前確率（＝検査前確率≒有病率）と尤度比から事後確率（＝検査後確率）を計算する手法[1]である．ある仮定の上での確率を新しい事実に基づいて修正する手続きと

※1　ベイズの定理：事後オッズ＝事前オッズ［＝事前確率 /（1−事前確率）］×尤度比．事後確率＝事後オッズ /（1＋事後オッズ）

もいえる[1]．検査特性を考えるときの数学的基盤となっており，相対的な頻度ではなく主観的な信念の程度として確率を扱うことができる．

2　理解のコツ

> **例題1**
>
> 感度99.9％，特異度99.99％のHIV抗体検査を行います．有病率は0.01％です．さて，この10,000人に検査を行った場合に，陽性になった人がHIVに感染している確率はどれくらいか？

● 確率のままではわかりにくい

ベイズの定理を用いた計算方法[※2]では，事後確率は，$0.0001 \times 0.999 / [0.0001 \times 0.9999 + 0.999 \times 0.0001]$ で約50％となる．

答えられただろうか？　確率の形でそのまま与えられて答えを出すのは難しい[2]．これを克服するために，自然頻度の形で問題を提示するとよい．以下はまったく同じ内容を頻度で表した場合である．

> **例題2**
>
> 10,000人いて，この中にHIVに感染している人が1人います．感染している1人はほぼ確実に陽性となります．感染していない9,999人のうち1人も検査が陽性になります．検査で陽性になった人が感染している確率はどれくらいか？

● 頻度に置き換えると理解しやすい

このように与えられると，検査陽性は2人で，そのうち1人が感染，すなわち50％の確率であるとすぐにわかるだろう（**図1-2a**）．このように，実際の数値に置き換えた方が理解は容易となる．

● 的中率(＝検査後確率)は検査前確率(≒有病率)に影響される

さらに**図1-2b**には有病率の違いによって2つのパターンの枝分かれ図を示す．どれだけ感度，特異度に優れた検査であっても，検査前確率が低い状態で検査を行うと的中率が低く，ハズレが多くなることが直感的に理解できるだろう．また，同じ検査を行っても検査前確率によって結果の解釈が大きく異なることも示されている．実例を挙げると，妊婦検診のHIV抗体陽性のほとんどが偽陽性になってしまうのは，有病率が低い集団に検査を行っているためである．

※2　※1をまとめると陽性尤度比を用いたときの事後確率は以下のように示される．
　　事後確率＝（感度×事前確率）/［（1－特異度）×（1－事前確率）＋（感度×事前確率）］

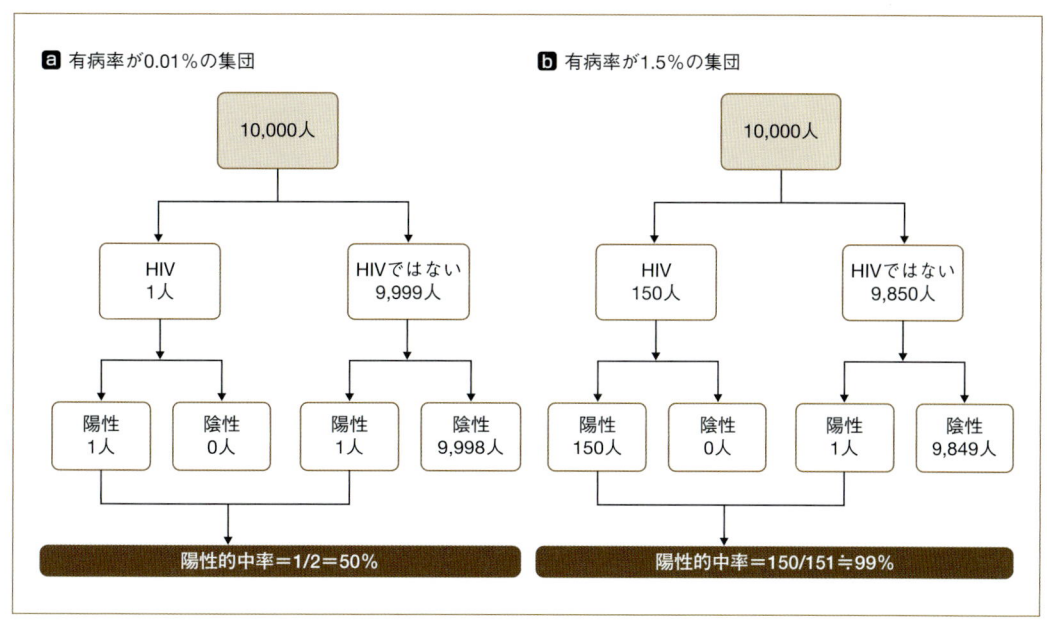

図1-2　有病率が0.01％の集団と1.5％の集団での検査後確率の違い

3 確率を意思決定に用いる

　先ほどの例ではスクリーニング検査を例に，自然数の割り算の形で確率が示され，検査前確率は基礎となる疫学情報として得られていた．次に，ある1人の患者に1回限りで起きている事象に対して検査をする場合を考える．この場合の確率とは頻度ではなく，出来事に対する主観的な信念の強さを表している．

● 検査特性を示すのは尤度比である

　陽性的中率，陰性的中率は検査結果の解釈に重要だが，前述のように，検査前確率によって大きく影響を受けてしまう．検査そのものの性能を示す指標として使われるのは尤度比である．

● 検査前確率と尤度比があれば，検査後確率を求められる

　検査の目的は検査前確率を結果によって修正して検査後確率を求めることにある．本来この計算は検査前オッズ（検査前の起きる確率と起きない確率の比）を求め，これに尤度比をかけて検査後オッズを求め，さらにこれを検査後確率に変換する必要がある．スマートフォンやタブレットのアプリやWeb上のアプリケーションでも計算できるものもあるので "Diagnostic test calculator" などのキーワードで検索してみてほしい（アプリなどの利用は自己責任でお願いする）．また，図1-3のノモグラムを用いても計算できる．定規をあてるだけで計算できる便利なものだけでなく，直感的に検査前確率と検査後確率の関係が理解できるので自分で定規をあててみてほしい．

例題3

　ある年の6月，まだインフルエンザが流行する前の季節に20代の男性が咽頭痛，鼻汁の
ため受診した．熱もなく通常のウイルス性の上気道感染症で矛盾しない経過と思われた
が，本人が明日大事な仕事を控えているためどうしてもインフルエンザを調べたいとい
う．仕方なく鼻腔で迅速抗原を調べたところ陽性であった．患者にインフルエンザという
診断名を告げるべきだろうか？

例題4

　ある年の2月，海外渡航歴もない20代の男性が発熱，咽頭痛，鼻汁のため受診した．席
の近い同僚がすでに同様の症状で3人インフルエンザと診断されているとのことである．
本人の希望もありインフルエンザ迅速抗原検査を行ったところ陰性であった．患者にイン
フルエンザではないと告げるべきだろうか？

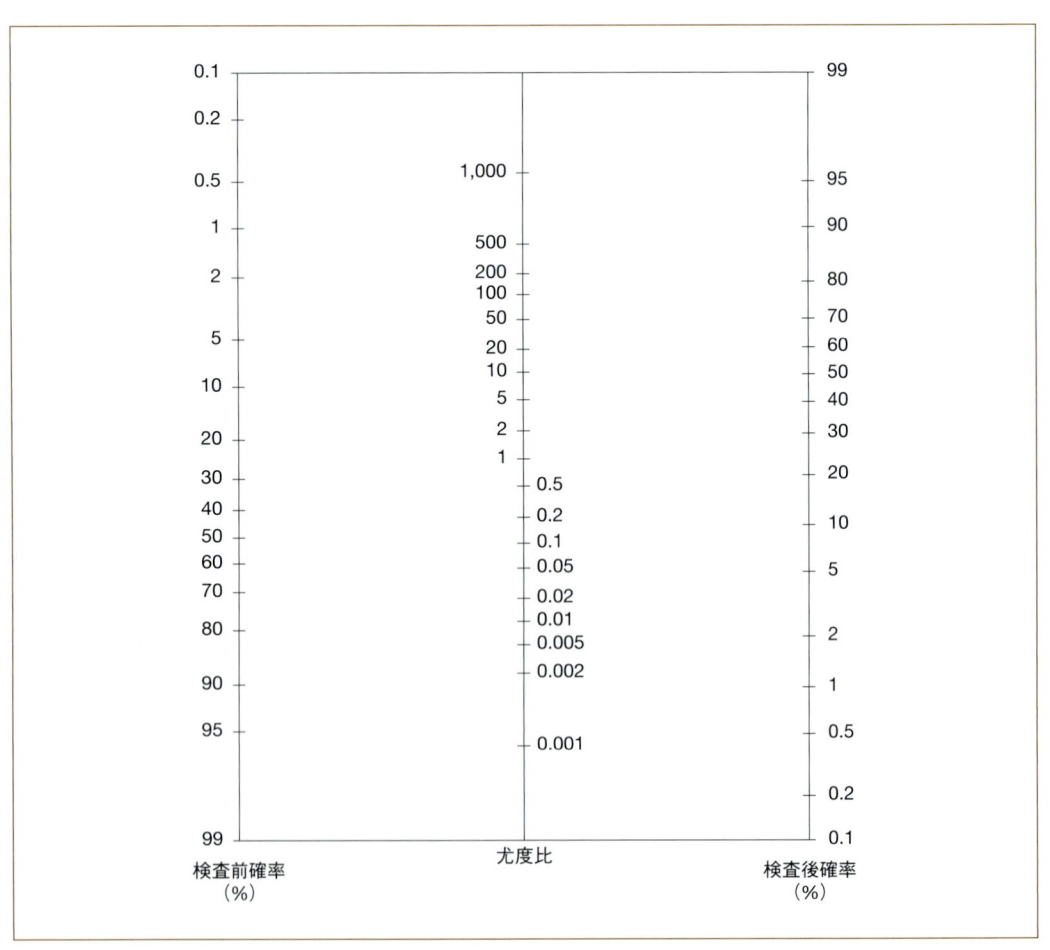

図1-3　検査前確率，尤度比から検査後確率を求めるためのノモグラム

● 検査結果で次の行動が変わるだろうか？

　例題3のインフルエンザの可能性はどれくらいと見積もれるだろうか？ せいぜい1％程度ではないだろうか．インフルエンザ迅速抗原検査の感度を85％，特異度を90％とすると陽性尤度比は8.5となる．**図1-3**のノモグラムにあてはめてみると，検査後確率は7.9％，まだインフルエンザではない確率の方が圧倒的に高い（**図1-4**）．

　次に**例題4**では検査前確率は90％程度と見積もれるだろう．感度85％，特異度90％とすると陰性尤度比は0.17である．同様にノモグラムにあてはめると検査後確率はやはり60〜70％程度，インフルエンザでないとはとても言えないとわかる（**図1-4**）．残念ながら，このような結果を前にしてインフルエンザではないと告げてしまう医師も存在するのも事実であるが．

　このように，感度，特異度がそれなりに優れている検査を行っても，検査前確率によっては迷いが増える結果となる．それならば検査を行わずに病歴と身体所見の時点で経過観察や治療をした方がよい場合も多々あるのである．

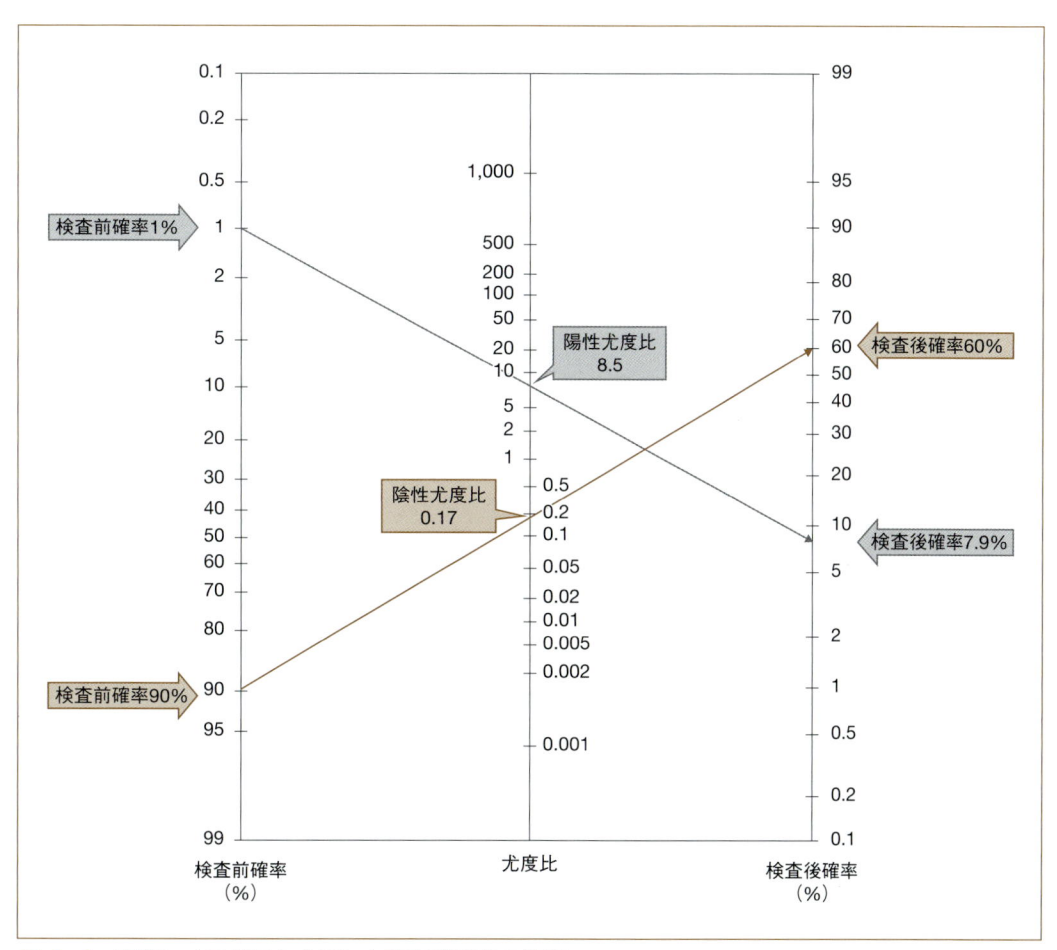

図1-4　実際にノモグラムを用いた検査後確率の算出
　検査前確率1％のときに陽性尤度比が8.5の検査を行って陽性であった場合に検査後確率は7.9％になる．

> **例題5**
>
> 　ステロイドを長期に飲んでいる関節リウマチの患者が発熱，呼吸苦と肺の浸潤影のため治療目的に金曜日の夜に緊急入院した．血液培養と喀痰培養から肺炎球菌が検出され，抗菌薬の投与で患者は入院3日目にして安定しつつある．入院時に当直医が提出したβ-D-グルカンが陽性との結果であった．この患者は真菌感染症なのだろうか？

● そもそも検査の特性をあてはめてよい状況か

　検査の特性を報告した論文は多く存在するが，それらにはすべて前提となった状況が存在する．例えば，ある論文ではβ-D-グルカンの感度，特異度をHIV患者のニューモシスチス肺炎（*Pneumocysitis jirovecii*肺炎）について検証しているかもしれないが，別の論文では血液腫瘍患者のカンジダ血症について検証しているかもしれない．前提となる状況が違えば検査のゴールド・スタンダードや，そもそもの有病率（＝検査前確率）が異なって当然である．ほとんどの「検査結果の解釈がわからない」という状況は検査前確率が設定できないことによるものである．検査前確率が設定されていなければ，どんなに感度，特異度が高い検査も役に立たない．空中にハシゴを架けようとするようなものである．

● 検査の前にアセスメントがなければ検査結果に意味はない

　多くの臨床検査，特に感染症領域のバイオマーカーは必ずしも直接病態生理を反映しているわけではない．感度，特異度も限定された状況でしか得られていないことがほとんどである．そこを考慮せずに「念のため」といった理由で検査を提出すると増えるのは情報ではなくてノイズである．検査前のアセスメントとは，まず「この患者には○○という病気があるか」という仮説を立て，そこに「どのくらいの確率で○○という病気があるか」という見積もりを立てることである．これがなければ検査をしても情報は増えない．とりあえず検査を行い，陽性となった所見に対して「この異常の原因は何か」というアセスメントをしていくと答えを出すのが難しくなってしまうのである[3]．

　診断をある病気の確率を上げ下げしていく過程であるとみなすと，医師が病歴，身体診察，検査を通じて行っているのは，得られた所見で確率を修正しながら，治療や次の検査，場合によっては経過観察という行動を選択していくことである．ゆえにこの検査前確率の見積もりと，提出する検査の選択に医師の習熟度が現れているともいえる．この見積もりを立て，次の行動を選択する能力を磨くために医師は日々努力しているのである（と思いたい）．検査の解釈についての本を読んで，闇雲に行われた検査結果をみていれば，患者の状態が把握できるようになるわけではない．**例題5**の患者は，検査開始前は「真菌感染症かもしれないし，そうではないかもしれない」という状態であった．そのような漠然としたアセスメントをもとに出された検査結果は意思決定に有用な情報を増やさない．検査結果が出た後も「真菌感染症かもしれないし，そうではないかもしれない」というところから一歩も動かない．次に何をすればよいのかは検査結果は教えてくれないのである．

　検査結果によって医師の行動が変わるのであれば検査を行えばよい[4]．スクリーニングと称して陰性であることを期待して検査を乱発すると，一定の確率で紛れ込む偽陽性の結果の解釈

に悩むことになる．これらを一言に集約すると "No assessment, No test" ということである．

4 おわりに

検査による臨床での意思決定について解説した．検査結果は多ければ多いほどよいわけではなく，迅速かつ的確な意思決定にはより少ない情報での判断が有用なこともよくある．検査結果に振り回されないためには必要のない情報を無視しなければならないこともある．検査の限界を意識して検査結果に対峙するのが，検査結果を使いこなすコツである．

薬学的介入のポイント

- 感度の高い検査は除外に，特異度の高い検査は確定診断に有用である．
- 的中率（＝検査後確率）は有病率に左右されるので解釈に注意が必要である．
- 検査の特性は尤度比によって示される．
- 検査を行う前に検査前確率を見積もっていなければ検査結果で意思決定はできない．
- No assessment, No test.

引用文献

1) Gigerenzer G：リスク・リテラシーが身につく統計的思考法 初歩からベイズ推定まで，早川書房，2010.
2) Hoffrage U, et al：Using natural frequencies to improve diagnostic inferences. Acad Med, 73：538-540, 1998.
3) 野口善令：診断に自信がつく検査値の読み方教えます！異常値に惑わされない病態生理と検査特性の理解，羊土社，2013.
4) Sox HC, et al：Medical decision making, John Wiley&Sons, 2013.

（藤田 崇宏）

2 感染症検査と薬学管理

平成24年度診療報酬改定での病棟薬剤業務実施加算の設立を契機に，薬剤師を専任として病棟に配置する施設が増えている．本制度により薬剤師が病棟で活躍する場が広がり，チーム医療の中での貢献度が高まる可能性を大いに秘めている．薬剤師の活動がベッドサイドでの診療に近づくにつれて，治療薬の選択や副反応のモニタリングに携わる機会が増え，薬剤師の臨床力が試されるときを迎えている．一方で，薬剤師が臨床検査について体系的に習得できる場は乏しく，どのように検査を使いこなせばよいか誰もが悩むところである．今日，一度カルテを開けば血液・生化学検査，細菌培養，心電図，画像検査などさまざまな検査結果をみることができる．医師は目的があって検査項目を選択・オーダーしているが，カルテはその意図を閲覧者に教えてくれるわけではなく，結果として薬剤師にとっては多数の検査が乱列されているようにみえる．それらの中から病態や治療に則した情報を選択し，利用していくことは簡単なことではないが，うまく利用すれば薬学管理上のプロブレムやその改善案の質は向上し，追加すべき検査の提案など薬剤師の活動の幅も広がるであろう．本節では，各論の前に検査を活用するための考え方や注意すべき点について述べる．また，感染症は全診療科に共通する疾患であり，抗菌化学療法は薬剤師にとっての必修と考えることもできるため，抗菌化学療法に特有の検査に対する考え方にも触れたい．

1 検査を活かすための原則

検査には大きく分けて全身状態を反映する「臓器非特異的指標」と，疾患の病状を反映する「臓器特異的指標」がある．日頃，漫然と検査をみているだけでは両者を混同し，臓器非特異的な指標をある臓器の病状を反映したものとして誤って解釈をする危険がある．まずは両者の使い分けができるようになることが検査を活かす第一歩である．そのためには，まず各検査の意味を理解し，どちらの指標にあてはまるのか整理しておく必要がある．また，検査結果を解釈するときは単一の項目で一気に結論づけてしまうのではなく，複数の項目（できれば性質の異なる検査）から体系的に考える方が誤った解釈は少なくなる．

2 臓器非特異的な検査の活かし方

臓器非特異的な指標には**表1-1**のようなものが挙げられる．これらの指標は患者病態の重症度（例：バイタルサイン）や炎症の強度［例：白血球（WBC），C反応性タンパク（CRP）］を反映しており，感染症診療では感染臓器や原因菌が特定できていないエンピリック・セラピーの

表1-1　臓器非特異的な指標の例

- バイタルサイン全般（熱，呼吸数など）
- 白血球（WBC）
- 赤血球沈降速度
- C反応性タンパク（CRP）　など
- プロカルシトニン

段階で利用する．抗菌薬開始後も熱が下がらないようなとき，WBCとCRPがくり返し測定されるような場面は珍しくない．しかし，これら非特異的な指標をくり返し測定しても，熱の原因や感染臓器が明らかになるわけではない．このような非特異的な検査を漫然とくり返すよりも，あらゆる感染症の原因菌が特定できる可能性がある血液培養を1回は行う方が臨床的に有意義であろう．

　生命にかかわる重篤な感染症の病態の一つに敗血症（sepsis）がある．敗血症は感染症に対する制御不能な宿主反応によって生命を脅かす臓器障害を呈している状態と定義されている．重症度とエンピリック・セラピーの関係について，市中発症の尿路感染症のエンピリック・セラピーを例に考えてみたい．もし軽症であれば頻度の高い病原菌を考え，感受性の良好な *Escherichia coli*，*Proteus* 属，*Klebsiella* 属を想定して第一もしくは二世代のセフェム系で治療可能と判断する．一方，循環不全と細胞機能や代謝の異常を伴う敗血症（敗血症性ショック：septic shock）の状態であれば，ESBL産生の腸内細菌科細菌をはじめとする耐性菌を含めた頻度の少ない原因菌までカバーするためにカルバペネム系が選択されるかもしれない．さらに，その際の投与量は厳しく制限するのではなく，過量である可能性を認識しながらも十分量を優先することが賢明である（これは，救命のためという意味のほかにも，無効時に「抗菌薬が過少の可能性」という鑑別を増やさないためでもある）．このように，臓器非特異的な指標を活用しながら，全身状態に応じて抗菌薬の選択についての考え方をギアチェンジしていく必要がある．

3　臓器特異的な検査の活かし方

　先述のWBCやCRPなどは日常的によくみる検査であるが，感染症以外の外傷，悪性腫瘍，膠原病などにも反応する．そのため，治療効果の評価には臓器非特異的指標ではなく特異的な指標に着目する必要がある．表1-2に感染症や感染臓器と臓器特異的指標の例を示す．

表1-2　感染症と臓器特異的指標の例

感染症	感染臓器	臓器特異的指標
下気道感染症	気管支，肺	呼吸音，酸素飽和度，喀痰所見など
尿路感染	腎臓，尿路，膀胱	肋骨脊柱角（CVA）叩打痛，尿所見など
髄膜炎	髄膜	髄液所見，項部硬直など
胆嚢炎	胆嚢	Murphy徴候（右上腹部痛），直接ビリルビン値など

　例えば，肺炎では気管支や肺といった臓器に特異的な指標である呼吸音，酸素飽和度（SpO_2）や喀痰所見（性状，量，細菌数）などを評価する．これらの指標に改善をみることができれば，治療が奏功していると考えることができる．もちろん，WBC や CRP を考えること自体が悪なのではなく，非特異的な指標の一つに一喜一憂し，感染症の状態が把握できないことが問題なのである[1]．肺に特異的な所見に加えて CRP の減少や解熱が得られれば，より強く肺炎の改善を示唆することになる．臓器特異的な指標を優先的に，非特異的指標を補足的に考えながら最終的には包括的に捉える視点が必要である．

　また，肺炎治療の効果判定といえば胸部X線写真を挙げる人もいるかもしれない．しかし，胸部X線の浸潤影は治療が奏功しても残存することがあり，陰影の消失が急性期治療の確認に必須ではない[2]．このように，一部の検査では病態の変化を反映するまでの時間経過についても理解しておく必要がある．

4 効果のアセスメントが必要なもう一つの理由

　抗菌薬が効果を発揮するためには原因菌をカバーする抗菌スペクトルと十分な投与量が必要であることは承知のとおりである．これらの条件を満たす抗菌薬が投与されていても効果が得られない場合は，抗菌薬が移行しがたい膿瘍などの閉鎖領域における感染症の存在を考えることになる．肺炎の治療に例えると，肺膿瘍，膿胸などを考え，医師は精査のための CT を検討するかもしれない．さらに CT の結果で膿瘍が発見されれば，外科的なドレナージや，内科的に加療する場合では，膿瘍部位の移行性に優れる抗菌薬が必要になる．また，血栓症，血腫，腫瘍熱，薬剤熱など非感染症の可能性を考慮する転機にもなる．以上のように，抗菌薬を適正に使用した上では，無効というアセスメントも次の work-up のための有益な情報であり，適切な解釈に努めることが大切である．

5 副反応の評価に検査を活かす

　従来，多くの抗菌薬は安全性が高く，一部の TDM 対象薬を除き，副反応について厳密に管理されてこなかった．しかし，近年，わが国でも欧米と同等の高用量が投与される抗菌薬が増え，副反応について今一度注意を払うべきである[3]．副反応の早期発見やマネジメントは薬剤師が果たすべき役割の中でも中心的なものであり，積極的にかかわっていくことが望まれる．抗菌薬の副反応にはカルバペネム系のけいれんやマクロライド系の下痢など目に見えるものもあるが，アミノグリコシド系の腎障害，ST 合剤の造血器障害など，初期徴候が検査（特に血液検査）に依存するものが多いため，検査をマスターすることが早期発見につながる．

　薬剤の副反応には大きく分けて頻度の高い（common）副反応と，重篤な（critical）副反応があり（表1-3），検査から副反応をスクリーニングするためには2つの考え方が必要である．一つは common な副反応を常に念頭においておくこと，もう一つは critical な副反応を見逃さないという考え方である．

　Common な副反応については，発症した場合に起こりうる検査値の変化（異常）を定期的に

表1-3　頻度の高い副反応と重篤な副反応の例

抗菌薬	頻度の高い副反応 （Common）	重篤な副反応 （Critical）
バンコマイシン	腎障害，過敏反応	血小板減少，好中球減少
リネゾリド	消化器症状	血小板減少，貧血
ゲンタマイシン	腎障害	聴覚障害

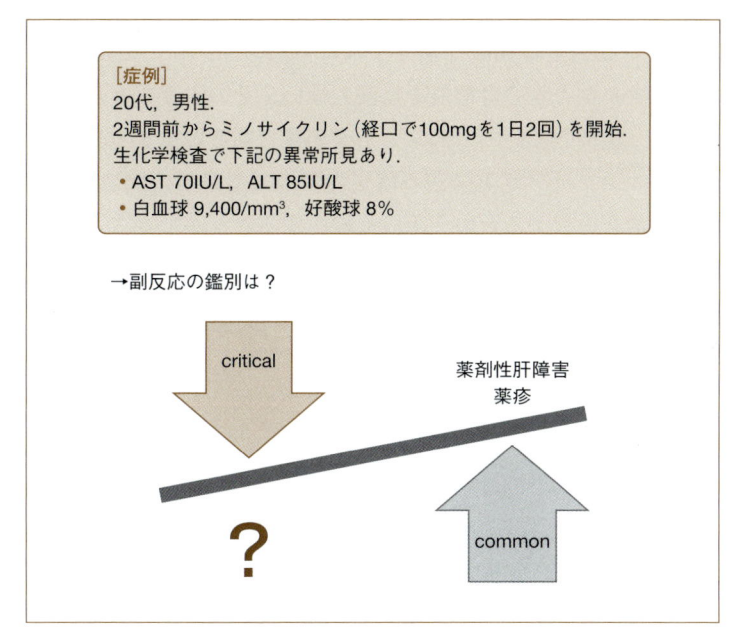

［症例］
20代，男性．
2週間前からミノサイクリン（経口で100mgを1日2回）を開始．
生化学検査で下記の異常所見あり．
・AST 70IU/L，ALT 85IU/L
・白血球 9,400/mm³，好酸球 8%

→副反応の鑑別は？

critical

薬剤性肝障害
薬疹

common

?

図1-5　2つの思考による副反応の鑑別

追跡する必要がある．加えて発症パターンについても熟知しておくと，より効率よくスクリーニングできる．例えば，ゲンタマイシンの腎機能障害では，初日から画一的にSCr値やBUNなどの腎機能マーカーを追いかけるのではなく，筆者は好発期となる投与6日目以降で一層注視するようにしている[4]．場合によっては副反応の鑑別のために追加すべき検査があれば，医師に提案することも必要である．

　医療用医薬品は臨床試験で一定の安全性が確認された後に承認を受けるため，criticalな副反応は頻度が低いことがほとんどである．そのため特記された場合を除き，criticalな副反応をルーチンでスクリーニングするのは現実的ではない．したがって，criticalな副反応の徴候に遭遇した際に，発症の可能性につなげて評価する必要がある．例えば，ミノサイクリンを開始した患者が2週間後の生化学検査で血清トランスアミナーゼ（AST，ALT）の上昇と好酸球増多を呈した場合，ミノサイクリンによる副反応の鑑別としてどのようなものが挙げられるであろうか（図1-5）．おそらく薬剤性肝障害や薬疹がcommonであり，ほとんどはこの鑑別で妥当であろう．さらに，もし強い斑状丘疹の所見を伴えば薬剤性過敏症症候群（drug-induced hypersensitivity syndrome：DIHS），胸部X線でスリガラス影を認めれば薬剤性の好酸球性肺炎などcriticalな副反応を鑑別に挙げられるようにしたい（これらのアセスメントを行わずして，AST/ALT

を下げたいための肝庇護薬の処方提案などは行うべきでない）．critical な副反応について被疑薬の報告が多い薬剤，好発期，リスク因子などと一緒に異常所見を呈する検査についても一度まとめておくとよい．

6 精度がよくない検査に遭遇したとき

　検査結果を解釈する際には，その検査自体の精度も考慮しなければならない．例えば，腎機能の推定に用いる SCr は鋭敏な指標ではないため，クレアチニンクリアランスが変動している最中ではリアルタイムの腎機能を反映しない．そのようなときは無理矢理に評価しようとするのではなく，精度のよいアセスメントが困難である旨をフィードバックすることが重要である．クレアチニンクリアランスが不確定で腎排泄型薬剤の投与量の設定が難しいとわかれば，肝代謝型の薬剤を選択するという手段も検討することができる．

7 抗菌薬適正使用を実践するための検査提案

　抗菌薬の適正性を評価するにあたって検査が不足しているために，評価が困難となる場面に遭遇することがある．

　例えば，医師から「中心静脈カテーテル挿入中の患者が発熱して，カテーテル関連血流感染症を疑っている．今からバンコマイシンの投与を開始したいので初期投与設計をしてほしい……」と依頼を受けた場面を想起してほしい．この際，最新のガイドラインやテキストを参照しながら腎機能に応じたバンコマイシンの投与量を提示し，後日の TDM まで依頼して返答を終えたとする．一見これらの対応は適正使用として矛盾ないようにみえる．しかし，このバンコマイシン投与の適正性を評価する上で最も重要なことは，本当にカテーテル関連血流感染を発症しているのか，感染があるなら原因菌は何かである．これを確定することができるのはバンコマイシン開始前の血液培養であり，投与設計や TDM オーダーの依頼と同時に血液培養の提案まで行えているかが適正使用を評価する上で最も重要である．もし，血液培養が陽性にならなければ，熱源はカテーテル関連血流感染症ではないということを考慮する必要があり，TDM 云々ではなくバンコマイシンの中止が適正使用という結末もありうる．尿路感染症治療時の尿培養，肺炎治療時の痰培養，化膿性関節炎治療時の関節液培養…．これらの感染局所の培養に加え，血液培養はあらゆる感染症の原因菌検索に有用である．

　抗菌薬治療開始時のみならず，効果判定，副作用判定など感染症診療のあらゆるプロセスで検査を必要とする．抗菌薬の適正使用を実践するために薬剤師から積極的に検査提案を行うことで，より質の高い感染症診療を支援することができる．検査を提案する際には，漠然と依頼するのではなく，「この検査が高値/低値/正常値であれば，抗菌薬を開始/変更/継続/中止する」というように検査の目的を明確化できるように心がけたい．

8 おわりに

　薬剤師は診断のプロではない．本書で解説される各検査の活用法を薬剤師だけの一方的な理解で完結させることは危険である．検査を活用して効果・副反応のアセスメントや薬学的な鑑別を挙げ，医師や診療にかかわるスタッフとディスカッションしながら最適な薬物治療を模索し続けることができれば薬物療法を向上させることが可能となるであろう．

薬学的介入のポイント

- 急性期の全身状態（重症度）の評価には臓器非特異的指標を重視する．
- 抗菌薬の薬効評価には臓器特異的指標を用いる．
- 抗菌薬を適正に使用していれば，「無効」というアセスメントも有益な情報である．
- 副反応のスクリーニングには，頻度の高い（common）副反応を常時モニタリングするという思考と，重篤な（critical）副反応を逃さないという2つの考え方が必要である．
- 精度の悪い検査を扱うときは無理に解釈せず，アセスメントが困難である旨をフィードバックすることが重要である．

引用文献

1）山口浩樹ほか：臨床的特性を理解したCRPの使い方．感染症内科，1：76-81, 2013.
2）青木 眞：レジデントのための感染症診療マニュアル第2版, pp 525-526, 医学書院, 2008.
3）堀 誠治：抗菌薬の副作用と対策．医薬ジャーナル，49：75-81, 2013.
4）van Lent-Evers NA, et al：Impact of goal-orientedand model-based clinical pharmacokinetic dosing ofaminoglycosides on clinical outcome：a cost-effectivenessanalysis. Ther Drug Monit, 21：63-73, 1999.

（浦上 宗治・青木 洋介）

3 検査前確率と病歴・曝露歴のチェックポイント

1 検査前確率の考え方

> **Q.** 咳を主訴に受診した30代の男性がいます．あなたは胸部X線の検査をオーダーしますか？

　オーダーします，と答えたあなたは放射線技師さん泣かせですね．咳がある患者全員に胸部X線を撮っていたら仕事がいつまで経っても終わりません．咳を主訴に受診する患者のほとんどは胸部X線所見正常です．咳をしている人が1,000人いたとして，肺炎や肺結核，肺癌などの異常所見のある人はおそらく数人いるかいないか程度でしょう．

　ではこの主訴に「発熱」が加わったらどうでしょうか？ 肺炎や肺結核の可能性は少しは上がるかもしれません．咳だけでは可能性が低くても，他の＋αの症状が加わることで異常所見のある可能性が高くなる（あるいは低くなる）ことがあります．さらに，そこに鼻汁と咽頭痛が加わったらどうでしょうか．今度は逆に上気道炎の可能性が高くなり，肺炎や肺結核の可能性は下がるでしょう．

　さらにここに時間軸を加えてみます．「昨日から出現した発熱と咳嗽」と「2ヵ月続く発熱と咳嗽」とでは，どちらがより肺結核っぽいでしょうか？ もちろん後者ですよね．感染症の診断においては症状だけでなく時間軸を考えることも非常に重要です．

　このように，われわれは咳の患者さんの問診や診察をしながら「肺炎の可能性はどれくらいありそうか」という計算をなんとなくしています．図1-6は発熱と咳を主訴に受診した患者さ

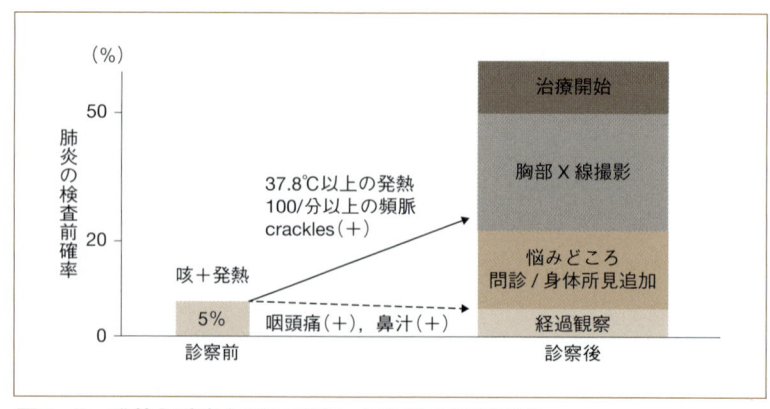

図1-6　発熱と咳を主訴に受診した患者の検査閾値

んの検査をするかどうかについての考え方を示したものです．ここでは仮に発熱と咳で受診した患者さんという母集団のうち本物の肺炎である人が5％程度いると仮定します．肺炎の可能性が5％あれば胸部X線を撮ってもいいと思う方もいると思いますが，ここでは20％以上あれば胸部X線を撮るということにしましょう．では，この患者さんにどのような所見があれば20％以上の確率で肺炎があると言えるでしょうか．例えば，ヤギ音という所見（YouTubeで"egophony"を検索するとどんな所見かわかります）は，肺炎の診断について尤度比が高いといわれています．尤度というのは字のとおり「もっともらしさ」を意味します．この「もっともらしさを高める病歴や所見」がたくさんあればあるほど，この患者さんは肺炎がある可能性が高くなるというわけです．例えば，同じように母集団のうち本物の肺炎である人が5％程度いるセッティングで咳嗽が主訴の患者さんに，

①37.8℃以上の発熱
②100/分以上の頻脈
③crackles
④呼吸音減弱
⑤基礎疾患に喘息がないこと

のうち3つを満たせば検査前確率は20％になるそうです[1]．したがって，これらの所見がそろっていれば胸部X線を撮ってもよいだろうということになります．

　問診と診察を行う目的の一つは，診断の可能性を上げたり下げたりするためです．そして，ある一定の閾値（これは疾患ごとに明確に書かれているものはほとんどなく，個々人の判断になります）を超えると検査を行ったり治療を行ったりするわけです．

2 病歴・曝露歴のチェックポイント

　以上のように，感染症に限らず問診や診察の際には，検査前確率を考えながら行うことが重要です．その上で，感染症に特有のポイントというものもあります．それは，

①感染症は特定の臓器に感染することが多い
②感染症はヒトと病原体の出会いである

という2点です．

　特定の臓器に感染することが多いということは，その臓器に特有の症状が出やすいということです．例えば，肺炎であれば咳嗽や痰，咽頭炎であれば咽頭痛，腎盂腎炎であれば腰痛，といった症状です．こうした臓器に特異的な症状を拾い上げていくというのが，感染症の問診のポイントの一つです．また，腎盂腎炎の症状はないけど，診察をしてみると肋骨脊柱角部の叩打痛があり結局腎盂腎炎だったということもあります．診察でもこうした所見を確認することが重要です．問診や診察の際に注意すべき症状や所見を**表1-4**[2]にまとめました．

表 1-4　症状・身体所見から疑われる感染症・感染臓器

発熱以外の症状・身体所見	疑われる感染症・感染臓器
頭痛，項部硬直，羞明，けいれん，神経学的異常所見	髄膜炎
副鼻腔の圧痛，下を向くと増悪する頭痛，上顎歯痛	副鼻腔炎
耳痛，聴力低下，鼓膜の発赤・腫脹	中耳炎
咽頭痛，頸部リンパ節腫大，嚥下痛，流涎	咽頭炎，扁桃周囲膿瘍，急性喉頭蓋炎など
咳，痰，呼吸困難，胸痛，聴診でラ音	肺炎，気管支炎，肺結核
心雑音，皮疹，動悸，浮腫	心内膜炎
腹痛，嘔気・嘔吐，水様性下痢・粘血便	腸管感染症
腹痛，便秘・下痢，嘔気・嘔吐，腹膜刺激症状	腹腔内感染症
尿意切迫感，頻尿，排尿時痛，恥骨上部圧迫，肋骨脊椎角叩打痛	膀胱炎，腎盂腎炎
帯下の増加・悪臭，排尿障害，下腹部痛	骨盤内感染症
排尿困難，直腸診で前立腺の圧痛，会陰部違和感	前立腺炎
排便時疼痛，肛門の疼痛・圧痛	肛門周囲膿瘍
皮膚の発赤・疼痛・腫脹（四肢・臀部も含めた体幹・頭部をくまなく検索）	蜂窩織炎
関節痛・熱感・腫脹，関節可動域制限	関節炎
カテーテル刺入部の発赤・腫脹・疼痛，刺入部の排膿	カテーテル関連血流感染症

（文献2より引用，一部改変）

　2つ目のヒトと病原体との出会いについてですが，われわれは日常的に病原体と出会っています．例えば2日前に食べた鳥刺しで，例えば昨日の満員電車で，例えば1週間前に行った風俗店で（僕の話じゃありませんよ）．世の中には病原体であふれています．ここでは主だった曝露歴についてご紹介します．

a. 性交渉歴

　初診時にいきなり性交渉歴を聴取するのはハードルが高いのですが，時として重要な問診事項です．「尿道から膿が出てきました」「性器にできものが……」といった，いわゆる典型的な性感染症の症状であれば性交渉歴を聴取するのは当然のことですが，発熱と皮疹（急性HIV感染症，二期梅毒），発熱と右季肋部痛（赤痢アメーバ症，A型肝炎，Fitz-Hugh-Curtis症候群），咽頭痛（淋菌／クラミジア咽頭炎）などの症状で受診することもあるため，シモの症状がないからといって性感染症を除外してはいけません．

　また，性交渉歴は患者さんによって非常にプライベートな情報ですので，いくら必要なことであるとはいえ，聞く方も聞かれる方もストレスがかかります．性交渉歴を聴取する際にはわれわれ医療従事者はそのことに意識的であるべきですし，極めて個人的な内容に関して質問していることに配慮するようにしましょう．例えば，

- 性交渉歴は診断につながる可能性があるため大事な項目であり，これから聞くことは問診では毎回すべての患者に，年齢・性別などにかかわらず聞いていることである．
- 現在の発熱の原因に関係があるかもしれないので，聞かせていただきたい．

など前置きをしてから始めるようにしましょう.

　性交渉歴を聴取する際には「5つのP」に着目して聴取することを心がけましょう[3]. 5つのPとは,

---

①Partners：性交渉の相手の人数, 性別, 特定のパートナーか不特定の相手か

②Practices：オーラルセックスの有無, アナルセックスの有無（oral-anal sex も含めて）

③Protections from STDs：コンドームの使用の有無など

④Past history of STDs：自身とパートナーのSTDの既往

⑤Prevention of pregnancy：避妊しているか, 妊娠を計画しているか

です.

b. 海外渡航歴

　日本国内と比較して熱帯・亜熱帯地域では曝露の機会が多く, 日本ではみられない感染症に罹患することもあります. 曝露源はさまざまですので, 聴取すべき海外渡航歴の内容としては以下のように多岐にわたります. 渡航先での生活, 特に食事摂取歴, 蚊やダニなどの節足動物の曝露歴, 淡水曝露歴, 性交渉歴などについて聴取を行いましょう.

c. 職業歴・趣味

　職業・趣味は患者の普段の生活を知る上で大事であることは当然だが, 曝露がないかという点においても重要である.

　職業では, いわゆる commercial sex worker（CSW）であれば性感染症の可能性が高くなるし, 趣味ではハイキングやトレッキングなどの森林曝露があればリケッチア症などのダニ媒介性感染症や外傷による破傷風などを考える必要があります. トライアスロンやウォータースポーツなど海水・淡水曝露も *Vibrio vulnificus* 感染症やレプトスピラ症などを疑うきっかけとなります.

d. 動物曝露歴

　個人的にはすべての発熱患者で聴取する必要はないと思いますが, 時として非常に重要な診断のヒントとなりえます. 例えば, 動物との接触歴で考慮すべき疾患としては以下のようなものがあります[4].

- **カメ**：サルモネラ症
- **ネズミ**：レプトスピラ症
- **イヌ・ネコなど**：狂犬病（日本国外で）
- **ダニ**：リケッチア症, 野兎病, ライム病, バベシア症, *Borrelia miyamotoi* 感染症
- **コウモリ**：ヒストプラズマ症
- **ネコ**：猫ひっかき病, パスツレラ症

---

e. 食事摂取歴

　消化器症状を呈する発熱患者では食事摂取歴を聴取すべきであることは当然ですが，食事が原因の感染症には腸チフスやエルシニア症など必ずしも消化器症状を呈さない疾患もあります．

　食事を介して感染するものとして，大きく2つの経路があります．一つは病原体に汚染されている食事を摂取することによる感染，もう一つがブタなどの動物が保有していた病原体を不完全な調理のまま摂取することによる感染です．

　以下は病原微生物と感染源となる食物の一例です[5]．

- **サルモネラ**：牛肉，鶏肉，卵
- **黄色ブドウ球菌**：ハム，鶏肉，サラダ，サンドイッチ
- **キャンピロバクター**：鶏肉，生のミルクなど
- **ウェルシュ菌**：牛肉，鶏肉，グレービー
- **赤痢菌**：卵サラダ，レタスなど
- **腸炎ビブリオ**：甲殻類
- **セレウス菌**：チャーハン，肉類，野菜
- **エルシニア**：ミルク，豚肉，ブタの腸
- **コレラ**：甲殻類
- **腸管出血性大腸菌**：牛のひき肉，非加熱のミルク，生鮮食品
- **ノロウイルス**：甲殻類，サラダなど
- **A型肝炎ウイルス**：甲殻類，生鮮食品
- **E型肝炎ウイルス**：豚肉，イノシシ肉
- **トキソプラズマ原虫**：非加熱の肉類，生の甲殻類など
- **旋毛虫**：豚肉，熊肉，イノシシ肉

f. ワクチン接種歴

　麻疹，風疹，水痘，ムンプスや小児髄膜炎（B型インフルエンザ菌や肺炎球菌）などのいわゆる vaccine preventable diseases を疑った場合や，海外渡航後の発熱患者ではワクチン接種歴の聴取も重要です．明確な接種歴があれば，その疾患の可能性は下がります．

> **薬学的介入のポイント**
>
> - 病歴と診察はいつでもできる．
> - 検査の後に，もう一度問診や診察に戻って所見を取り直すこともできる．
> - 問診と診察はお金のかからない医療従事者の最大の武器である．どんな検査機器よりも使いこなせるようにしておこう．

引用文献 ————

1) Heckerling PS, et al：Clinical prediction rule for pulmonary infiltrates. Ann Intern Med, 113：664-670, 1990.

2) 大野博司：感染症入門レクチャーノーツ, 医学書院, 2006.

3) US Department of Health and Human Services, Centers for Disease Control and Prevention：A guide to taking a sexual history, 2005. Available at：⟨https://www.cdc.gov/std/treatment/sexualhistory.pdf⟩

4) Shapiro DS：Infections acquired from animals other than pets. In：Cohen J, eds, Infectious diseases, 3rd edition, pp 734-741, Elsevier, 2010.

5) Rajal K, et al：Foodborne disease. In：Bennett JE, eds, Mandell, Douglas, and Bennett's principles and practice of infectious diseases, 8th edition, pp 1283-1296, Saunders, 2014.

（忽那 賢志）

第 2 章

検査と患者情報の捉え方

1 バイタルサイン

基 本 編

1 何がわかる？

　感染症の診断でも他の病気の診断と同じように病歴聴取と身体診察が重要である．病歴から感染症を疑い，感染臓器を考え，そして病原体を想定し，その仮説について診察で確認していく．バイタルサインは重症度を反映するものであり，緊急度を判定する根拠にもなる．

　また，特徴的な熱型を示す感染症もあるのでその診断のヒントになることもある．相対的徐脈（比較的徐脈）は細胞内寄生性病原体による感染症を示唆することがある．また，これは薬剤熱を示唆することもある．低体温ではむしろ重症感染症の可能性も考慮する．

2 いつ，どのタイミングで行う？

　救急室や初診外来ではトリアージのときに，バイタルサインをチェックしておく．通常の外来や病棟では，診察の冒頭，できれば病歴聴取の前に，バイタルサインを測定しておくことを勧める．バイタルサインが不安定であればただちに処置をしながら診察を行う必要があり，だらだらと病歴聴取を行っていたのでは患者の状態が急速に悪化するリスクがある．

3 バイタルサインの結果の評価

　感染症で緊急度の高い疾患は，敗血症，重症肺炎，細菌性髄膜炎などである．これらの疾患を疑うカギとなるのがバイタルサインである．バイタルサインの解釈は感染症診療でも必須であり，それぞれの異常データに十分に注意することが求められる．

　肺炎の重症度評価では A-DROP や CURB-65 などの各種のスコアを用いてもよい．これらのスコアには，バイタルサインの結果が含まれている．

　体温が39℃で脈拍が110/分未満であれば相対的徐脈と言える．リステリア，リケッチア，レジオネラ，結核などの細胞内寄生病原体による感染症を考える．ただし，β遮断薬やジヒドロピリジン系カルシウム拮抗薬などの薬剤の影響がないかどうかも考慮する．

実 践 編

次のケースのバイタルサインはどう解釈すべきであろうか.

症例 1

85歳，男性．高血圧にて近医通院中．
主 訴：昨日より倦怠感，食欲低下にて受診．咳，痰あり．頻尿，排尿困難，腹痛，下痢，頭痛なし．
内服薬：ディオバン®80mg を1日1錠．
バイタルサイン：体温36.9℃，血圧130/80mmHg，脈拍数91/分，呼吸数23/分，SpO$_2$ 94 %（室内気），意識レベル GCS 14点と軽度の意識障害あり．

　この症例は敗血症である．敗血症の新しい診断基準では quick SOFA の使用を推奨している．収縮期血圧が100mmHg未満，呼吸数が22/分を超える，意識障害あり（GCS＜15），のうち2項目を満たせば敗血症疑いとする．収縮期血圧が100mmHg未満で発熱がある場合には敗血症性ショックを考慮する．

　この症例では，意識と呼吸数の項目を満たしている．病歴で倦怠感と食欲不振以外に咳と痰があり，肺炎が最も疑われる．SpO$_2$ 94 %（室内気）は正常範囲内のような印象があるが，SpO$_2$＜95 %（室内気）は低酸素があると考えた方がよい．体温は36℃台なので一見して平熱のようにみえるが，この年齢では発熱があると考えた方がよい．年齢別の発熱の基準を**表2-1**に示す．

　よく老人性の無熱性肺炎という表現を聞くが，実際には患者本人のベースラインの体温から上昇していることが多い．無熱性の肺炎は実際にはまれなのである．例えば日野原重明先生は普段35.4℃であり，36.8℃でも「発熱あり」となる．

　この症例の喀痰をグラム染色で観察してみるとグラム陽性双球菌を認めた．尿中肺炎球菌抗原も陽性であった．当初セフトリアキソンの静注が開始されたが，喀痰培養からの感受性結果でペニシリン感受性の肺炎球菌（*Streptococcus pneumoniae*）であることがわかり，抗菌薬はペニシリン G 静注に de-escalation が行われた（antimicrobial stewardship）．血糖は140〜180mg/dL の範囲にコントロールされるように適宜インスリン製剤の併用が行われた．

　その後の経過は順調で，第10病日に退院となった．退院前に肺炎球菌ワクチンの接種が行われた．降圧薬はバルサルタンからエナラプリル10mg を1日1錠に変更になった．これは

表2-1　年齢別発熱の基準

• 小児＞37.2℃
• 大人＞37.0℃
• 高齢者（65歳以上）＞36.8℃

（日野原重明先生より Personal Communication）

ACE阻害薬には肺炎予防の臨床効果もあると考えられたからであった.

次のケースのバイタルサインはどう解釈すべきであろうか.

症例2

75歳，女性．高血圧，糖尿病にて近医通院中.
主 訴：昨日より倦怠感，食欲低下，悪寒戦慄にて受診．以前よりあった左足の壊疽の周り（足背）の腫脹（**図2-1**），熱感，発赤，疼痛，水疱あり．咳，痰，頻尿，排尿困難，腹痛，下痢，頭痛なし．普段の血圧は130/80mmHg.
内服薬：グリクラジド20mgを1日1錠，メトプロロール40mgを1日3錠.
バイタルサイン：体温36.0℃，血圧90/60mmHg，脈拍数80/分，呼吸数31/分，SpO$_2$ 96％（室内気）
意識レベルJCS 3，迅速血糖チェック180mg/dL

　結論から言うと，この症例は敗血症性ショックである．敗血症性ショックの定義は「敗血症＋ショック」である．ここでショックの定義は主要臓器循環不全であり，意識障害は脳循環不全ありとみなす．血圧もベースラインからかなり低下しており，収縮期血圧は40mmHgも低下している．頻脈がないことはメトプロロール（β遮断薬）内服中であったことが原因であろう．内服薬の内容をチェックしてバイタルサインも解釈すべきである.

　この患者では頻呼吸もみられる．一般に，「ショック＋頻呼吸」をみたら敗血症性ショックを考慮する．糖尿病患者は高血糖による浸透圧利尿により容易に脱水になりやすいが，脱水のみでは頻呼吸は起きないのである．敗血症でなぜ頻呼吸となるかについて**表2-2**にまとめる.

　この症例では**表2-2**のうち③と④はなかったため，①と②による機序が考えられる．ところで，敗血症の急性期では，発熱がない場合や逆に低体温の場合もあるので注意すべきである．この症例でも体温は基準値内であった．むしろ病歴で悪寒戦慄の有無を聞くことが重要であり，悪寒戦慄（布団を重ねてかぶっても体をブルブル震わせるくらいの悪寒）は「敗血症」を示唆する（相対リスク約10倍）.

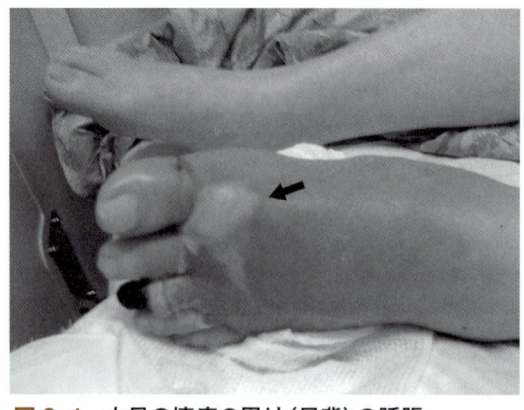

図2-1　左足の壊疽の周り（足背）の腫脹

表2-2　「敗血症→頻呼吸」の機序

①敗血症による乳酸アシドーシスにより，代償性呼吸性アルカローシスを惹起
②敗血症で増加した血中サイトカインが呼吸中枢を刺激（SIRS）
③敗血症の原因が重症肺炎の場合，呼吸不全により呼吸数が増加
④敗血症によって急性呼吸窮迫症候群（acute respiratory distress syndrome：ARDS）となると呼吸数が増加

　この症例の臨床診断は壊死性筋膜炎による敗血症であった．治療内容は迅速輸液投与と抗菌薬投与（バンコマイシン＋クリンダマイシン＋メロペネム）に加え，緊急で外科的デブリドメントが施行された．

　次のケースのバイタルサインはどう解釈すべきであろうか．

症例3

90歳，女性．認知症で寝たきり．家族により介護．訪問診療を受けている．
主　訴：数日前より微熱，咳，痰あり．
内服薬：なし．
バイタルサイン：体温37.5℃，血圧140/80mmHg，脈拍数130/分，呼吸数20/分（普段のバイタルサイン：体温35.5℃，脈拍数70/分）

　微熱，咳，痰は急性上気道炎，気管支炎，肺炎などが鑑別になる．急性上気道炎や気管支炎ではアセトアミノフェンなどの投与のみで自然軽快することが多いが，肺炎は重症化しやすいし，高齢者の肺炎は予後が不良である．100年以上前に活躍した，臨床医学の父のウイリアム・オスラー先生（米国ジョンズ・ホプキンス大学医学部創設者）は「肺炎は老人の友」と述べた．その頃は肺炎が老人の死期をもたらすものとして受け入れられていたのである．しかし，現代医学では肺炎は治療可能な疾患となっている．ただし，早期の抗菌薬投与（できれば救急受診時より4時間以内）が望ましい．

　この症例は肺炎であり，早期の救急室受診が望まれる．その根拠はデルタ脈拍数20ルールを適応することから言える．デルタ脈拍数20ルールとは，「体温が摂氏1度（1℃）上昇ごとに脈拍数が20/分以上増加しているときには細菌感染症の可能性が大きい」である．この症例の場合，ベースラインの脈拍と比べて今回の脈拍数はかなり大きい．「脈拍数60上昇/体温2.0上昇＝30」であり，Δ脈拍数/Δ体温＞20となることから，細菌性肺炎として扱った方が安全である．実際，この症例はその後救急室受診し，誤嚥性肺炎の診断で抗菌薬（アンピシリン・スルバクタム）が迅速に投与され，入院加療で軽快した．この症例のように，微熱でも重症のこともある．むしろ，脈拍数や呼吸数が重症度の指標となるのである．

　次のケースのバイタルサインはどう解釈すべきであろうか．

症例4

75歳，男性．既往にアルコール依存症と胆石あり．
主　訴：2日前からの右上腹部痛とのことで外来受診．悪寒と発熱もあり．右上腹部に圧痛なし．
内服薬：なし．
バイタルサイン：体温38.8℃，血圧120/70mmHg，脈拍数100/分，呼吸数34/分

表 2-3　腹痛を主訴とすることがある腹部外疾患

呼吸器系	胸膜炎，肺炎，膿胸，肺塞栓	皮 膚	帯状疱疹
心血管系	心筋梗塞，狭心症，心膜炎，大動脈解離，大動脈瘤破裂	代謝内分泌系	糖尿病性ケトアシドーシス，副腎不全，甲状腺機能亢進症
腎泌尿器系	尿路結石，腎梗塞，腎周囲出血	膠原病	全身性エリテマトーデス
筋骨格系	骨折，骨転移，筋炎，筋膿瘍		

　腹痛の原因はさまざまであるが，腹腔内臓器以外の原因のこともある．バイタルサインはその診断のヒントになる．すなわち，「"上腹部痛＋頻呼吸"のときは腹腔内臓器以外の原因を考える」というものだ．もちろん，腹膜炎やショックとなるような腹部臓器疾患（穿孔，絞扼，大血管の破裂など）であればもちろん頻呼吸をきたす．この原則は，腹膜炎やショックではない状態で適用すべきである．

　この症例は，上腹部痛が主訴であるが，頻呼吸＞30/分がある．実際，腹部の触診で痛みがない．精査の結果，胸膜炎であった．胸部単純写真・胸水穿刺で診断し，抗菌薬投与が開始され呼吸器内科入院となった．表 2-3 に腹痛という触れ込みで腹部臓器以外の疾患が原因となる場合があるリストを示す．

薬学的介入のポイント

- 収縮期血圧が 100 mmHg 未満で発熱がある場合には敗血症性ショックを考慮する．
- 体温が 39℃で脈拍が 110/分未満であれば相対的徐脈であり，リステリア，リケッチア，レジオネラ，結核などの細胞内寄生病原体による感染症を考える．
- β 遮断薬内服中では脈拍上昇がないことがある．
- 非ジヒドロピリジン系カルシウム拮抗薬内服中では脈拍上昇がないことがある．
- 感染症では血圧と呼吸数，意識レベルに注意する．異常があれば敗血症を考える．
- 体温は年齢と個人のベースライン値を考えて解釈する．
- 「ショック＋頻呼吸」をみたら敗血症性ショックを考える．
- 体温が 1℃上昇するごとに脈拍数が 20/分以上増加しているときには細菌感染症を考える．
- 「上腹部痛＋頻呼吸」のときは腹腔内臓器以外の原因を考える．

参考文献

・Abraham E：New definitions for sepsis and septic shock：continuing evolution but with much still to be done. JAMA, 315：757-759, 2016.
・Caldeira D, et al：Risk of pneumonia associated with use of angiotensin converting enzyme inhibitors and angiotensin receptor blockers：systematic review and meta-analysis. BMJ, 345：e4260, 2012.
・Tokuda Y, et al：The degree of chills for risk of bacteremia in acute febrile illness. Am J Med, 118：1417, 2005.

（徳田 安春）

2 血球検査

基　本　編

1 何がわかる？

　血球検査は，外来一般スクリーニングとして推奨されている[1]．白血球数（WBC），血小板数（PLT），ヘモグロビン値（Hb）（注：正しくは赤血球数）は骨髄の三系統として知られている．それらの異常値について**表2-4**に示す[2,3]．これらの異常値を目にした場合，感染症を含めた，何らかの異常（の可能性）があることを察知できる．一方で，血球検査は診断特異度が低く，これらの数値だけをみても，患者の体に何が起きているかは判別できない．さらに，血球検査は個人差が大きく，正常範囲内におさまらない健常人が存在する．よって，患者背景を十分に情報収集した上で，その数値が現在疑われる疾患あるいは医学的診断の経過と合致するのかを適切に評価する必要がある．もし感染症を疑うならば，どの臓器に生じているのか，またその臓器における感染症で想定される起因菌は何かを考えなくてはならない．そして，その数値が示すものが「現状」であるのか，何らかの要因によって引き起こされた「結果」であるか，検査値の推移を含めて評価することも大切であろう．

表2-4　**血球検査における用語と定義**

用　語	定　義	備　考
白血球増多	＞10,000/μL	反応性（多クローン性）と腫瘍性（単クローン性）に大別される
白血球減少	＜3,000/μL	＜500/μL で無顆粒球症と呼ばれる
好中球増多	＞8,000/μL	悪性細菌感染症が多い
好中球減少	＜1,500/μL	骨髄の産生低下，末梢での破壊・利用亢進，脾臓での捕捉亢進によるものに大別される
ヘモグロビン増多	男性：≧17g/dL 女性：≧15g/dL	多血症が疑われる
ヘモグロビン減少	男性：＜12g/dL 女性：＜11g/dL	一般的に貧血と呼ばれる
血小板増多	≧45万/μL	生理的，一次性，二次性（反応性）に大別される
血小板減少	＜10万/μL	≦50,000/μL（特に≦20,000〜30,000/μL）で出血症状を認める場合が多い

（文献1，2を参考に筆者作成）

a. WBC

　WBC は，感染，急性炎症，骨髄機能の評価，血液疾患の診断などが目的として検査される．一般的に，10,000/μL ないし 12,000/μL 以上あるいは 4,000/μL 未満で何らかの感染症を疑うことが多い．特に，好中球（NEUT）の割合が優位である場合には細菌感染，一方でリンパ球の割合が優位である場合にはウイルス感染を疑うことが多いようである．ただし，WBC 増多がないからといって，感染がないとは判断できない．重症感染症ではむしろ WBC が減少している場合もある．よって，感染兆候を疑う発熱，発赤，腫脹，疼痛，バイタルサインの変化など症状とあわせて評価する必要がある．また，血液疾患や薬剤性の可能性も念頭におくべきだろう．

b. PLT

　PLT は，止血機能の評価，肝疾患，血液疾患の診断を目的に検査される．PLT は，グラム陰性菌敗血症などの重症感染症やウイルス感染症において低下することがある．一方で，感染症により増加することは結核，慢性感染でみられることがあるものの，それ以外ではさほど多くはないと思われる．また，PLT も WBC 同様に血液疾患や薬剤性が要因となっていないか確認が必要である．

c. Hb

　Hb は一般的に貧血の指標であり，感染症により変動することは多くはないが，敗血症または敗血症性ショックの患者において，肝疾患の合併，凝固異常の合併，SOFA[※]スコアが高い，腎代替療法を要する場合は，ストレス性潰瘍に伴う出血をきたすリスクが高いとされる．また，消化管穿孔などにより Hb 低下を伴って腹腔内感染症を起こしている場合はありうるだろう．さらに，抗菌薬を含めた薬剤性の可能性も忘れてはならない．

2 いつ，どのタイミングで行う？

　血球検査は前述したようにスクリーニング検査であり，おそらく採血を行う医療機関であればほぼ実施されているため，採取のタイミングを定義することは難しい．本書の主旨にあわせれば「何らかの感染症を疑う時」であろうと思われる．また，血球検査のいずれかに「急性の著しい増加あるいは低下」を認める場合には，数日以内あるいは連日行うことも当然ありうる．

3 検査結果をどう評価する？

a. WBC

　WBC 増多は，敗血症[4,5]（sepsis-3 において SIRS は項目から除外された[6]），肺炎[7]，*Clostridium difficile* 感染症[8]，尿路感染症[9]，胆道感染症[10]の診療ガイドラインにおいて，そ

※　SOFA：sepsis-related organ failure assesment

れらの診断や重症度の判定基準となっている．例えば，肺炎は**図2-2**に示したように，WBC以外の採血検査，症状，胸部画像所見，原因微生物の検索によって臨床判断される．また，定型か非定型かの鑑別（**図2-3**）にもWBCを参考とする．しかし，重症度（A-DROPシステム）（**図2-4**）の評価にWBCは参考とならない．よって，WBC増多以外にあてはまる項目を確認して，感染臓器の特定および機能障害の状態把握が大切である．

　WBCおよびNEUTはあらゆる感染症において増加するわけではなく，むしろ低下する場合もある．WBCは骨髄で産生された後，骨髄プールに貯留されており，これが辺縁プール，循環プールへと移行して末梢血に出現する．よって，重症感染症においては，多くのWBCが感染

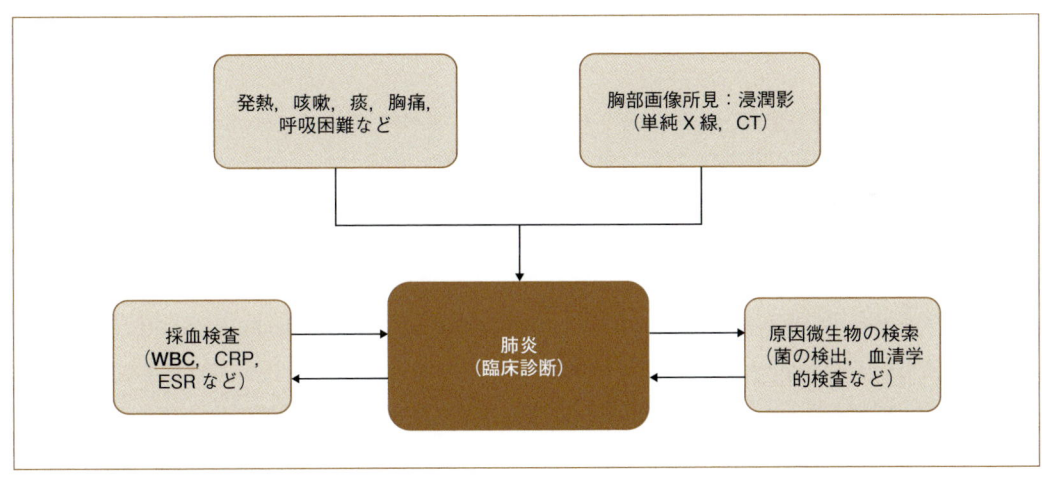

図2-2　肺炎の診断とそれにかかわる項目　　　　　　　　　　　　（文献7より引用，一部改変）

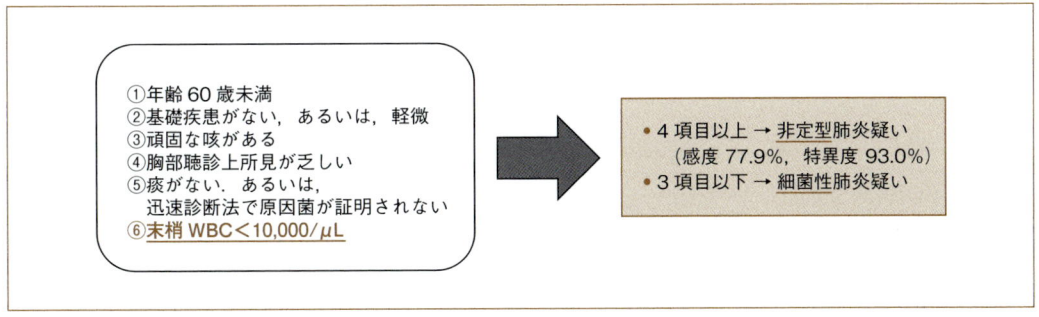

図2-3　市中肺炎の鑑別に用いる項目および基準　　　　　　　　　（文献7より引用，一部改変）

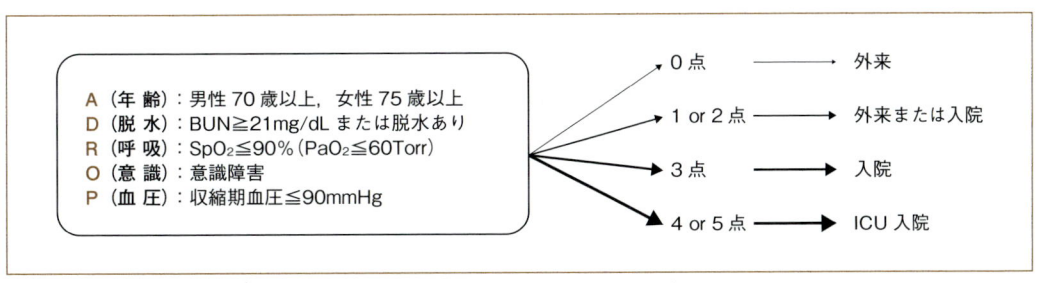

図2-4　市中肺炎の重症度分類（A-DROP）と治療のセッティング　　（文献7より引用，一部改変）

臓器に移行するため，末梢血中にはむしろ低くなってしまい，結果としてWBC減少，NEUT減少が認められることがある．また，免疫不全患者においては，サイトメガロウイルス感染によるものはしばしばみられる．この場合は，WBC減少は重症感染症による「結果」と考えられるだろう．一方，WBC減少およびNEUT減少が「現状」を示している場合もある．発熱性好中球減少症（FN）は，絶対好中球数（absolute neutrophil count：ANC）が500/μL未満，もしくは1,000/μL未満で500/μL未満になることが予測される状況下で，38.3℃以上の発熱あるいは1時間以上継続する38℃以上の口腔内温が生じている状況（「腋窩温」で37.5℃以上），と定義されている[11]．NEUT減少は緑膿菌などの細菌やカンジダなどの真菌などによる日和見感染のリスク状態であり，その「現状」が長引くほど感染症のリスクが高まる．FNにおける抗菌薬治療において，抗緑膿菌活性を有する抗菌薬が初期治療の選択肢として推奨されているのはそのためである．NEUT減少は「現状」か，「結果」かを正しく解釈する必要がある．

b. PLT

　PLT増多は，感染症で生じることは一般的に少ないと思われる．一方，PLT減少はいくつかの感染症でしばしば認められる．主なものとして，ヒト免疫不全ウイルス（HIV），パルボウイルスB19などによるウイルス感染，大腸菌などのグラム陰性菌による敗血症においてみられることがある．敗血症による臓器障害の指標であるSOFAスコア[12]は血小板数が1つの因子となっている（表2-5）．また，特発性血小板減少性紫斑病（ITP）がヘリコバクター・ピロリ菌（*Helicobacter pylori*）感染との関連している場合があり，わが国では半数以上といわれている．ITPが疑われる場合は*H. pylori*感染の有無を確認し，陽性の場合は除菌療法を行う．

　そのほか，PLTのピットフォールとして偽性血小板減少症が挙げられる．主な原因は，採血管に抗凝固剤として含まれるエチレンジアミン四酢酸（EDTA）によるものが多い．これが疑われる場合は，EDTA以外の抗凝固剤（ヘパリン，クエン酸ナトリウム，フッ化ナトリウムなど）を用いて測定する．

表2-5　SOFAスコア

		0点	1点	2点	3点	4点
呼吸器	PaO$_2$/FiO$_2$ (mmHg)	$\geqq$400	＜400	＜300	＜200 ＋人工呼吸	＜100 ＋人工呼吸
凝固能	PLT（×10^3/μL）	$\geqq$150	＜150	＜100	＜50	＜20
肝臓	ビリルビン (mg/dL)	＜1.2	1.2～1.9	2.0～5.9	6.0～11.9	＞12
循環器		MAP $\geqq$70mmHg	MAP ＜70mmHg	DOA＜5 または DOB	DOA 5.1～15 またはAd$\leqq$0.1 または NOA$\leqq$0.1	DOA＞15 またはAd＞0.1 または NOA＞0.1
中枢神経	Glasgow Coma Scale	15	13～14	10～12	6～9	＜6
腎	クレアチニン (mg/dL) または尿量 (mL/日)	＜1.2	1.2～1.9	2.0～3.4	3.5～4.9 ＜500	＞5.0 ＜200

PaO$_2$：動脈血酸素分圧，FiO$_2$：吸入酸素濃度，MAP：平均動脈圧
DOA：ドパミン，DOB：ドブタミン，Ad：アドレナリン，NOA：ノルアドレナリン（単位はμg/kg/分）

（文献12より引用，一部改変）

c. Hb

Hb増加およびHb減少は，それだけが単独で感染症によって引き起こされることは一般的ではないと考えられる．ただし，WBC，PLT，Hbすべてが低下する汎血球減少はウイルス感染，重症感染でみられる．また，思春期女性において，*H. pylori*感染による慢性胃炎によって鉄吸収低下を生じることにより貧血を起こすことがあり，除菌療法により軽快することが多いようである．また，抗菌薬による免疫性溶血性貧血を認める場合もある．

実 践 編

症例1

84歳，女性．身長150cm，体重45kg．糖尿病．

食事管理不良．昨日より39℃の発熱，悪寒，嘔気を認め，糖尿病内分泌内科外来を受診．同日緊急入院となった．

[血球検査]（受診時）

WBC 27,480/μL，NEUT 26,300/μL（97.0%），Hb 13.0g/dL，PLT 13.8×10^6/μL

WBCおよびNEUT増多を認める．一方，Hb，PLTは正常値である．

当該患者ではこのほかに，血圧低下（正常時の血圧160/100台→117/68mmHg），頻脈（120/分），高血糖（496mg/dL），脱水を伴う急性腎傷害（SCr 1.75mg/dL，BUN 83.7mg/dL），C反応性タンパク（CRP）30.1mg/dL，プロカルシトニン（PCT）28.1ng/mL，また尿定性で膿尿を認めた．患者は，尿路感染症，脱水症，高血糖高浸透圧症候群と主治医に診断され，乳酸リンゲル液とともに，メロペネム0.5g，8時間ごと（点滴1時間）の投与が開始された．同日入院後に採取された血液培養2セットと尿培養から大腸菌が検出された．感受性に基づいてセファゾリン1g 12時間ごと（点滴1時間）へ変更された．

最終結果：ウロセプシス（起因菌：大腸菌）

症例2

56歳，男性．身長165cm，体重51kg．

十二指腸癌，多発大腸癌で手術目的に外科へ入院．入院後3日目に幽門部胃切除，B-I再建，結腸全摘出術が施行された（予防抗菌薬フロモキセフ）．入院4日目にドレーン排液から腸液を認め，縫合不全の診断で緊急開腹となり，洗浄ドレナージ，胃瘻造設術が施行された．

[血球検査]（入院4日目）

WBC 1,530/μL，NEUT 1,100/μL（71.9%），Hb 13.0g/dL，PLT 12.5×10^6/μL

　WBC および NEUT 減少，Hb 減少，PLT 減少を認める．

　当該患者はこのほかに，急性腎障害（SCr 1.86 mg/dL，BUN 27.1 mg/dL），CPK上昇（3,837 IU/L），CRP増加（29.2 mg/dL），β-アミラーゼ上昇（1,146 U/L），アルブミン低下（2.4 mg/dL），PT延長（18.3秒），APTT延長（48.8秒）を認めた．患者は，術後感染症（SSI）による腹膜炎と診断され，メロペネム1g，8時間ごと（点滴1時間），バンコマイシン1g，24時間ごと（点滴1時間），ミカファンギン150 mg，24時間ごと（点滴30分）の投与が開始された．血液培養は陰性であったが，創部浸出液より，*Enterobacter aerogenes*（3＋），*Enterococcus faecalis*（3＋）が検出された（嫌気培養陰性）．

最終結果：消化管手術SSIによる腹膜炎（起因菌：*E. aerogenes*？）

症例3

80歳，女性．身長146 cm，体重43 kg

　胃原性悪性リンパ腫の診断で消化器内科へ入院．THP-COP療法（ピラルビシン・シクロホスファミド・ビンクリスチン・プレドニゾロン）が施行された．Day10に退院予定であったが，心窩部痛，嘔気を認め，本人希望により退院延期．Day13に38.4℃（腋窩）の発熱，倦怠感があり，採血が行われた．

[血球検査]（THP-COP療法後 13 日目）

WBC 610/μL，NEUT 220/μL（36.0％），Hb 9.0 g/dL，PLT 6.7×10^6/μL

　WBC および NEUT 減少，Hb 減少，PLT 減少を認める（汎血球減少）．

　そのほか，CRP増加（12.77 mg/dL），アルブミン低下（2.5 mg/dL）を認めた．FNの診断で，セフェピム2g，12時間ごと（点滴1時間），レノグラスチム100 μg 皮下注の投与が開始された．同日採取された血液培養2セットのうち1セットからG群溶血レンサ球菌が検出された．後日，口内炎（Grade 2）を認めていたことが発覚し，リドカイン・アズレン・グリセリン混合液による含嗽が開始された．その後，レボフロキサシン 500 mg 1日1回 内服へ切り替えられ退院となった．

最終結果：FN（起因菌：G群溶血レンサ球菌）

薬学的介入のポイント

- 血球検査はスクリーニング検査であり特異度は低いため，異常値から感染症か否かは判断できない．
- 血球検査は個人差が大きく正常範囲におさまらない健常人もいるため，患者背景や医学的診断などの情報収集を行って評価する．
- 血球検査の異常値は「現状」なのか，何らかの要因による「結果」なのかを評価する．
- WBCは感染ばかりでなく，血液疾患や薬剤などさまざまな要因で変動するため，その他の感染徴候の有無を確認する．

- WBC は感染症による増加ばかりでなく，むしろ減少する場合もあり重症の可能性がある．
- PLT はウイルス感染，重症感染症などにより減少することがある．
- PLT は敗血症の重症度を示す SOFA スコアの 1 項目に含まれる．
- Hb は単独で増加あるいは低下することは感染症では少ないが，汎血球減少であれば感染症も含めて疑うべきである．

引用文献 ───

1) 日本臨床検査医学会ガイドライン作成委員会：検査のガイドライン JSLM2012, 2012.
2) 野口善令：薬剤師のための薬物療法に活かす検査値の読み方教えます！検査値から病態を読み解き，実践で活かすためのアプローチ, 羊土社, 2016.
3) 堤 久：主に白血病・腫瘍性疾患以外の病態. 日老医誌, 51：517-525, 2014.
4) 日本集中治療医学会 Sepsis Registry 委員会：日本版敗血症診療ガイドライン, 2013.
5) Dellinger RP, et al：Surviving sepsis campaign：international guidelines for management of severe sepsis and septic shock. Crit Care Med, 41：580-637, 2013.
6) Singer M, et al：The Third International Consensus Definitions for Sepsis and Septic Shock（Sepsis-3）. JAMA, 315：801-810, 2016.
7) 日本呼吸器学会：「呼吸器感染症に関するガイドライン」成人市中肺炎診療ガイドライン, 2007.
8) JAID/JSC 感染症治療ガイド・ガイドライン作成委員会：JAID/JSC 感染症治療ガイドライン 2015─腸管感染症─, 2015.
9) JAID/JSC 感染症治療ガイド・ガイドライン作成委員会：JAID/JSC 感染症治療ガイドライン 2015─尿路感染症・男性性器感染症─, 2015.
10) 急性胆管炎・胆嚢炎診療ガイドライン改訂出版委員会：急性胆管炎・胆嚢炎診療ガイドライン 2013, 医学図書出版, 2013.
11) 日本臨床腫瘍学会：発熱性好中球減少症（FN）診療ガイドライン, 南江堂, 2012.
12) Vincent JL, et al：Use of the SOFA score to assess the incidence of organ dysfunction/failure in intensive care units：results of a multicenter, prospective study. Working group on "sepsis-related problems" of the European Society of Intensive Care Medicine. Crit Care Med, 26：1793-1800, 1998.

（門村 将太）

赤血球沈降速度・CRP・プロカルシトニン

基 本 編

1 何がわかる？

　炎症の原因の多くは感染症であるが，関節リウマチなどの膠原病や骨折などの外傷，急性膵炎，侵襲の大きな手術後でも炎症がみられる．これらの炎症性疾患の臨床診断を行うには，発熱や頻脈，呼吸数，頭痛などの症状や血液検査による好中球増多や核の左方移動のほかに，赤血球沈降速度（erythrocyte sedimentation rate：ESR）やC反応性タンパク（C reactive protein：CRP），プロカルシトニン（PCT）などの補助診断法が用いられている．臨床現場で最もよく使用されている炎症マーカーはCRPであるが，近年，感染症に特異度の高い炎症マーカーであるPCTが用いられるようになってきた．本項では，炎症マーカーであるESRやCRP，PCTの違いと，これらのマーカーの臨床的意義について概説する．

a. ESRとは？

　ESRは赤血球が試験管内を沈んでいく速度を測定する検査である．試験管に血液を入れ，抗凝固薬を混合すると，赤血球が下層へ，血漿が上層に分かれる．1時間に何mm沈んだかを測定することで，炎症を伴う病気の有無や程度を知ることが可能である．国際標準法では1時間値が推奨されているため，2時間値の測定は原則不要である．ESRは疾患の活動性と重症度の判定に有効である．ESRが亢進している場合は病態の程度と相関することが知られており，炎症などが改善されると正常化する．異常でない場合も上昇することがあり，病気でも正常の場合もあるため，この検査のみで診断することは難しい．ESRは非特異的検査であり，直接的に診断にかかわることは少ないが，病態の経過の把握に有効である．

　基準値は1時間値が男性で2〜10mm，女性で3〜15mmである．25mm未満で軽度亢進，25〜50mmで中等度亢進，50mm以上で高度亢進である．

b. CRPとは？

　CRPは肺炎球菌のC多糖体と沈降反応を示す血漿タンパクとして発見された．炎症などにより活性化された単球/マクロファージは，インターロイキン（IL）-1，IL-6，TNF-αなどを分泌する．これらの炎症性サイトカインは，肝細胞に作用してCRPなどの急性相反応タンパ

クの産生を誘導し，その血中濃度は上昇する．CRPは通常では血液中に存在しないが，感染症や外傷，自己免疫疾患，心筋梗塞，悪性腫瘍などで上昇し，病態の改善により低下することから，病態の診断や治療効果の判定に補助的に用いられる．

c. PCTとは？

PCTはアミノ酸116個からなる分子量約13,000のペプチドであり[1]，カルシウム代謝に重要なホルモンであるカルシトニンの前駆物質で，正常な代謝状態では甲状腺C細胞で合成される．健常人ではPCTのまま血液中へは遊離しないが，細菌による感染症では甲状腺以外でも産生される．また，PCTは偽陽性を生じる場合がある．

一般的に，PCTは健常人であれば0.05ng/mL未満であるが，ウイルス感染では0.5ng/mL未満，0.5ng/mL以上であれば細菌感染が疑われる．さらに10ng/mL以上であればショックや重症である場合が多い．

2 CRPとPCT，炎症性サイトカイン，ESRの動態

IL-6やIL-8などの炎症性サイトカインやCRP，ESRと比較して，PCTは細菌感染症の鑑別診断に有用である．炎症性サイトカインは細菌感染後速やかに血中濃度が上昇するが，CRPは細菌感染後6～12時間と上昇するまでに時間を要する．一方，PCTは炎症性サイトカインよりは立ち上がりが遅いが，約3時間程度で血中濃度は上昇する．さらに，CRPの半減期は約5時間程度と短いが，PCTは約22時間と長い[2]．しかし，PCTは反応時間が約3時間と短いことから，細菌感染症で抗菌薬を早期に投与すればすぐに低下する．ESRは白血球（WBC）やCRPよりゆっくり上昇し長く陽性が続くことから，慢性の炎症性疾患の鑑別に用いられる（図2-5）．以上のような動態による疾患の鑑別例を表2-6に示す．

CRPが上昇しESRが亢進している場合は，多くの炎症性疾患や組織崩壊があるときである．この両者は臨床的に相関してみられる．また，ESRが亢進しCRPが陰性の場合は貧血やネフ

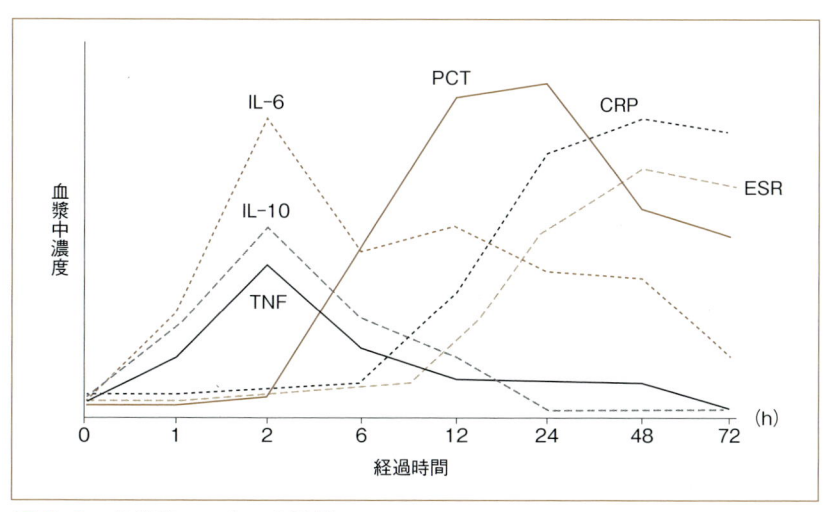

図2-5　各炎症マーカーの動態　　　　　　　　　（文献2より引用）

表2-6　ESR，CRP，PCTの動態による疾患の鑑別例

ESR が亢進する疾患	急性感染症，慢性感染症（特に結核），悪性腫瘍，膠原病，多発性骨髄腫，心筋梗塞，炎症性腸疾患，貧血
ESR が遅延する疾患	赤血球増多症，脱水症，重症肝障害
CRP が上昇する疾患	リウマチ熱，肺結核，胆嚢炎，胆石症，多発性動脈炎，細菌感染症，関節リウマチ，悪性腫瘍あり（転移型），肝膿瘍
CRP が上昇しない疾患（初期を除く）	心不全（陽性の場合はリウマチ熱再燃，血栓，梗塞，気管支感染の合併），強皮症，ウイルス感染症（陰性〜弱陽性），肝硬変
PCT が偽陽性を生じる疾患[3]	生後間もない新生児や急性呼吸促迫症候群（ARDS），全身真菌感染症（カンジダ，アスペルギルスなど），重症外傷，外科的侵襲，重度熱傷，サイトカイン・ストーム状態など

ローゼ症候群などの膠原病，妊娠，急性炎症の回復期があてはまる．

3　感染症時での各検査値の動きと評価の際の注意点

a. 感染症時での ESR の動きと注意点

　ESR は感染症ではウイルスや結核，敗血症などを疑う場合に測定するが，単独では測定せず他の炎症マーカーも確認し，総合的に判断する必要がある．特に結核では，フィブリノゲンが増加し，ESR が亢進することから，CRP とともに測定することで診断のスクリーニング検査の一つになることも報告されている[4]．感染症以外では慢性関節リウマチや全身エリテマトーデスなどの膠原病，悪性腫瘍，心筋梗塞，再生不良性貧血や悪性リンパ腫などの血液疾患，肝疾患などの疾患を疑う場合にも他の炎症マーカーとともに測定する．

　赤血球は一定の速度で沈降しているのではなく，赤血球の連銭形成，急速な沈降，緩徐な沈降の3つの段階を経て沈降する．基本は1時間値を確認するが，正しい測定値を得るためには，検体を十分撹拌することや正確に垂直に立てることが重要である．撹拌が不十分だと結果が非常にばらつき，不正確になり，わずかでも傾くと著明に ESR が亢進する可能性があり，検体の取り扱いには十分注意が必要である．

b. 感染症時での CRP の動きと注意点

　CRP は細菌の細胞質膜に含まれるリン脂質であるホスホリルコリンに結合し，補体を活性化することで，溶菌や貪食反応を引き起こす．CRP は細菌感染に対する生体防御システムの役割をもち，細菌感染時には肝臓での CRP の合成が促進され，血中 CRP が上昇する．一方，ウイルスは細胞質膜や細胞壁をもたないため，ウイルス感染時には CRP はあまり上昇しない．したがって，細菌感染かウイルス感染の鑑別に有用である．また，細菌感染後，白血球（WBC）が早期に増加し，CRP は WBC より遅れて上昇することから，細菌感染の発症時期の推定が可能である．CRP は細菌感染以外の疾患でも上昇する場合，上昇しない場合があるため総合的に判断する必要がある．

　また，WBC と異なり，炎症のない健康な人では，ほとんどカットオフ値以下である．微弱な慢性炎症でもかなり鋭敏に反映する．最近では，心筋梗塞，脳梗塞などの原因となる動脈硬

化症が慢性炎症性疾患として考えられるようになり，高感度CRPの測定が有用とされている[5]．

c. 感染症時でのPCTの動きと注意点

　細菌による重篤な感染症では，その菌体や毒素の作用によりTNF-αなどの炎症性サイトカインが産生され，その刺激により肺，肝臓，腎臓，脂肪組織，筋肉などの全身の臓器でPCTが産生されて血中に分泌される．一方，真菌感染症やウイルス感染症では増加しにくいことが報告されている[6,7]．ウイルス感染症でPCTが増加しないのは，ウイルス感染時に増加するインターフェロンγにより，PCTの産生抑制が起きるためであると考えられている[6]．細菌に感染した際の血中PCTは，多くが全身の臓器に由来しているが，白血球などの血球成分からはほとんど分泌されないことが報告されている[6]．したがって，抗がん薬やステロイドなどの白血球の機能に影響を与えるような薬剤を使用した場合でも，細菌感染症では血中PCTは上昇する[8]．自己免疫疾患ではPCTは増加しないことが知られている．また，透析では，高流量膜では透析前後でPCTは有意に低下し，低流量では有意な変化が認められないことが報告されているが，海外と比較するとわが国では低流量による透析であることからPCTは影響を受けにくいと考えられる[9]．

実 践 編

症例1

75歳，男性．
主訴：左片麻痺

　脳梗塞にて入院．入院後，減圧開頭術を施行し，経過良好であった．術後，中心静脈カテーテルが留置されており，喀痰の培養からは *Serratia marcescens* や *Pseudomonas aeruginosa* が検出されていた．術後1ヵ月ぐらいに41.2℃の発熱を認めた．発熱時のWBCは4,500/μL，CRP 1.77mg/dLであり，血液培養が2セット提出された．その翌日のWBCは22,800/μL，CRP 12.07mg/dLと上昇し，PCTは46.5ng/mLと高値であった．カテーテル感染を疑い抜去し，これまでの細菌の検出歴とカテーテル感染の原因菌であるグラム陽性球菌をカバーする目的でタゾバクタム／ピペラシリンを開始した．カテーテル抜去後いったん解熱したが，再度39℃の発熱を認め，血液とカテーテル先端の培養から *S. marcescens* が2セット検出されたため，抗菌薬をメロペネムとアミカシンに変更した．その後解熱，CRP，WBCも正常化し，14日間で抗菌薬の投与を終了した．

　症例1はカテーテル関連血流感染であるが，細菌が関与したことでPCTは高値を示し，CRPやWBCの上昇も認めた．抗菌薬の投与で改善し，全身状態をみて抗菌薬の投与を終了した．PCTは初回のみ測定しており，抗菌薬終了の目安としては使用していない．

症例 2

59歳，女性．

主 訴：左腰痛，両膝痛，両下腿痛．

　多発関節痛にて入院．骨髄炎などの各種感染症や膠原病などを疑い，各検査オーダーを提出．入院時，37.5℃の発熱を認めたため，念のため血液培養2セット提出．WBC は10,500/μL，CRP 32.17mg/dL，PCT 0.77ng/dL であった．入院2日目の MRI にて膿瘍が疑われ，造影MRI で硬膜外膿瘍と診断．その後，病巣郭清術を緊急的に行い，セファゾリンなどの抗菌薬投与を行った．膠原病や血管炎のマーカーは陰性であった．入院時に採取した血液培養2セットから *Staphylococcus aureus*，手術時の膿からも *S. aureus* が検出された．心エコーを行ったが，心臓には問題はなかった．

　症例2は菌血症，硬膜外膿瘍形成の状態であり，WBC や CRP の上昇は著明であったが，PCT の上昇はわずかであった．菌血症であっても PCT が軽度しか上昇しない場合もあることに注意する必要がある．

症例 3

64歳，男性．

主 訴：発熱，食欲低下，乏尿

　不明熱精査目的で入院．各種感染症や膠原病，悪性腫瘍を疑い，各検査オーダーを提出．入院時，38.6℃の発熱を認めたため，血液培養2セット，尿培養を提出した．SCr 7.56mg/dL，BUN 69.2mg/dL と高値であったため，血液透析が施行された．WBC は 22,000/μL，CRP 0.93mg/dL，PCT 2.42ng/dL であった．CT上，肺炎や膿瘍，腫瘍を疑うような所見はなかった．膠原病や血管炎を除外するために，MPO-ANCA などを測定した．その結果，ANCA関連血管炎と診断した．入院時の血液，尿培養は陰性であった．入院後CRP は 9.56mg/dL まで上昇したが，ステロイドの投与により徐々に低下した．抗菌薬は投与されなかった．

　症例3は感染症ではなく，血管炎であったが，PCT，CRP は軽度上昇であった．抗菌薬の投与はされなかった．

症例 4

79歳，男性．

主 訴：呼吸困難．

　3ヵ月前から左臀部痛あったが，経過観察としていた．1ヵ月前に痛みが再発し呼吸困難もあり近医整形外科を受診したところ，腸骨の溶骨性変化と右肺に浸潤影を認めたために

当院に搬送された. 低酸素血症, 肺炎, 肺線維症, 肺癌, 腸骨転移などが疑われた. 入院初日の尿中肺炎球菌抗原, 尿中レジオネラ抗原, マイコプラズマ抗原, インフルエンザはそれぞれ陰性, PCTは0.494ng/mL以下と陰性であった. ESRは1時間値が82mm, 2時間値も100mm以上と亢進していた. CRPは13.19mg/dL, WBC 17,000/μLと上昇を認め, 胸部X線では全肺野にわたり透過性が低下, 胸部CTでも右肺に多数の腫瘤影とスリガラス影が認められた. PCTは陰性であったが, 細菌性肺炎, 間質性肺炎が否定できず, 呼吸状態が悪かったため, メロペネム(MEPM)とステロイドを投与した. その後, 細菌性肺炎よりは間質性肺炎と肺癌, 肺線維症の診断にて, MEPMは7日間で中止, ステロイドは9日間点滴を行いその後内服とし, 間質性肺炎は改善した. その後, 肺線維症と肺癌の治療を行った.

症例4はCRPやWBC, ESRは高値であったが, PCTは陰性であった. 他の抗原や培養も陰性であり, 細菌感染の可能性は低く, 間質性肺炎と肺癌の治療に絞ることができた.

敗血症についてはさまざまなバイオマーカーが研究されているが, Pierrakosらの報告では今のところ感染症かどうかを判断する有用かつ正確なバイオマーカーはないとしている[10]. CRPが高いからといって感染症が認められるわけでもなく, CRPが低くても感染症を認める場合もあり, 抗微生物薬を投与してもCRPが低下しないときは, CRPだけで判断せず他の原因も考えることが重要である. PCTに関しては, 敗血症でのメタ分析も行われているが[11], 治療効果の判定や抗微生物薬の投与終了の補助として使用していくことがよいのではないかと考えられる. 近年, 敗血症の診断マーカーとしてプレセプシンの有用性も報告されており, 重症感染症の診断に広く用いられる可能性がある. これまでの報告などを踏まえて, CRPとPCT, WBC, ESRなどの炎症マーカーと, 培養結果, 患者の全身状態を総合的に判断・評価していくことが重要である.

👆 薬学的介入のポイント

- ESRは非特異的検査であり, 直接的に診断にかかわることは少ないが, 病態の経過の把握に有効である.
- CRPは炎症性疾患で鋭敏に上昇し, 病態の改善により低下することから, 病態の診断や治療効果の判定に補助的に用いられる.
- PCTは細菌感染症の鑑別診断において, 少なくとも既存マーカーよりは優れている.
- CRPは感染症を含めたさまざまな疾患で上昇するが, 重症感染症ではCRPが上昇しない症例もあるため, CRPだけで感染症かどうか判断するのは困難である.
- PCTは抗菌薬投与の指標とすることで, 予後を悪化させることなく抗菌薬の投与期間を短縮することができる.
- CRPやPCT, WBC, ESRなどの炎症マーカーと患者の全身状態を総合的に判断することが重要である.

引用文献 ────

1) 松本哲哉：プロカルシトニン. Medical Technology, 27：325-326, 1999.

2) Nylen ES, et al：Humoral markers of severity and prognosis of critical illness. Best Pract Res Clin Endocrinol Metab, 15：553-573, 2001.

3) Christ-Crain M, et al：Procalcitonin in bacterial infections--hype, hope, more or less? Swiss Med Wkly, 135：451-460, 2005.

4) 柳澤直志ほか：肺結核患者の赤血球沈降速度についての検討. 感染症学雑誌, 70：955-962, 1996.

5) Ridker PM, et al：C-reactive protein and parental history improve global cardiovascular risk prediction：the Reynolds Risk Score for men. Circulation, 118：2243-2251, 2008.

6) Linscheid P, et al：*In vitro* and *in vivo* calcitonin I gene expression in parenchymal cells：a novel product of human adipose tissue. Endocrinology, 144：5578-5584, 2003.

7) Schwarz S, et al：Serum procalcitonin levels in bacterial and abacterial meningitis. Crit Care Med, 28：1828-1832, 2000.

8) Muller B, et al：High circulating levels of the IL-1 type Ⅱ decoy receptor in critically ill patients with sepsis：association of high decoy receptor levels with glucocorticoid administration. J Leukoc Biol, 72：643-649, 2002.

9) Montagnana M, et al：Procalcitonin values after dialysis is closely related to type of dialysis membrane. Scand J Clin Lab Invest, 69：703-707, 2009.

10) Pierrakos C, et al：Sepsis biomarkers：a review. Crit Care, 14：R15, 2010.

11) Waoker C, et al：Procalcitonin as a diagnostic marker for sepsis：a systematic review and meta-analysis. Lancet Infect Dis, 13：426-435, 2013.

（木村 匡男）

4 血液ガス分析

基本編

1 何がわかる？

　血液ガス分析では通常，動脈血を採取し，pH，酸素分圧，二酸化炭素分圧，電解質などから酸塩基平衡の状態に加え，肺における酸素化および換気の状態がわかる．血液ガス分析の解釈は重症患者で特に重要となる．血液ガス分析でわかる病態や疾患は多岐にわたるが，ここでは肺炎や敗血症などの感染症に特化して，その関連について主に解説する．他の病態・疾患の詳細については成書[1, 2]や総説[3, 4]などを参照されたい．

a. pH

　正常値は 7.4 ± 0.05 であり一般的に pH < 7.4 ではアシデミア，pH > 7.4 ではアルカレミアと評価する．

b. 動脈血酸素分圧（PaO_2）

　基準範囲 $95 \pm 7\,mmHg$．酸素化の指標には P/F 比を利用し，吸入酸素濃度（FiO_2）に対する動脈血の酸素分圧を評価する．経皮的酸素飽和度（SpO_2）が最高でも 100% であるのと違い，PaO_2 は吸入酸素濃度の上昇に伴いその値も増加する．PaO_2 が $300\,mmHg$ と高値を示していても，100% 酸素（FiO_2 1.0）を吸入していれば P/F 比は 300 となり，室内気（FiO_2 0.21）の時に PaO_2 が $95\,mmHg$（P/F 比 452）よりも肺胞での酸素化が悪いことがわかる．

c. 動脈血二酸化炭素分圧（$PaCO_2$）

　基準範囲 $40 \pm 4\,mmHg$．$PaCO_2$ は肺の換気状態と相関する重要な指標である．$PaCO_2$ 高値は肺胞低換気による．$PaCO_2$ 低値は過換気に起因する．

d. SaO_2

　血液中のヘモグロビンの酸素結合部位が酸素で占められる割合（$\%$）を意味する．酸素飽和度には観血的動脈血酸素飽和度（SaO_2）と経皮的動脈血酸素飽和度（SpO_2）があり，血液ガス分析では SaO_2 として結果が得られる．CO オキシメーターを搭載している分析装置では SaO_2 は

PaO_2で測定されない COHb も測定するため一酸化炭素ヘモグロビンが存在した場合はSaO_2の方が正確である．SpO_2はヘモグロビンと結合しているのが酸素だけなら正確だが，COHbが存在する場合，実際より高値をとる．

SaO_2およびSpO_2は次式で表される．

$$SaO_2 = O_2Hb/(O_2Hb + Hb + COHb + MetHb) \times 100 \, (\%)$$
$$SpO_2 = O_2Hb/(O_2Hb + Hb) \times 100 \, (\%)$$

e. HCO_3^-

基準範囲$24 \pm 2 \, mEq/L$．同時に測定した pH と $PaCO_2$の値から Henderson-Hasselbalch の式

$$pH = 6.1 + \log \frac{[HCO_3^- \, (mEq/L)]}{0.03 \times PaCO_2 \, (mmHg)}$$

を用いて計算される．26mEq/L 以上は代謝性のアルカローシスおよび呼吸性アシドーシスへの代償性反応でみられる．22mEq/L 未満は代謝性アシドーシスおよび呼吸性アルカローシスの代償性反応でみられる．各代償反応としてのHCO_3^-の変動には限界があり，呼吸性アシドーシスでは急性の場合30mEq/L，慢性の場合42mEq/L にとどまる．呼吸性アルカローシスにおける低下は急性の場合18mEq/L，慢性の場合は12mEq/L にとどまる．

f. 乳酸

基準値$4 \sim 16 \, mg/dL$（成人），$5 \sim 18 \, mg/dL$（小児）．乳酸は解糖系代謝経路の最終産物として，嫌気的にピルビン酸から産生され，そのほとんどが肝や腎で代謝される．異常高値をとった状態を乳酸アシドーシスと呼び，糖尿病性ケトアシドーシスや腎不全と並ぶ死亡率が高い代謝性アシドーシスである．ショックによる循環不全や全身性の代謝異常によって引き起こされる．機器の種類によって乳酸値を測定できないものもある．

g. Na^+

正常値は$135 \sim 149 \, mEq/L$．

h. K^+

正常値は$3.5 \sim 4.9 \, mEq/L$．低カリウム血症はアルカローシスを示唆する．

i. Cl^-

正常値は$96 \sim 108 \, mEq/L$．Cl^-の低下は低ナトリウム血症や代謝性アルカローシスが原因の可能性がある．Cl^-の上昇は高ナトリウム血症，腎尿細管性アシドーシス，呼吸性アルカローシスを示唆する．また，高張性脱水では高度上昇を示す．

j. アニオンギャップ（AG）

通常測定されない陰イオンの増減の指標．$[Na^+] - ([Cl^-] + [HCO_3^-])$ で表され基準範囲は $12 \pm 2\,mEq/L$ である．AG が開大している場合，不揮発性酸の蓄積，つまり代謝性アシドーシスの存在を意味している．

2 いつ，どのタイミングで行う？

血液ガス分析の目的は，①換気（ガス交換）の状態を評価，②肺における酸素化の評価，③酸塩基平衡の評価の大きく3つがある．

感染症が関連する病態としては，敗血症からの循環不全と呼吸状態の悪化が疑われたとき，肺炎での肺胞低換気，酸素化の低下が考えられるときに実施される検査である．本検査は速やかに結果が得られ，迅速な対応が可能となる．

また，肺炎などで気管内挿管され人工呼吸器を装着された場合は，呼吸器の設定や臨床経過を評価するためにも頻回の血液ガス分析が必要である．

3 検査結果をどう評価する？

a. 各病態でどのような異常所見（異常値）を示すか

血液ガス分析の結果得られる酸塩基平衡異常については得られた pH について，その内訳がどのようになっているのか評価することが大切であり，pH は点で測定される結果であるのに対し，そこに至る過程のアシドーシスやアルカローシスは大きさと向きをもったベクトルとして理解することが病態を把握する第一歩となる（図2-6）．

血液ガス分析では，病態が急性か慢性かを評価することも，代償機構の働きを評価する上では重要であるが，多くの感染症は急性疾患のため，ここでは急性の病態について主に解説する．ただし，慢性閉塞性肺疾患（COPD）の急性増悪など慢性に経過している病態の急性増悪などの複雑な病態も存在する．

敗血症性ショックでは，一般的に循環不全による組織虚血により HCO_3^- の低下および乳酸の蓄積が起こり，代謝性アシドーシスを呈する．肺炎では，肺胞低換気による CO_2 の蓄積が起き $PaCO_2$ が上昇し，呼吸性アシドーシスが起きることもあれば，発熱，低血圧，低酸素血症などにより呼吸中枢が刺激され頻呼吸となり呼吸性アルカローシスが起きることもある．また，グラム陰性桿菌のリポポリサッカライド（LPS）は頻呼吸を引き起こすことも知られている．加えて，代謝性アシドーシスの呼吸代償として呼吸性アルカローシスも起こりうる．

また，心停止，循環不全や敗血症などによって複雑化する慢性閉塞性肺疾患，重症肺水腫，腎不全，下痢または腎尿細管性アシドーシス，薬物および毒物中毒などでは代謝性アシドーシスと呼吸性アシドーシスの共存も認められる[3]．

病態としてのアルカレミアは呼吸抑制を起こし，その結果，高二酸化炭素血症および低酸素血症を引き起こす[4]．

血液ガス分析結果で pH が正常であっても，アシドーシスやアルカローシスが存在する可能

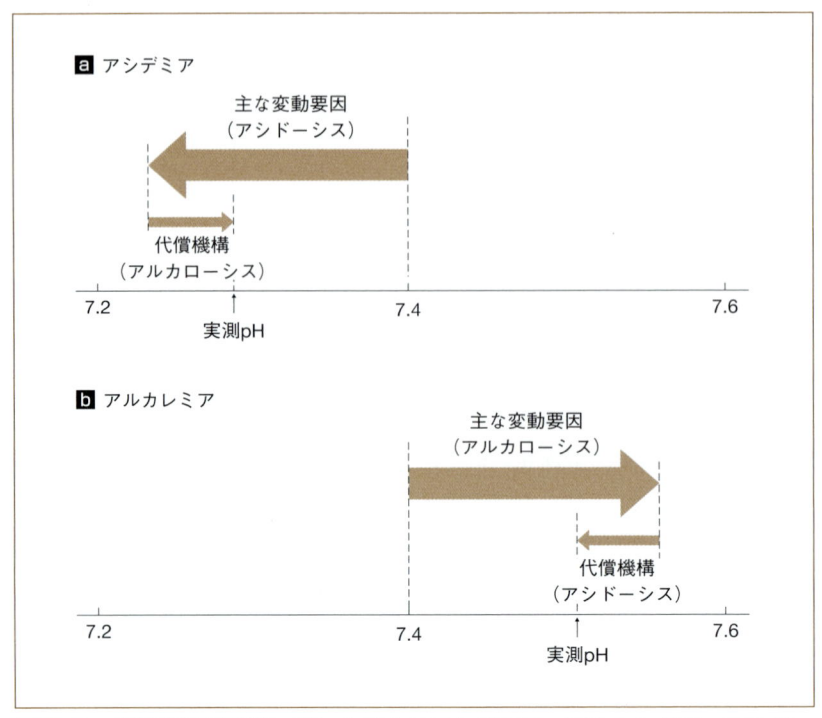

図2-6　代償機構が正常に働いた場合のアシデミア，アルカレミア，アシドーシス，アルカローシスの関係

※注：主な変動要因（大きい矢印）は同じ向きの代謝性と呼吸性の混合のケースもある）

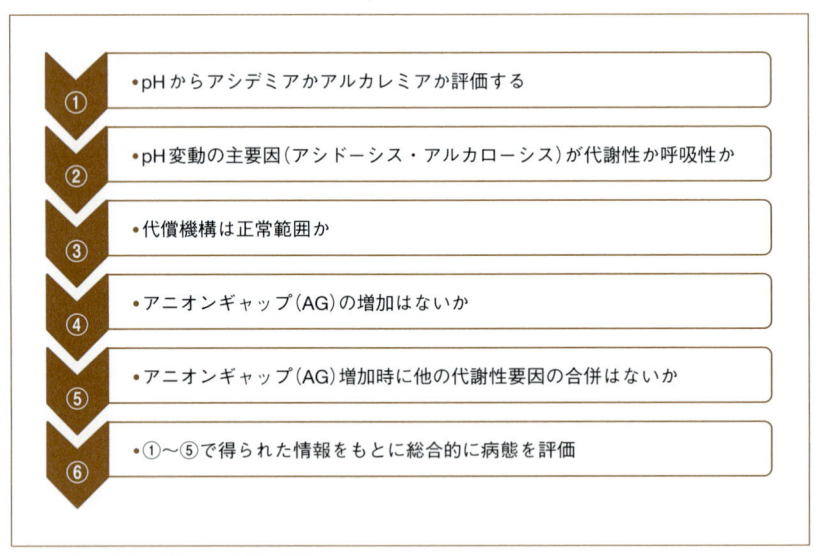

図2-7　血液ガス分析の評価法

性はあるため，$PaCO_2$ や HCO_3^- と AG を確認する必要がある．一般的に，血液ガス分析結果を評価する場合は**図2-7**の手順で評価する．

　各種病態と pH，$PaCO_2$ の関係では，pH < 7.4 で $PaCO_2$ 高値では呼吸性アシドーシスを来しており，気道疾患（COPD や気管支喘息重積発作，異物による気道閉塞，睡眠時無呼吸症候群），

呼吸中枢抑制（向精神薬や麻酔などの薬剤，脳血管障害，甲状腺機能低下症など），神経筋疾患（重症筋無力症，ギラン・バレー症候群，多発性硬化症，低カリウム血症）などの疾患で異常値を示す．pH＞7.4で$PaCO_2$高値は代謝性アルカローシスへの代償性反応が考えられる．pH＜7.4で$PaCO_2$低値は代謝性アシドーシスへの代償性反応が考えられる．pH＞7.4で$PaCO_2$低値は呼吸性アルカローシスが考えられ，過換気症候群や低酸素血症（肺炎，気管支喘息，肺塞栓症，重症貧血，高地生活），高熱，敗血症，肝不全など鑑別に挙がる．

　Na，Cl については，通常の採血の項目中にも含まれているが，HCO_3^-の基準値が24mEq/L，AG の正常値が12mEq/L とすると，$AG = Na - (Cl + HCO_3^-)$ の関係から $Na - Cl = 36$ となり，実測値が36より大きいか，小さいかで各種病態を推定できる．36以上は AG または HCO_3^- が上昇していることを意味し，HCO_3^-の上昇は代謝性アルカローシスか呼吸性アシドーシスの腎性代償を示唆する．36以下の場合は，AG または HCO_3^- が低下していることを意味し，HCO_3^-の低下は AG 上昇を伴わない下痢や尿細管性アシドーシスなどの代謝性アシドーシスか呼吸性アルカローシスの存在を示唆する．このように Na と Cl だけでも病態が推定できる意義は大きく，36からの大きな逸脱は血液ガス分析でさらなる病態を把握する必要がある．

b. 評価の際の注意点

　血液ガス分析では通常動脈採血を行うため，間違って静脈血を採取しないよう注意が必要である．ただし，酸素化を評価するためには，動脈採血が必須であるが，pH，HCO_3^-，$PaCO_2$については静脈血でも評価は可能である（**表2-7**）．

　各動脈採血の禁忌として，①大腿動脈は，広範囲の血管性疾患がある場合や大腿動脈が移植されている場合など，②橈骨動脈は手指の循環不全がある場合，外傷がある場合，シャントがある場合など，③上腕動脈では，遠位側の循環が悪い場合や外傷がある場合など，が挙げられる．

　点滴ライン付近の採血では，輸液の混入による誤差が生じることがあるため注意が必要である．また，PaO_2が大気圧以上の場合，気泡が混入すると結果に対する影響が大きいため，同様に注意が必要である．

　アルブミン（Alb）は，陰イオンに荷電しているため，Alb が低下すると AG も低下する．Alb が1.0g/dL低下で AG は2.5〜3.0mEq/L低下するとされており，栄養状態，ネフローゼ症候群，

表2-7　血液ガス結果の正常値例

	動脈血	静脈血
Na (mEq/L)	140	
K (mEq/L)	4	
Cl (mEq/L)	104	
pH	7.4	7.37
PaO_2 (mmHg)	100	40
$PaCO_2$ (mmHg)	40	45
HCO_3^- (mEq/L)	24	25
AG (mEq/L)	12	11
$[H^+]$ (nmol/mL)	40	43

肝不全などの病態によって以下の式で AG を Alb で補正する必要がある.

$$補正 AG = 実測 AG + 2.5 \times (4.4 - Alb)$$

血液ガス分析の結果の解釈でもっとも大切な点は,異常値が出たときにその異常値を引き起こしている原因を理解することである.ただ検査値を補正して正常値にもっていくといった患者不在の治療にならないよう気をつける必要がある.

また,血液ガス分析の結果は病状の変化とともに時事刻々と変化するため,治療経過中の変動を観察することで病態が改善しているか否かを評価することが肝要である.

実 践 編

症例 1-1

85歳,男性.体重55kg.アレルギー歴なし.脳梗塞で入院加療中,38℃の発熱と血圧105/54mmHg と低下を認め,脈拍は100 bpm と頻脈,尿量も21mL/時と循環動態の悪化を認めた.嚥下機能も低下していることから誤嚥性肺炎と診断された.呼吸数は40/分,酸素飽和度(SpO_2)も室内気で85%と低下を認めマスクでの酸素投与では SpO_2 の改善が見込めなかったため,血液ガス分析が実施された(表2-8).

血液ガス分析の結果P/F比は46.2/0.9 ≒ 51と低く胸部X線画像から急速に広がる両側肺の浸潤影を認め,誤嚥性肺炎からの急性呼吸促迫症候群(ARDS)と診断され気管挿管後,人工呼吸器管理となった.

血液ガス分析の結果の解釈としては,$PaCO_2$ の低下があり,肺炎による呼吸性アルカローシスが主な変動要因のアルカレミアを呈していると考えられる.HCO_3^- が基準値のため,まだ代償機構としての代謝性アシドーシスが追いついていないと考えられる.AG は基準値内であった.

表2-8 状態悪化時(FiO_2 0.9)

Na (mEq/L)	137.7
K (mEq/L)	3.29
Cl (mEq/L)	102
pH	7.484
PaO_2 (mmHg)	46.2
$PaCO_2$ (mmHg)	34.4
HCO_3^- (mEq/L)	25.3

症例 1-2 （同一症例；挿管 30 分後）

挿管後すみやかに各種培養が実施され TAZ/PIPC が投与開始となった．挿管時，FiO_2 は 1.0，呼気終末陽圧（PEEP）は 5 cmH$_2$O であったが，すぐに SpO_2 の上昇がみられたため，FiO_2 を 0.6 へ下げ，PEEP を 10 cmH$_2$O 程度まで上げてはどうかと担当医に相談し，実施となった．設定変更後 30 分後の血液ガス分析結果（表 2-9）は，P/F 比 ≒ 151 と最初の採血時よりも酸素化の改善が認められた．抗菌薬開始翌日から解熱傾向となり，呼吸音も改善が認められた．

症例 1-3 （同一症例；挿管 3 日目）

治療 3 日目の血液ガス分析の結果，FiO_2 0.5 で P/F 比は 290 と改善が認められた（表 2-10）．この結果からさらに FiO_2 の低下を担当医に勧め，FiO_2 は 0.4 に変更となった．その後も順調に改善し，経過中，挿管チューブの狭窄による酸素化の悪化もみられ，本人も呼吸器が苦しくなってきた様子のため，挿管 8 日目に抜管となった．抜管後も呼吸音問題なく発熱も認められないため，抗菌薬は 10 日で終了となった．

　喀痰の培養結果は *Klebsiella pneumoniae* と口腔内常在菌が同定され，尿培養では *Klebsiella oxytoca* が同定され，尿中菌数は 10^5 CFU/mL との報告であった．血液培養からは細菌は同定されなかった．

　培養結果からはセファゾリン（CEZ）やセフォチアム（CTM）に感受性の菌であったが de-escalation の提案は特にせず，培養結果が報告されたのが培養提出後 6 日目であったこともあり，呼吸状態も改善していたため，特に抗菌薬の変更については提案しなかった．次のステップとして抜管時期と，抗菌薬中止時期について担当医と検討した．結果，治療 10 日で抗菌薬は終了となり，その後は肺炎の再発もなく加療し，転院となった．

　以上のように血液ガス分析結果を評価する際は，1 点のデータだけではなく，経時的データを臨床経過，病歴，身体所見などのデータと併せて評価することが肝要である．臨床像とデータが一致しない場合にはさらなる情報収集が必要である．

　2016 年に発表された『Sepsis-3』[5] の敗血症の定義の臓器障害の指標には SOFA スコアが採用されており，呼吸器の評価は P/F 比をスコアに利用している．さらに敗血症性ショックとす

表 2-9　挿管 30 分後（FiO_2 0.6）

Na (mEq/L)	136.5
K (mEq/L)	3.04
Cl (mEq/L)	102
pH	7.48
PaO_2 (mmHg)	90.9
$PaCO_2$ (mmHg)	36
HCO_3^- (mEq/L)	26.3

表 2-10　挿管 3 日目（FiO_2 0.5）

Na (mEq/L)	145
K (mEq/L)	3.5
Cl (mEq/L)	108
pH	7.48
PaO_2 (mmHg)	145
$PaCO_2$ (mmHg)	35.6
HCO_3^- (mEq/L)	26.2

る定義には，敗血症で十分な輸液負荷に加え，平均動脈圧を65 mmHg以上に維持するための昇圧剤の必要性に加え，乳酸値が2 mmol/L（18mg/dL）以上とされており，血液ガス分析の結果が敗血症および敗血症性ショックの診断に寄与している．

　薬剤師が血液ガス分析結果に薬学的に介入するケースの頻度は，一般病棟ではまれかもしれないが，大切なのは，数値の補正だけではなく，異常値を示す原因を評価し，その原因を取り除くためにどのようなアプローチをしたらよいかを総合的に考えることである．

　また，肺炎治療での酸素化や換気状態の評価は，抗菌薬治療の有効性の評価にも関連する重要なパラメータであり，血液ガス分析の評価も薬剤師の臨床での武器にしたい項目の一つである．

薬学的介入のポイント

- 血液ガス分析の結果は，数値の改善だけにとらわれず，その背景にある病態に対し，薬物を含めどのような治療が適切か考えることが大切である．
- pHの変動要因として$PaCO_2$は呼吸性の変動要因，HCO_3^-は代謝性の変動要因として評価する．
- PaO_2は酸素化の指標，$PaCO_2$は換気の指標，別々で考え呼吸状態を評価する．
- 肺炎治療の有効性指標となるためPaO_2はP/F比としてモニターし，全身状態を評価の上，抗菌薬の有効性を評価する．
- ARDSの人工呼吸器管理では高二酸化炭素血症は許容されることもある(permissive hypercapnia)．

引用文献

1) 白髪宏司：血液ガス・酸塩基平衡に強くなる，羊土社，2013.
2) Hasan A：Handbook of blood gas / acid-base interpretation, 2nd edition, Springer, 2013.
3) Adrogué HJ, et al：Management of life-threatening acid-base disorders. First of two parts. N Engl J Med, 338：26-34, 1998.
4) Adrogué HJ, et al：Management of life-threatening acid-base disorders. Second of two parts. Engl J Med, 338：107-111, 1998.
5) Singer M, et al：The third international consensus definitions for sepsis and septic shock（Sepsis-3）. JAMA, 315：801-810, 2016.

（山田 和範）

第 3 章

臓器を詰めるための
検査の考え方

1 尿一般検査

基 本 編

1 何がわかる？

a. 尿定性 [1)]

試験紙を直接尿に浸すことで下記の項目を判定できる．自動測定機器を使用することが多い．

- **潜血**：正常値は陰性．ヘモグロビンとミオグロビンに反応する検査であり，血尿（尿中に赤血球が存在）を直接的に確認する検査でない点は注意が必要となる．アスコルビン酸（ビタミンC）が大量に存在する場合，偽陰性となる．

- **ビリルビン**：正常値は陰性．腎での排泄閾値（2.0〜3.0 mg/dL）を超えると検出される．黄疸（閉塞性・肝細胞性）の指標となる．

- **ウロビリノゲン**：正常値は（±）〜（＋）となる．腸管内で腸内細菌の還元作用によりビリルビンから生成される．

- **ケトン体**：正常値は陰性．試験紙でのニトロプルシドナトリウム法ではケトン体とされるアセトン・アセト酢酸・β-ヒドロキシ酪酸のうち，β-ヒドロキシ酪酸には反応しない．

- **ブドウ糖**：正常でも30〜100 mg/日程度のブドウ糖が排泄されているが，検出感度未満のため健常者では陰性となる．血糖値の上昇（170 mg/dL以上）または再吸収低下により陽性となる．アスコルビン酸（ビタミンC）などの還元物質の存在で偽陰性となることがある．

- **タンパク**：通常は尿中にタンパクはほとんど排泄されないため陰性となる．主にアルブミンに反応する検査であり，検出感度は約15 mg/dLとされている．

- **pH**：通常はやや酸性の6.0付近だが，4.5〜8.0が正常範囲内となる．細菌尿では微生物によるアンモニア産生によりアルカリに傾く．また，放置された尿を用いた場合も微生物の繁殖によりアルカリに傾く．

- **亜硝酸塩**：正常値は陰性．細菌尿の指標となる．詳細は **3-a-❶** 参照．

- **白血球エステラーゼ**：正常値は陰性．膿尿の指標となる．詳細は **3-a-❷** 参照．

- **比重**：通常は1.015付近であり，発汗・飲水などで1.005〜1.030を変動する．尿素や NaCl などの溶解成分の量を示し，尿の濃縮や希釈の程度の指標となる．

表3-1 女性の尿路感染症における陽性尤度比および陰性尤度比

	陽性尤度比［95%信頼区間］	陰性尤度比［95%信頼区間］
排尿障害	1.09 [1.03 to 1.16]	0.80 [0.68 to 0.94]
頻 尿	1.03 [0.99 to 1.08]	0.83 [0.65 to 1.06]
背部痛	1.15 [0.96 to 1.37]	0.95 [0.90 to 1.01]
発 熱	0.69 [0.43 to 1.11]	1.04 [0.99 to 1.08]
腟分泌物	0.63 [0.49 to 0.80]	1.18 [1.08 to 1.28]

表3-2 細菌尿と膿尿の目安

細菌尿
- 亜硝酸塩：陽性
- 定量培養：10^5CFU/mL
- グラム染色：遠心分離なし＋1,000倍に拡大したとき，1視野に菌が1つ：10^5CFU/mL に相当

膿 尿
- 白血球エステラーゼ：陽性
- 遠心分離なし：10個/μL
- 尿沈渣：10個/HPF

CFU：colony forming unit
HPF：high power field（強拡大視野＝400倍）

b. 尿沈渣 [2, 3]

遠心分離した尿の有形成分を直接顕微鏡で確認する.

- **血球**：赤血球，白血球を確認する．白血球は主に好中球が多いが，好酸球，リンパ球，単球も存在する.
- **上皮細胞**：尿細管上皮細胞，尿路上皮細胞（移行上皮細胞），扁平上皮細胞を確認する．尿細管上皮細胞は腎由来のため，通常はみられないが，扁平上皮細胞は尿道などで混入する.
- **円柱**：尿細管で形成され，硝子円柱，上皮円柱，顆粒円柱，蝋様円柱，脂肪円柱，赤血球円柱，白血球円柱などに分類される．腎盂腎炎では白血球円柱がみられることがある.
- **その他**：上記以外では，異型細胞（腫瘍細胞），微生物，寄生虫，結晶などがみられる可能性がある.

2 いつ，どのタイミングで行う？

尿一般検査は，尿路感染症を疑う場合に行い，抗菌薬開始前に尿を採取する．また，同時にグラム染色や尿培養も行う（他項p.86, 102を参照）.

尿路感染症を疑う症状は，発熱に加えて，膀胱炎のような下部尿路感染症では頻尿・排尿時痛，腎盂腎炎のような上部尿路感染症では，肋骨脊柱角（cost-vertebral angle：CVA）叩打痛・悪心・嘔吐などが挙げられる．女性の尿路感染症における種々の症状の陽性尤度比および陰性尤度比を**表3-1**に示す[4].

3 検査結果をどう評価する？

a. 各病態でどのような異常所見（異常値）を示すか

ここでは尿路感染症を見分ける際に役立つ細菌尿および膿尿を確認する検査について記載する．一般的な基準を**表3-2**にまとめた.

❶ 細菌尿の確認

- **尿定性：亜硝酸塩**

生体内では食事から摂取された硝酸塩が尿中排泄されており，通常，亜硝酸塩は陰性である.

しかし，硝酸還元酵素を産生する微生物（大腸菌，クレブシエラなどの腸内細菌）が存在する場合は亜硝酸塩が検出され，細菌尿の指標となる．すべての微生物が亜硝酸塩を産生するわけではないため，「亜硝酸塩：陰性＝細菌尿でない」とはならない．

また，以下の場合などに偽陰性になることがあり，結果の解釈には注意する．

- 硝酸塩が十分に摂取されない場合（嘔吐・飢餓など）
- ビタミン C の過剰摂取（検査の反応が阻害されるため）
- 膀胱内での尿の貯留時間が短い場合（硝酸塩→亜硝酸塩への反応には4時間程度かかるため）

• グラム染色と尿培養：菌量

グラム染色と尿培養は原因微生物を特定するための重要な検査であるが，微生物の菌量を知るためにも重要な検査となる．本項は尿一般検査を中心に記載しているが，細菌尿の評価に重要な検査のため記載しておく（詳細は他項 p.86, 102 を参照）．

表 3-2 に示すように，一般的には 10^5 CFU (colony forming unit) /mL が細菌尿のカットオフ値にされることが多い．CFU/mL は「1 mL の検体の中に含まれるコロニーを形成可能な細菌数」を示す単位である．

また，遠心分離していない尿を 1,000 倍に拡大して観察したとき，1 視野に菌が 1 つ見えれば，10^5 CFU/mL に相当すると考えられている．ただし，この 10^5 CFU/mL という数字は絶対的なものでない．症状がなければ抗菌薬を使用しない（p.58「無症候性細菌尿」を参照）ことがある一方で，尿道カテーテルがある場合には $10^3 \sim 10^4$ CFU/mL を有意な細菌尿として，治療対象とする場合がある．

❷ 膿尿の確認

• 尿中白血球数

もともと，尿中にはわずかな白血球は混入しているが，白血球の増加は炎症の存在を示唆する．$10/\mu L$ を超える場合が膿尿とされる．

• 尿定性：白血球エステラーゼ

基質となるピロールアミノ酸エステルは，白血球のうち，好中球のエステラーゼに特異的に反応し，他の白血球（リンパ球，単球）とは反応しないとされている．また，このエステラーゼは正常な血清，尿，腎組織には存在しないため，白血球エステラーゼが陽性の場合は，尿中白血球の存在（膿尿）を示唆することになる．膿尿の目安は，尿中白血球が $10/\mu L$ を超える場合とされているが，白血球エステラーゼ試験紙の検出感度は $10 \sim 25/\mu L$ であるため，白血球エステラーゼ検査が陽性の場合は膿尿が強く示唆される．

• 尿沈渣：白血球

遠心分離後の有形成分を直接顕微鏡で確認する．この場合，10/HPF が膿尿とされている．HPF は high power field（強拡大視野＝400倍）を示す．

b. 評価の際の注意点

❶ 検査を行うまでのポイント

検査結果を正しく評価するためには検体を適切に扱う必要がある.

- **採取方法**：以下の3つが存在する.

> - **中間尿**：尿の最初と最後の部分を除いて中間を採取した尿. 一般的な採尿法だが, 採取時の汚染が問題になることがある.
> - **カテーテル尿**：挿入されたカテーテルから採取した尿. 採取時の汚染のリスクは低い.
> - **恥骨上穿刺尿**：上記の2つが困難な場合に行う. 負担はかかるが, 最も無菌的な尿が採取できる.

- **採取のタイミング**：尿路感染症を疑う場合には, 抗菌薬開始前に尿を採取する.
- **検査開始までの時間**：尿を室温で放置した場合, 尿の成分が変化するため, 採取後なるべく早く検査を開始することが望ましい. やむを得ない場合には, 冷所で保管する場合もある. 採取後の時間制限がある理由としては, 細菌の増殖に伴うアンモニア生成による尿のアルカリ化や血球・上皮細胞・円柱などの破壊などが挙げられる.

❷ 感度と特異度

感度と特異度についても整理しておく必要がある[5, 6]. 尿定性検査でわかる主な項目について**表3-3**にまとめた. 亜硝酸塩・白血球エステラーゼ検査は組み合わせて使用することで陰性的中率が比較的高い. 基本的には, 診断のための検査でなく, 除外のための検査として利用するのが正しい使い方となる[7-9].

❸ 偽陽性, 偽陰性

感度・特異度から示されるように, いずれの検査も万能でなく, 偽陽性, 偽陰性となることがある. 亜硝酸塩・白血球エステラーゼについて, 偽陽性, 偽陰性の主な原因を**表3-4**にまとめた[5, 6].

表3-3 亜硝酸塩・白血球エステラーゼなどの感度・特異度・陽性/陰性的中率

	感度	特異度	陽性的中率	陰性的中率
試験紙による検査				
亜硝酸陽性	19〜48	92〜100	50〜83	70〜88
白血球エステラーゼ陽性	72〜97	41〜86	43〜56	82〜91
亜硝酸または白血球エステラーゼが陽性	46〜100	42〜98	52〜68	78〜98
尿タンパク（3＋）	63〜83	50〜53	53	82
尿潜血（＋）	68〜92	42〜46	51	88
上記のいずれか	94〜100	14〜26	44	100
顕微鏡検査				
白血球：5個/HPF	90〜96	47〜50	56〜59	83〜95
赤血球：5個/HPF	18〜44	88〜89	27	82
微生物	46〜58	89〜94	54〜88	77〜86

微生物学的に確認された尿路感染症に対するデータ.
単位はいずれも％.

表 3-4　亜硝酸塩・白血球エステラーゼの偽陽性または偽陰性となる要因

	偽陽性	偽陰性
亜硝酸塩	コンタミネーション 試験紙の空気への曝露	高比重，ウロビリノゲン上昇，硝酸還元酵素非産生の微生物，pH 6.0未満，ビタミンC，硝酸塩の摂取が不十分，膀胱内での尿の貯留時間が短い
白血球エステラーゼ	コンタミネーション	高比重，糖尿，ケトン尿，タンパク尿，セファレキシン，テトラサイクリン，ゲンタマイシン，ビタミンC

実 践 編

症例　抗菌薬開始前

56歳，男性．原疾患は肺癌．アレルギー歴：なし．既往歴：糖尿病．

　これまでに化学療法や放射線療法を施行したが治療抵抗性となり，外来で経過観察となった．全身状態不良と疼痛コントロールのため入院となり，尿道カテーテルを留置．留置から10日後に38.5℃の発熱がみられ，その日に尿が採取された．医師が診察するとCVA叩打痛もみられた．

［尿検査］

尿定性：色調：麦わら色，混濁（＋），pH6.5，ウロビリノゲン（－），ビリルビン（－），タンパク（2＋），糖（－），ケトン体（－），潜血（1＋），比重1.012，亜硝酸塩（＋），白血球（＋）

尿沈渣：赤血球1〜4/HPF，白血球50〜99/HPF，扁平上皮≧1/HPF，細菌（3＋）

　医療関連感染としての尿路感染症の頻度は高く，発熱患者では血液検査（血液培養含む），胸部X線とともに3点セットとして尿検査（定性，沈渣，グラム染色，培養）を行うことが多い．尿路感染症が疑われる場合は必須の検査として，医師に尿検査の実施を提案または確認したい．「b．評価の際の注意点」に記載した検体の取り扱いに関する注意点も必要に応じて医師，看護師に伝える．

　この段階では抗菌薬の使用の必要性を考える．発熱およびCVA叩打痛のみられる尿道カテーテルが留置された患者であり，腎盂腎炎の可能性は高い．検査結果からも細菌尿（亜硝酸塩陽性）および膿尿（白血球エステラーゼ陽性，尿沈渣で白血球50〜99/HPF）は確認できる．

　したがって，カテーテル関連尿路感染症（catheter-associated urinary tract infections：CAUTI）を想定し，抗菌薬を使用することの妥当性は高い状況と考えられる．**表3-5**にCAUTIのリスクファクターを示す[10]．この患者ではカテーテル挿入期間，オペ室以外での挿入，50歳以上，糖尿病といった項目があてはまっている．

　微生物の結果判明前のため，この時点でエンピリックセラピーとしての抗菌薬を選択する場

表3-5　カテーテル関連尿路感染症のリスクファクター

調整可能な要因	調整不可能な要因
• カテーテル挿入期間 • 無菌操作が遵守されていない • カテーテル挿入者の手技が不慣れ • オペ室以外での挿入	• 女性 • 基礎疾患が重症 • 50歳以上 • 糖尿病 • 血清クレアチニン 2mg/L を超える

表3-6　カテーテル関連尿路感染症の主な原因微生物

微生物	頻度（%）
大腸菌	26.8
腸球菌	15.1
カンジダ	12.7
緑膿菌	11.3
クレブシエラ	11.2

合は，疫学的な情報を活用することとなる．**表3-6**に CAUTI の主な原因微生物を示す[11]．ここまでの情報では原因となりうる微生物をどこまででカバーすべきか，に関する情報は限られている．亜硝酸塩陽性のため，大腸菌，クレブシエラなどの腸内細菌の存在は示唆されるが，グラム陽性菌やカンジダの存在はわからない．

また，この段階では尿培養や血液培養2セットも重要な検査となる（尿路感染症では血液培養陽性例は多い！）ため，抗菌薬開始前に検体が採取されているかを確認しておきたい．必要に応じて画像検査（エコーや CT など）を確認する．

症例　抗菌薬開始時点（同一症例）

［尿のグラム染色］

　グラム陽性球菌（連鎖状）（1＋），グラム陰性桿菌（3＋），白血球（1＋）

亜硝酸・白血球エステラーゼなどの細菌尿や膿尿の確認検査に比較して，抗菌薬の選択という面では尿のグラム染色や培養が治療方針に直結することが多い．言い換えると，亜硝酸塩および白血球エステラーゼについてはグラム染色の情報を補完する情報として認識しておくことが望ましいと考えられる．

複雑性尿路感染症でのグラム染色を参考としたエンピリックセラピーの選択肢となる抗菌薬を以下に示す[12]．投与量は腎機能正常の場合で，いずれの場合も培養結果判明後にディフィニティブセラピーとしての抗菌薬の適正化を行う．

- **尿のグラム染色でグラム陰性桿菌のみ陽性のとき**
  セフェピム 1g，8時間ごと
- **尿のグラム染色でグラム陽性球菌のみ陽性のとき**
  アンピシリン 2g，6時間ごと
- **尿のグラム染色でグラム陽性球菌とグラム陰性桿菌両方陽性のとき**
  複雑性尿路感染で，腸球菌に加えて緑膿菌などのグラム陰性桿菌の混合感染が疑われる
  ピペラシリン/タゾバクタム 4.5g，6時間ごと

今回はグラム陽性球菌（連鎖状）およびグラム陰性桿菌が検出されていたため，ピペラシリ

ン/タゾバクタム 4.5g，6時間ごと（点滴時間：30分）が開始された．

症例　抗菌薬開始後（同一症例）

　抗菌薬開始翌日までは発熱がみられていたが，3日目からは解熱傾向（腎盂腎炎では解熱に3日程度かかる）となり，CVA叩打痛も改善した．血液培養2セットからは大腸菌のみ，尿培養からは大腸菌（10^6 CFU/mL）および腸球菌（*Enterococcus faecalis*，10^4 CFU/mL）が検出された．いずれもアンピシリンに感受性であった．大腸菌および腸球菌による腎盂腎炎として，培養結果判明後はアンピシリン2g，6時間ごと（点滴時間：1時間）に de-escalation（検出された病原微生物に「最適」かつ「狭域」な抗菌薬に変更すること）することを担当医と相談し，合計14日間の抗菌薬治療を完遂した．

　今回の症例では，細菌尿および膿尿に加えて，発熱とCVA叩打痛という臨床症状がみられていた．このように何らかの症状がある場合には抗菌薬治療の対象となるが，中には，「無症候性細菌尿」が存在する[13]．

無症候性細菌尿の定義（無症状であることが前提）
女性：連続した2回の尿検体から同一微生物が10^5 CFU/mL以上
男性：尿検体から検出された微生物が1菌種でも10^5 CFU/mL以上
カテーテル挿入時（男性・女性）：1菌種でも10^2 CFU/mL以上

　無症候性細菌尿は原則として抗菌薬治療を行わない．ただし，妊婦や泌尿器科手術の術前では例外的に細菌尿のスクリーニングや抗菌薬治療を行う．

　医療関連感染症の中でも尿路感染症は一定の割合を占める．尿路感染症を疑った上での尿検査（定性・沈渣・グラム染色・培養）は重要な検査となる．尿検査には種々の検査があることに加えて，患者の症状もみながら検査結果を解釈していくことになるため，その評価は簡単ではない．適宜，患者や医師とコミュニケーションをとりながら，検査結果を抗菌薬適正使用に活用したい．

　また，尿検査結果の解釈だけでなく，発熱，排尿時痛，側腹部痛，尿道カテーテルの存在など尿路感染を疑う状況に気づき，担当医に尿検査の提出を提案できれば，より検査結果を使いこなせているはずである．

薬学的介入のポイント

- 尿検査の結果を正しく評価するために，採取方法や採取後から検査までの時間を適切に扱う必要がある．
- 細菌尿を確認する検査には亜硝酸塩，定量培養，グラム染色での細菌数の確認がある．
- 膿尿を確認する検査には白血球エステラーゼや尿沈渣がある．
- 亜硝酸塩・白血球エステラーゼ検査は，診断のための検査でなく，除外のための検査として利用するのが正しい使い方となる．
- 細菌尿と膿尿だけで尿路感染症を診断できるわけではなく，患者の症状を確認しながら対応していく．また，抗菌薬の選択にあたっては，尿一般検査以外のグラム染色などの微生物学的な検査も積極的に活用していく．
- 一部の例外（妊婦や泌尿器科手術の術前）を除いて，無症候性細菌尿は抗菌薬治療を行わない．

引用文献

1) 芝紀代子ほか：定性試験（試験紙法）・定量法. 臨床病理レビュー, 152：15-47, 2014.
2) 日本臨床検査標準協議会：尿沈渣検査法 JCCLS　GP1-P4（案）. Available at：〈http://www.jccls.org/techreport/07.html〉
3) 河合 忠：異常値の出るメカニズム, 6版, 医学書院, 2013.
4) Medina-Bombardó D, et al：Does clinical examination aid in the diagnosis of urinary tract infections in women? A systematic review and meta-analysis. BMC Fam Pract, 12：111, 2011.
5) Simerville JA, et al：Urinalysis：a comprehensive review. Am Fam Physician, 71：1153-1162, 2005.
6) 細川直登 編：感度と特異度からひもとく感染症診療の Decision Making, 文光堂, 2012.
7) Deville WL, et al：The urine dipstick test useful to rule out infections. A meta-analysis of the accuracy. BMC Urol, 4：4, 2004.
8) St John A, et al：The use of urinary dipstick tests to exclude urinary tract infection：a systematic review of the literature. Am J Clin Pathol, 126：428-436, 2006.
9) Mody L, et al：Urinary tract infections in older women：a clinical review. JAMA, 311：844-854, 2014.
10) Chenoweth CE, et al：Diagnosis, management, and prevention of catheter-associated urinary tract infections. Infect Dis Clin North Am, 28：105-119, 2014.
11) Sievert D, et al：Antimicrobial-resistant pathogens associated with healthcare-associated infections：summary of data reported to the National Healthcare Safety Network at the Centers for Disease Control and Prevention, 2009-2010. Infect Control Hosp Epidemiol, 34：1-14, 2013.
12) 感染症診療の手引き編集委員会：感染症診療の手引き, 3版, シーニュ, 2017.
13) Nicolle LE, et al：Infectious Diseases Society of America guidelines for the diagnosis and treatment of asymptomatic bacteriuria in adults. Clin Infect Dis, 40：643-654, 2005.

（望月 敬浩）

2 髄液検査

1 何がわかる？

　髄膜炎や脳炎などの感染症のほか，くも膜下出血や正常圧水頭症，脳脊髄液減少症などの病態を疑った際に施行され，以下に示す情報が得られる．

- **性状**：正常な脳脊髄液は水様透明であり，細菌性髄膜炎などの感染が起こると白血球や赤血球，細菌やタンパクなどにより濁って不透明になる．ウイルス性では正常と同じ水様透明のことが多い．脳脊髄液の黄染（キサントクロミー）は，脊髄または脳内の出血や黄疸，高度タンパク増加の際にみられる．

- **圧（初圧）**：腰椎穿刺時に測定する初圧の正常値は$50 \sim 195 \, mmH_2O$である．新生児，幼児，小児では成人より少し低いことが多く，正常値は新生児で$10 \sim 80 \, mmH_2O$，幼児では$40 \sim 100 \, mmH_2O$である．細菌性髄膜炎では一般的には$200 \sim 500 \, mmH_2O$を示す．

- **髄液細胞数（白血球数）**：小児から成人における髄液中の白血球数の正常値は$0 \sim 5/mm^3$であり，新生児では$0 \sim 30/mm^3$とされる[1, 2]．白血球数の異常値は幅が大きく，$100/mm^3$以下の場合もあれば$10,000/mm^3$以上の場合もありさまざまである．

- **タンパク**：正常値は$20 \sim 40 \, mg/dL$であり，細菌性髄膜炎の場合は髄液タンパクの上昇がみられる．真菌性や結核性でも上昇が認められるがウイルス性では正常のこともある．

- **髄液糖**：正常値は$50 \sim 75 \, mg/dL$であり，髄液糖は細菌性髄膜炎の6割の患者で$40 \, mg/dL$以下を示し，血糖との比は細菌性髄膜炎の鑑別に使われる．生後2ヵ月以上では0.4以下で感度80％，特異度98％，新生児では髄液糖/血糖比は高く0.6以下をカットオフ値としている[3]．

- **グラム染色**：正常は細菌を認めない．しかし，細菌感染やクリプトコッカスなどの真菌感染では髄液のグラム染色により菌体が見えることがあり，その形態から起因菌の推定に大いに役立つ．ただし，菌量が少ない場合は遠心集菌しなければ見えないこともあり，ウイルスは当然染色できない．

- **髄液培養**：無菌検体である髄液の培養から細菌が検出された場合は，コンタミネーションを除き，起因菌と考えられる．細菌性髄膜炎では，抗菌薬投与前に採取された髄液培養の$70 \sim 85$％で細菌が検出される[1]．

表 3-7　腰椎穿刺の禁忌

絶対禁忌	相対禁忌
• 頭蓋内圧亢進がある • 穿刺部皮膚に感染がある • 頭部 CT（MRI）で脳浮腫または 　脳ヘルニアの徴候，閉塞性水頭症がある	• 全身状態不良で呼吸・循環動態が不安定 • 血小板減少またはその他の出血傾向（凝固異常を含む）がある • 局所神経脱落症状がある（特に後頭蓋窩病変が疑われる場合）Glasgow coma scale（GCS）≦8 てんかん発作がある

(文献 4 より引用，一部改変)

2　いつ，どのタイミングで行う？

　発熱，激しい頭痛や neck flexion test[※1]（感度 84 %，特異度 48 %）や jolt accentuation of headache[※2]（感度 97 %，特異度 60 %），ケルニッヒ徴候[※3]（Kernig's sign）・ブルジンスキー徴候[※4]（Brudzinski's sign）（感度 5 %，特異度 95 %），項部硬直（感度 30 %，特異度 68 %）などの髄膜刺激症状や意識障害があるなど，髄膜炎が疑われた段階で実施される検査である．わが国の細菌性髄膜炎の診療ガイドライン[4]では，細菌性髄膜炎が疑われた場合に血液培養を実施し，脳ヘルニア徴候などの禁忌（**表3-7**）がなければ CT などの画像検査後に髄液検査を実施する流れになっている．脳ヘルニア所見があれば髄液検査を飛ばして治療開始へ進む（**図3-1**）．IDSA ガイドライン[3]では，抗菌薬治療開始のタイミングについて，「本疾患が疑われたら可及的すみやかに投与」とされており，検査の施行が遅れる場合は検査よりも治療が優先され，血液培養検体採取後すぐに抗菌薬投与を開始し，その後に画像検査や髄液検査を実施する．

3　検査結果をどう評価する？

a.　各病態でどのような異常所見（異常値）を示すか.

　髄膜炎の髄液所見はその病原微生物の種類によって典型的な所見を示す（**表3-8**）．髄液から得られる情報は多岐にわたり，多くの項目を評価することが肝要である．中には，細菌性髄膜炎でも髄液細胞数が 2〜3 桁の上昇しか示さないケースやウイルス性髄膜炎で髄液細胞数が 5,000/mm^3 を超えるケースなど，典型的所見から逸脱するケースもあるため，慎重な解釈および対応が望まれる．ここでは前述の項目の一部補足に加え，その他の項目について記載する．

※1　neck flexion test：座位にして，顎を胸につけるよう指示し，痛みでつかない場合を陽性.

※2　jolt accentuation of headache：2〜3 回 / 秒の速さで頭を水平方向に回してみて，頭痛が増悪すれば陽性.

※3　ケルニッヒ徴候（Kernig's sign）：患者を仰臥位にさせ，一側股関節および同側の膝関節を直角に曲げた状態で膝を押さえながら下肢を他動的に伸展すると伸展制限が出る，もしくは下肢を伸展させたまま挙上すると膝関節が屈曲してしまう．坐骨神経痛の患者，くも膜下または硬膜外出血，馬尾神経腫瘍の患者でも認められることがある.

※4　ブルジンスキー徴候（Brudzinski's sign）：患者を仰臥位にさせ，検者は片方の手を患者の頭の下に置き，もう片方の手を胸の上に置いて，体幹が挙上しないように頭部をゆっくり前屈させると伸展していた両下肢が自動的に股関節と膝関節で屈曲し立ち膝になる.

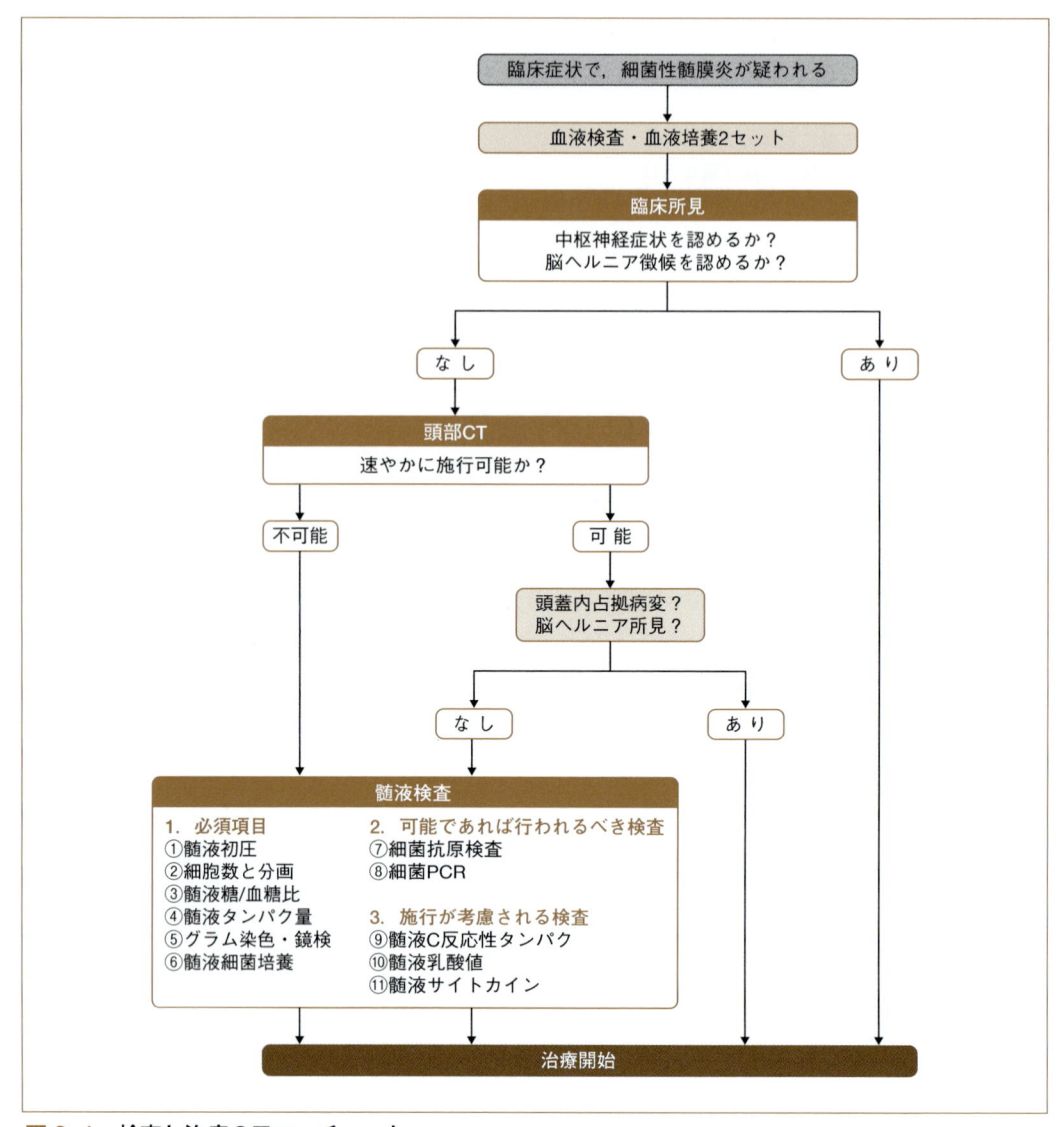

図3-1　検査と治療のフローチャート

（出典：Tunkel AR, et al：Clin Infect Dis, 39: 1267-1284, 2004）
（日本神経治療学会ほか 監，細菌性髄膜炎の診療ガイドライン作成委員会 編：細菌性髄膜炎の診療ガイドライン，
p59，医学書院，2007 より転載）

表3-8　各種髄膜炎の髄液所見

髄液検査項目	正常	細菌性	ウイルス性	真菌性または結核性
白血球数（/mm³）	＜5	10～50,000	10～500	5～1,000
白血球分画	—	好中球優位90%以上 （リステリアでは単核球優位の ことあり）	リンパ球，単核球優位 50%以上	リンパ球，単核球優位 50%以上
髄液/血清ブドウ糖 濃度比	≧0.4	＜0.4 （髄液ブドウ糖40mg/dL 未満）	≧0.4 ムンプスでは初期低下	＜0.4
髄液タンパク （mg/dL）	20～40	150～1,000	40～200	80～500
グラム染色	—	60%以上で陽性	—	真菌では時に陽性

（「古川恵一：急性細菌性髄膜炎，感染症専門医テキスト第Ⅰ部 解説編（日本感染症学会編），
p597，南江堂，2011」より許諾を得て改変し転載）

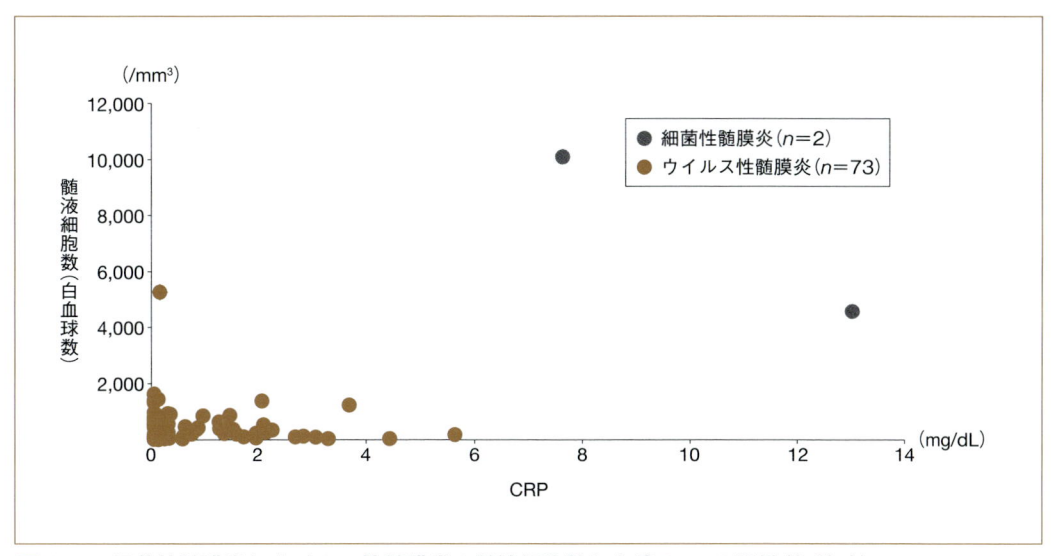

図3-2　細菌性髄膜炎とウイルス性髄膜炎の髄液細胞数と血清CRPの関係（初診時）
$n=75$. 期間：2003年8月〜2013年8月.

1 髄液細胞数（白血球数）と分画

- **細菌性髄膜炎**：通常，分画は多核白血球が有意となり80〜98％の細菌性髄膜炎の患者にみられる．
- **ウイルス性髄膜炎**：一般的に白血球数は細菌性髄膜炎と比較して上限は低いとされているが基準値としては5〜1,000/mm³とされている（上限値は500/mm³とする報告などもある）．

　図3-2に筆者の病院においてウイルス性髄膜炎（$n=73$）と細菌性髄膜炎（$n=2$）と診断された患者の髄液白血球数と血清CRPの分布を示す．ウイルス性髄膜炎の92％は髄液白血球数が1,000/mm³以内におさまり，CRP陰性または軽度上昇を示している．一方，n数は少ないが細菌性髄膜炎では，血清CRPが高値であり，髄液白血球数も1,000/mm³を超えることが多いことに合致している．しかし，ウイルス性髄膜炎であっても髄液白血球数が5,000/mm³を超える場合もあり，臨床所見，グラム染色や培養などの細菌検査を総合的に評価することが肝要である．

2 グラム染色

　グラム染色は迅速に起因菌を絞り込むことができる検査である．市中発症の60〜90％で検出され，特異度は97％以上である．菌量としては≦10³CFU/mL[※5]でグラム染色陽性率は25％，10³〜10⁵CFU/mLでは陽性率は60％に上昇し，＞10⁵CFU/mLでは陽性率は97％とされる[3]．

　しかし，髄膜炎は10CFU/mLで起きることもあり，この場合は髄液を遠心集菌しなければ菌量が少なく，グラム染色で菌を認めることができないかもしれない．また，抗菌薬治療が開始されている場合は髄液中にグラム染色で細菌を認めないこともある．単純に「"グラム染色で細菌がみえない"＝"細菌性髄膜炎を否定"」とはならないため，細菌性髄膜炎を疑ったら培

※5　CFU（colony forming unit）/mL：1mLの検体の中に含まれるコロニー形成可能な細菌数を示す単位.

養で陰性が確認できるまではエンピリックに抗菌薬を投与することが肝要である.

❸ その他の検査項目

- **髄液乳酸値**：細菌性髄膜炎で上昇し, ウイルス性髄膜炎では上昇しないとの報告[6-9]から, ウイルス性髄膜炎と細菌性髄膜炎の鑑別に有用な可能性があるとの記載がガイドライン[4]ではみられるものの, 他の項目と比較しても優れていないとの報告[10]もあり, あくまで補足的役割となっている. IDSA ガイドライン[3]では, 虚血などによっても上昇することがあるため, 疾患特異性が低いとの判断になっている.

- **血清CRP**：血清 CRP 高値は髄液のグラム染色陰性の細菌性髄膜炎の鑑別に利用できる（感度 96 %, 特異度 93 %[3]）. また, 診断に対して高い陰性予測値を有しているため, CRP 陰性は細菌性髄膜炎が否定的であると解釈できる.

- **髄液アデノシンデアミナーゼ（ADA）**：英国感染症学会の結核性髄膜炎ガイドライン[11]では, ADA は PCR 検査より一段劣るものの, 診断に有用な検査として推奨されている. しかし, IDSA ガイドラインではその記載はみられず, わが国の細菌性髄膜炎ガイドラインでも同様に記載はみられない.

- **髄液クリプトコッカス抗原**：まれではあるがクリプトコッカス髄膜炎は免疫正常者においても急性髄膜炎を起こす可能性があるため, クリプトコッカス抗原測定は全患者でオーダーすべきである.

b. 評価の際の注意点

先に述べたように髄液は無菌検体であり, 細菌が検出された場合は通常, その細菌が起因菌である. しかし, 血液培養と同様, 表皮ブドウ球菌が検出された際は, 真の起因菌である場合もあれば, まれにコンタミネーション（汚染）の可能性もあり, 評価が難しい. このような場合は特に治療経過や意識レベルなどの臨床症状と他の検査値（髄液糖, タンパク, 血液培養結果など）を参考に, 総合的に評価する.

このような検査結果の判断の際のノイズにならぬよう, 腰椎穿刺の際は清潔手技を心がける必要がある. また, ごくまれに脊髄麻酔やミエログラフィ後に髄膜炎を合併することがあり, リスクファクターを減らす上でも清潔手技が重要となる.

また, 髄液検査の値は中枢神経 SLE や急性散在性脳脊髄炎（ADEM）などの感染症以外の疾患でも異常値を示すこともあり, これらの疾患が疑われた場合は, 髄液検査以外に皮膚関節症状などの身体所見や頭部 MRI, 抗核抗体などの検査結果から総合的に判断することが肝要である.

- **採取のタイミング**：前述のように髄膜炎を疑う場合に腰椎穿刺を行う.

- **検査開始までの時間**：通常, 採取後なるべく早く検査を開始することが望ましい. 細菌検査を外部委託していて培養検体をすぐに培養開始できない場合, 通常冷所で保管するが, 髄膜炎菌などは検出率が下がるため血液培養ボトルにも髄液を分注し提出することで検出率が上がるかもしれない.

実　践　編

　腰椎穿刺は多くの場合，医師が髄膜炎を疑った際に迅速に施行されるため，亜急性の経過をとるような髄膜炎以外では，薬剤師から腰椎穿刺実施の提案をするケースは少ないと考えられる．しかし，施設によっては腰椎穿刺実施への閾値が高いケースもあるため，医療スタッフの一員としてコミュニケーションを円滑にとりながら薬剤師からも医師に対して検査を提案したい．また，実施後の検査結果を正しく解釈することも大切である．

症例 1

39歳，女性．体重45kg．病歴に2週間前に子供（3歳）が肺炎を罹患．本人は10年前に髄膜炎の既往あり．1週間前に発熱のため近医を受診し，かぜの診断でセフカペンを3日分処方され帰宅．その後，一度解熱したが，2日前より再度発熱し，頭痛と嘔気で病院を受診した．意識レベルの低下はないものの項部硬直があり，髄膜炎の疑いで腰椎穿刺が実施され入院となった．

[髄液検査]
髄液検査：性状：水様透明，初圧180mmH$_2$O，細胞数600/mm^3（分画：単核球55％，多形核球45％），髄液糖42mg/dL，タンパク91mg/dL
髄液のグラム染色では白血球を認めるものの細菌は認められない．

[血液検査]
WBC 9,700/μL，CRP 0.1mg/dL，SCr 0.4mg/dL，血糖90mg/dL

　頭痛は強いが意識は清明であり，検査結果からは髄液の性状が水様透明で細胞数が600/mm^3，髄液糖血糖比は0.47（＞0.4），CRPが陰性であり，ウイルス性髄膜炎のようである．しかし，髄液の細胞分画がどちらも明らかな優位はなく，タンパクも微妙に上昇している．子供が肺炎に罹患していること，本人は経口抗菌薬の内服歴もあることから，肺炎球菌による髄膜炎の partially treated（中途半端な治療）の可能性も考えられた．

　上記情報より，治療として担当医が処方したアシクロビル，1回250mg，8時間ごと点滴静注に加え，セフトリアキソン（CTRX），1回2g，1日2回点滴静注およびバンコマイシン（VCM），1回1g，1日2回点滴静注をエンピリック治療として提案したところ処方となった．また，髄膜炎をくり返している病歴から，HSV2型によるモラレ髄膜炎も考えられたため，PCR検査についても担当医に相談したが，保険適用外の検査のため今回は見送られることになった．

　翌日からは解熱し，頭痛の改善が認められた．治療開始4日目にHSV2型のNT法（中和法）で16倍陽性であった．治療開始5日目には血液培養，および髄液培養では細菌が検出されず，頭痛も改善した．臨床症状の改善がみられることから，モラレ髄膜炎の可能性が高いと考えられ，この時点で抗菌薬中止を提案し，中止となった．アシクロビルでの14日間治療の後，退

院となった．抗菌薬使用に伴う副作用は特にみられなかった．

症例2

71歳，男性．体重62kg．1週間前に39℃の発熱あり．この時，頭痛はなし．翌日に近医を受診．のどの痛みはないが，頭痛・嘔気があり嘔吐2回，食欲低下もあり3日目に再度近医を受診．強い頭痛，嘔吐，後頸部痛などを認めたため，髄膜炎疑いにて当院紹介受診となった．項部硬直あり，意識障害なし．髄液検査の結果から細菌性髄膜炎の疑いで入院となった．

[髄液検査]

髄液検査：性状：やや白濁，初圧 260mmH$_2$O，細胞数 4,576/mm^3（分画：単核球35％，多形核球65％），髄液糖 43mg/dL，タンパク 224mg/dL，髄液糖/血糖比 0.3
髄液のグラム染色像：白血球多数，グラム陽性双球菌（GPDC）

[血液検査]

WBC 14,100/μL，CRP 13.0mg/dL，SCr 0.7mg/dL，血糖 144mg/dL

　入院時，腰椎穿刺およびMRIはすでに実施されていたが，抗菌薬はまだ開始されていなかった．髄液所見を確認したところ，性状は白濁，初圧も260mmH$_2$Oと上昇しており，髄液細胞数は4,576/mm^{3}で多形核球優位であり，タンパクは224mg/dL，CRP13.0mg/dLとそれぞれ明らかな上昇が認められ，髄液糖/血糖比は0.3（＜0.4）と低く，細菌性髄膜炎が強く疑われること，何よりグラム染色でグラム陽性双球菌が認められていることから，肺炎球菌による髄膜炎の可能性が高いと考えられた．そこでペニシリン耐性肺炎球菌（penicillin-resistant *Streptococcus pneumoniae*：PRSP）のカバーも考慮し，すぐにVCM，1回1g，1日2回およびCTRX，1回2g，1日2回点滴静注開始を担当医に提案し，抗菌薬投与が開始となった．今回の症例では年齢から *Listeria monocytogenes* のカバーも一般的には考慮される（**表3-9**）が，グラム染色所見からABPCは不要と考えられた．VCMの血中濃度確認は投与3日目のトラフ値を採血するオーダーを担当医からもらった．

　治療開始3日目，血液検査結果から白血球数は12,700/μL，CRP 6.70mg/dL，血糖 93mg/dLであり，髄液検査も再検され，性状は水様透明，細胞数 944/mm^3，分画は単核球71％，多形核球29％であり，髄液糖 64mg/dL，タンパク 64mg/dL，髄液のグラム染色像では白血球は少数で細菌を認めず，改善傾向が認められた．まだ，発熱は認められるものの臨床症状も改善傾向を示していた．VCMのトラフ値は14.6μg/mLであり，定常状態ではトラフ値が16μg/mL前後を推移すると予測され，継続する際は現在の投与量を維持量とすることを担当医へ情報提供した．

　治療5日目には解熱し，頭痛もだいぶ軽減していた．ここで治療開始日の髄液培養からペニシリン感受性肺炎球菌（penicillin-susceptible *S. pneumoniae*：PSSP）が同定さた．髄膜炎の起因菌としての肺炎球菌はペニシリンG（PCG）のMIC≦0.06μg/mLであれば標準治療薬はPCGやABPCであるが，今回のケースではVCMは中止となりCTRX単剤での治療継続となった．

　治療10日目の細胞数は135/mm^{3}だが，明らかに臨床症状の改善が認められたため，抗菌薬

表3-9　細菌性髄膜炎の患者背景とエンピリック治療

年齢層・患者背景	想定菌	抗菌薬
1ヵ月未満	*E. coli*, *L. monocytogenes*, B群レンサ球菌, *Klebsiella* spp.	アンピシリン＋セフォタキシム
2歳未満	*S. pneumoniae*, *H. influenzae*, B群レンサ球菌, *N. meningitidis*, *E. coli*	アンピシリン＋セフォタキシム（セフトリアキソン）（＋バンコマイシン）
2〜50歳	*S. pneumoniae*, *N. meningitidis*	アンピシリン＋セフトリアキソン（セフォタキシム）（＋バンコマイシン）
50歳以上	*S. pneumoniae*, *N. meningitidis*, *L. monocytogenes*, 好気性グラム陰性桿菌	アンピシリン＋セフトリアキソン（セフォタキシム）（＋バンコマイシン）
免疫抑制	*S. pneumoniae*, *N. meningitidis*, *L. monocytogenes*, 好気性グラム陰性桿菌	バンコマイシン＋セフトリアキソン＋セフタジジムまたはセフェピム*
頭部外傷 脳外科手術	*S. aureus*, *S. epidermidis*, *S. pneumoniae*, 好気性グラム陰性桿菌	バンコマイシン＋セフタジジムまたはセフェピム*またはメロペネム
脳脊髄液シャント	*S. aureus*, *S. epidermidis*, 好気性グラム陰性桿菌	バンコマイシン＋セフタジジムまたはセフェピム*またはメロペネム

＊：保険適用外.

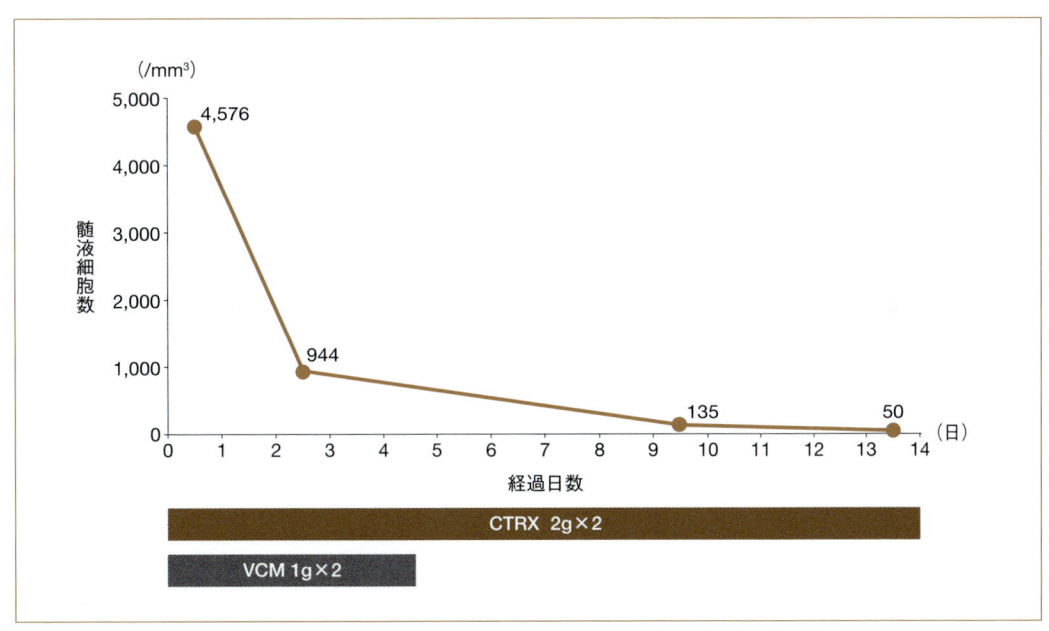

図3-3　症例2の治療経過と髄液細胞数の推移

は2週間で終了となり，15日目には独歩で退院となった．治療期間中の抗菌薬による副作用は特に認められなかった．

　図3-3に**症例2**の治療経過日数と髄液細胞数を示す．

表3-10　細菌性髄膜炎の起因菌別治療期間

起因菌	治療期間（日）
Neisseria meningitidis（髄膜炎菌）	7
Haemophilus influenzae（インフルエンザ桿菌）	7
Streptococcus pneumoniae（肺炎球菌）	10 〜 14
Streptococcus agalactiae	14 〜 21
好気性グラム陰性桿菌	21
Listeria monocytogenes（リステリア）	≧21

（文献4より引用，一部改変）

　細菌性髄膜炎では，髄液の細胞数や糖，タンパクを正常化させることが目標ではなく，細菌性髄膜炎を治療し，臨床症状を改善することが目標である．頭痛や髄膜刺激症状，意識障害などの臨床症状が改善していたら抗菌薬の中止も可能である．エビデンスのある最適治療期間はないが，コンセンサスの得られている各種起因菌に対する治療期間はあるため，最低その治療期間をしっかり使うことが肝要である（表3-10）．

　細菌性髄膜炎の髄液所見は適切な抗菌薬の使用で投与開始から12時間以内に髄液細胞数，タンパク，圧は低下し，糖は上昇し改善傾向を示す．また，抗菌薬治療終了時点で，髄液細胞数，タンパク，糖が正常化していなくても，やがて正常化することが知られており，症例2の経過もこれに合致する．意識障害，頭痛，髄膜刺激症状など臨床的に症状が改善していれば治療延長の必要はない．治療中に髄液検査値をモニタリングすることも有用である．しかし，明らかに臨床症状が改善しているのであれば**症例2**では実施していたが，腰椎穿刺の再検は不要であろう．臨床症状の改善が乏しい場合は，治療効果判定のための腰椎穿刺は実施されるべきである．

　また，**症例2**の反省点として，抗菌薬開始前にデキサメタゾンを開始する治療オプションもあったが，とにかく抗菌薬治療開始を迅速に行うことを考え，担当医に情報提供できなかった．もう少し，落ち着いて的確な情報提供が必要であった．また，抗菌薬についても培養結果と薬剤感受性が判明した場合は最適抗菌薬への変更や de-escalation も大事なことであり，タイミングよく薬剤師から情報提供できればよかったかもしれない．

薬学的介入のポイント

- 頭痛と意識障害があり，症状から髄膜炎が疑われたら腰椎穿刺実施について担当医に相談する．
- 治療開始はタイミングを逸することのないように迅速に代表的な起因菌をカバーする抗菌薬を髄膜炎用量で処方してもらう．
- 抗菌薬開始前に忘れずに血液培養を実施してもらう．
- 髄液糖を評価するときは同時に血糖も必ずチェックする．
- "細菌性？ or 無菌性？"疑わしきは細菌性として治療を開始してもらう．
- 起因菌で肺炎球菌が疑われる場合は抗菌薬開始前にステロイドの使用も検討してもらう．

- 培養結果で同定菌と薬剤感受性試験結果が出るまではエンピリック治療は変更しないよう担当医と一緒にフォローアップする.
- 起因菌が同定されたら，薬剤感受性を確認し，最適な治療薬への変更も検討してもらう.
- 抗菌薬は髄膜炎用量で高用量であり，副作用にも注意しながらメリハリの効いたモニタリングを実施する.（例：腎機能障害は治療数日経過後，アレルギーは投与後すぐから数日後，下痢など消化器系副作用は治療開始から数日後から）
- 抗菌薬治療の有効性の指標は，頭痛の改善，意識レベルの改善が最重要. 末梢血の白血球数や CRP は参考程度にする.
- 髄液細胞数は，治療に奏効すると速やかに改善がみられる. 臨床症状が改善している場合は，再検の腰椎穿刺の必要性が低い旨を情報提供する.
- 治療に反応せず頭痛，意識レベルの悪化がみられるようなら腰椎穿刺の再検を検討してもらう.
- 治療開始時にエンピリックにバンコマイシンが入っていない場合は培養結果が判明するまで併用治療してもらうよう追加処方を提案する.
- バンコマイシン開始後は血中濃度を確認し，有効血中濃度で推移しているか確認する. 同時に Red man 症候群，腎機能低下などをモニタリングする.

引用文献 ———

1) Mandell GL, et al：Principles and practice of infectious diseases. 7th ed. Churchill Livinvgstone：Elsevier, 2009.
2) Chaudhuri A, et al：EFNS guideline on the management of community-acquired bacterial meningitis：report of an EFNS Task Force on acute bacterial meningitis in older children and adults. European Journal of Neurology, 15：649-659, 2008.
3) Allan RT, et al：Practice Guidelines for the Management of Bacterial Meningitis. Clin Infect Dis, 39：1267-1284, 2004.
4) 日本神経治療学会ほか 監, 細菌性髄膜炎の診療ガイドライン作成委員会 編：細菌性髄膜炎の診療ガイドライン, 医学書院, 2007.
5) 日本感染症学会 編：中枢神経系感染症, 感染症専門医テキスト 第Ⅰ部 解説編, pp596-605, 南江堂, 2011.
6) Genton B, et al：Cerebrospinal fluid lactate in 78 cases of adultmeningitis. Intensive Care Med, 16：196-200, 1990.
7) Lauwers S：Lactic acid concentration in cerebro spinal fluid and differential diagnosis of meningitis. Lancet, 2：168, 1978.
8) Brook I, et al：Measurement of lactic acid in cerebrospinal fluid of patients with infections of the central nervous system. J Infect Dis, 137：384-390, 1978.
9) Mandell BK, et al：How useful is cerebrospinal fluid and differential diagnosis of meningitis? J Infect, 6：231-237, 1983.
10) Lannigan R, et al：Evaluation of cerebrospinal fluid lactic acid levels as an aid in differential diagnosis of bacterial and viral meningitis in adults. J Clin Microbiol, 11 (4)：324-327, 1980.
11) Thwaites G, et al：British Infection Society guidelines for the diagnosis and treatment of tuberculosis of the central nervous system in adults and children. Journal of Infection, 59：167-187, 2009.

（山田 和範）

3 関節穿刺検査

基 本 編

1 何がわかる？

　関節穿刺は関節液の検査により，関節炎の原因が感染性か非感染性かの判定，また，感染性であった場合，その起因微生物が何であるかを特定するために行われる．

- **性状，色調**：正常な関節液は粘度が高く，無色〜淡黄色で透明であるが，関節炎が起こると関節液中のヒアルロン酸が破壊され粘度は低下し，白血球数の増加に伴い混濁する．また，化膿性関節炎で関節液中の白血球数が増加するにつれて膿状となる．

- **関節液細胞数（白血球数）**：正常な関節液中の白血球数は$200/mm^3$未満であるが，関節炎に伴いその値は上昇する．化膿性関節炎においては，最も感度・特異度のよい検査項目であり，白血球数のカットオフ値を$50,000/mm^3$とした場合，感度62％，特異度92％，陽性尤度比7.7である[1]．

- **関節液白血球分画**：細菌感染により多形核白血球の比率は増加する．化膿性関節炎の診断に用いられ，分画のカットオフ値を90％以上とすると，感度73％，特異度79％，陽性尤度比3.4となる[1]．ウイルス性の関節炎ではリンパ球の比率が増加する．

- **関節液グラム染色，培養**：通常関節液は無菌であり，化膿性関節炎の診断および起因菌同定のため，関節液のグラム染色と培養が行われる．化膿性関節炎の多くは細菌性であるが，結核，真菌，ウイルスなども原因となりうるため，想定される起因微生物により適切な染色，培養を行う必要がある．

- **偏光顕微鏡検査**：結晶誘発性関節炎の鑑別のため，偏光顕微鏡により関節液中の結晶成分の有無を検査する．代表的なものとして，痛風では尿酸一ナトリウム（MSU）結晶，偽痛風ではピロリン酸カルシウム二水和物（CPPD）結晶がみられる．ただし，結晶誘発性関節炎と化膿性関節炎は併発することもあるので注意が必要である．

2 いつ，どのタイミングで行う？

　単関節炎あるいは少関節炎が認められる場合に関節穿刺が考慮される．単関節炎を起こす代表的なものとして，骨壊死，結晶誘発性関節炎（MSU，CPPD，アパタイト，シュウ酸カルシ

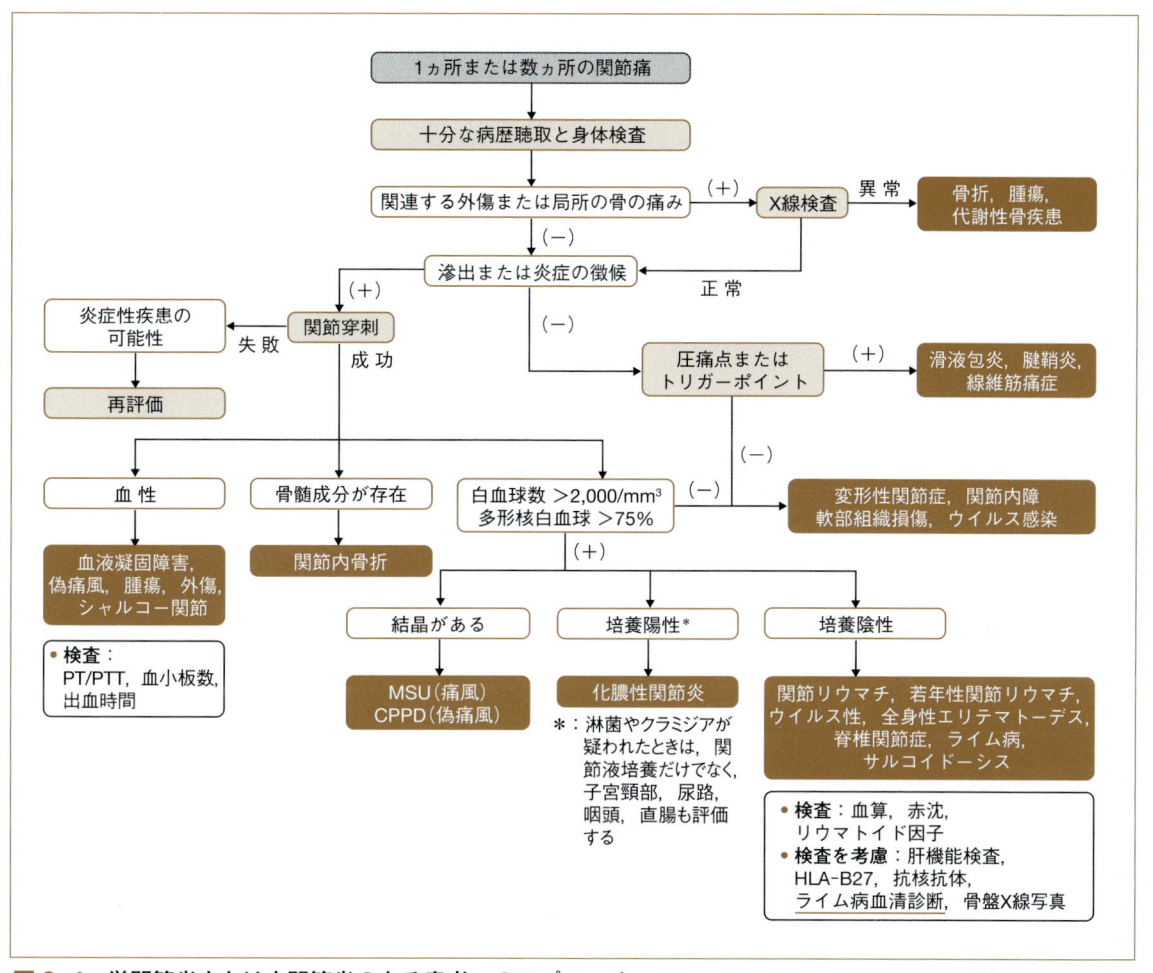

図 3-4　単関節炎または少関節炎のある患者へのアプローチ　　　　　（文献3より引用）

ウム），関節血腫，化膿性関節炎（細菌，真菌，結核菌，ウイルス，ライム病），関節内障，変形性関節症，骨髄炎，過度の使用，外傷などがあり[2]，その診断のアプローチを図 3-4[3]に示す．

　化膿性関節炎は主に脚の大関節に発症し，罹患関節の発赤，疼痛，可動域の制限をきたすが，身体症候は他の感染症に比べ乏しく（発熱34 %，発汗15 %，悪寒6 %）[4]，ほかに特異的な所見もないため，その診断・治療のため関節穿刺は必須の検査となる．また，化膿性関節炎は症状の進行により関節破壊を起こすため速やかに治療が開始されるべきであるが，抗菌薬治療は長期間に及ぶこともあるため，極力エンピリカルな治療は避け起因菌の同定に努める必要がある．そのため，関節穿刺は可能な限り抗菌薬投与開始前に行い，グラム染色と培養検査を実施する．

3　検査結果をどう評価する？

a. 各病態でどのような異常所見（異常値）を示すか

　関節液は病態により，一般的に表3-11のような所見を示すが，起因微生物によって所見が

表 3-11　臨床および検査所見に基づいた関節液の分類

	正 常	非炎症性	炎症性	化膿性	出血性
透明度	透 明	透 明	透明/混濁	混 濁	血 性
色 調	無 色	黄 色	黄色/乳白色	黄色/緑色	赤 色
粘 性	高 い	高 い	低 い	多 様	多 様
細胞数 $(/mm^3)$	$0 \sim 200$	$0 \sim 2,000$	$2,000 \sim 100,000$	$50,000 \sim 200,000$	$50 \sim 10,000$
多形核白血球 (%)	<25	<30	>50	>75	<50
主な疾患	－	変形性関節症, 外傷, 骨軟骨炎 など	関節リウマチ, 反応性関節炎, 強直性脊椎炎 など	細菌性, 真菌性 など	外傷, 血友病, 腫瘍 など

表 3-12　化膿性関節炎における関節液の白血球数・分画の感度・特異度・尤度比

		感 度 (%)	特異度 (%)	尤度比 [95%CI]	
				陽 性	陰 性
白血球数	$>100,000/mm^3$	29	99	28.0 [12.0 to 66.0]	0.71 [0.64 to 0.79]
	$>50,000/mm^3$	62	92	7.7 [5.7 to 11.0]	0.42 [0.34 to 0.51]
	$>25,000/mm^3$	77	73	2.9 [2.5 to 3.4]	0.32 [0.23 to 0.43]
多形核白血球	$\geqq 90\%$	73	79	3.4 [2.8 to 4.2]	0.34 [0.25 to 0.47]

（文献 1 より引用）

異なる（淋菌性，ウイルス性など）ため，その評価には注意を要する．

❶ 関節液細胞数（白血球数）と分画

　化膿性関節炎においては最も感度・特異度のよい検査項目であり，細胞数は $50,000/mm^3$ を超え，多形核白血球の分画は 75 % を超えることが多い．ただし，それ以下の数値でも化膿性関節炎が否定されるわけではないので注意が必要である（**表 3-12**）．特殊なケースとして人工関節における感染では，人工関節ではない場合に比べかなり低い値を示す．例えば，全人工膝関節置換術（total knee arthroplasty：TKA）後 6 ヵ月以上経過した関節では，細胞数 $1,700/mm^3$ 以上，多形核白血球分画 65 % 以上をカットオフ値とすると，それぞれ感度は 94 %，97 %，特異度は 88 %，98 % である[5]．また，全人工股関節置換術（total hip arthroplasty：THA）後の感染では，細胞数 $4,200/mm^3$ をカットオフ値とした場合感度 84 %，特異度 93 % との報告がある[6]．

❷ 関節液グラム染色

　グラム染色の感度は非淋菌性で 50 〜 75 % のため，細胞数・分画と同様，陰性であっても感染が否定されるわけではないことに注意が必要である．特に淋菌性では感度が 10 % 未満と低く[7]，ウイルス性では染色されない．しかし，検査が簡便であり結果が迅速にわかるため必須の項目となる．

❸ 関節液培養

　コンタミネーションを除くと，関節液培養で同定された菌は化膿性関節炎の起因菌と判断され，その感度は非淋菌性で 75 〜 95 % との報告がある[7]．その起因菌の多くは黄色ブドウ球菌（MRSA 含む）やレンサ球菌であるが，患者背景によりさまざまな微生物が原因となりうるため（**表 3-13**）[8]，一般細菌のみならず，嫌気性，結核，真菌などの検査が必要である．ただし淋菌性関節炎では，培養陽性率は 10 〜 50 % と低くしばしば陰性となるため[7]，淋菌性が疑われ

表3-13　化膿性関節炎の起因菌

起因菌	%	内 訳	%
Staphylococci	40.6	*S. aureus*	39.3
		その他	1.3
Streptococci	28.0	*S. pneumoniae*	9.7
		A群β溶連菌	7.3
		Group G	4.7
		Group B	3.4
		その他	2.8
Gram-negative bacilli	19.0	*H. influenzae*	6.0
		E. coli	5.3
		Pseudomonas	1.8
		その他	5.9
Mycobacteria	7.7	*M. tuberculosis*	6.7
		その他	0.9
Gram-negative cocci	2.8	*N. meningitidis*	2.0
		N. gonorrhoeae	0.6
		その他	0.3
Anaerobes	1.4		
Gram-positive bacilli	0.6		

（文献8より著者作成）

る場合は関節液だけでなく，皮膚，直腸，咽頭，尿道，子宮頸部の検査をする必要がある．

❹ その他の検査項目

- **関節液糖**：関節液中の糖濃度は通常血糖と近似値を示すが，関節内の白血球の増加や細菌により糖の消費が進み低値となる．血糖と同じく関節液中の糖濃度も日内変動するため，同時に血糖も測定する必要があること，また，関節液採取後室温で経時的に糖消費が進むことに注意が必要である．化膿性関節炎では顕著に低下することもあるが，その感度は高くなくあまり有用ではないとされている．

- **関節液タンパク**：炎症性疾患では関節液中のタンパク濃度は上昇し高値を示すが，関節液自体の容量も増加するため，感度，特異度は共に低い．

- **関節液乳酸脱水素酵素（LDH）**：関節の炎症により関節液中のLDH濃度は上昇する．化膿性関節炎において，カットオフ値を250U/Lとした場合，感度は100％であるが特異度は50％程度と低いためあまり有用ではないとされている[9]．

- **血液培養**：関節液培養陽性で化膿性関節炎と診断された患者のうち，24％が血液培養も陽性であり，9％は血液培養のみが陽性であったとの報告もある[10]．よって化膿性関節炎が疑われ，関節穿刺を行う際には必ず血液培養も行う．

b. 評価の際の注意点

　関節穿刺は関節炎の鑑別には必須であり，特に関節液の細胞数・分画，グラム染色，培養は化膿性関節炎の診断のゴールド・スタンダードである．ただし，関節液採取のタイミングや条

表 3-14　化膿性関節炎の潜在的リスク因子

リスク因子	オッズ比 [95%CI]
年齢 80 歳以上	3.5 [1.4 to 8.6]
糖尿病	3.3 [1.1 to 10.1]
関節リウマチ	4.0 [1.9 to 8.3]
最近の関節手術	5.1 [2.2 to 11.9]
人工股関節または人工膝関節＋皮膚の感染なし	15.0 [4.1 to 54.3]
股関節，膝関節が人工ではない＋皮膚の感染あり	27.2 [7.6 to 97.1]
人工股関節または人工膝関節＋皮膚の感染あり	72.7 [18.6 to 282.6]

（文献 11 より引用）

件（感染初期，病原性の低い微生物，抗菌薬がすでに投与されているなど）により，基準値と変わりがないことや陰性となることもあるため，化膿性関節炎のリスク因子（**表 3-14**），患者背景，前述の検査やその他の臨床症状を総合的に評価することが必要である．また，常在菌のコンタミネーションを防ぐため，清潔操作で行われることが重要である．

- **採取のタイミング**：化膿性関節炎は緊急性を有する疾患であり，**図 3-4** のとおり関節炎を疑う所見がある際には速やかに検査を行う．
- **検査開始までの時間**：採取後可能な限り速やかに検査されるべきであるが，すぐに検査が開始できない場合は冷所（4〜10℃）で保管する．

実 践 編

症例 1

84 歳，男性．体重 54 kg．数日前より右膝に腫脹・疼痛あり当院受診．既往歴は高血圧．2 ヵ月程前まで他院にて数回にわたり右膝にヒアルロン酸の関節注射を行っていた．37.5℃ 前後の発熱があり，その他バイタルや身体所見に異常はみられず，関節穿刺，血液検査，MRI の結果，化膿性関節炎と診断され，デブリドマンおよび抗菌薬治療目的で入院となった．

[関節液検査]

関節液：性状：黄色混濁，細胞数 21,920/mm³（分画：単核球 21％，多形核球 79％），関節液タンパク 5.5 g/dL，関節液糖 12 mg/dL，グラム染色：グラム陽性球菌

[血液検査]

WBC 4,200/mm³，CRP 6.73 mg/dL，血糖 96 mg/dL，SCr 0.78 mg/dL

　関節液の細胞数，多形核球分画は極端な高値ではないが，その他の所見や化膿性関節炎のリスクでもある関節注射を複数回施行されていることなどから診断がついた．画像所見として X 線，

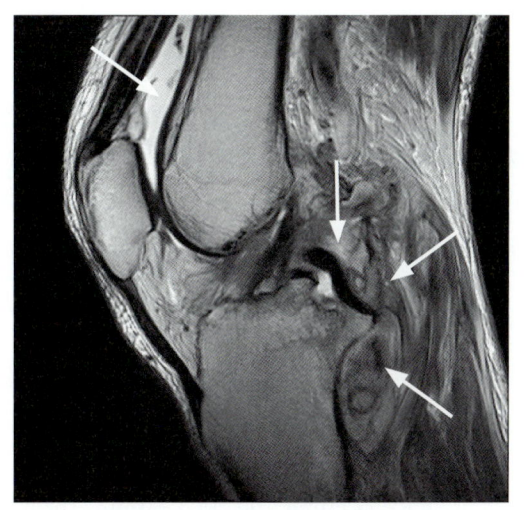

図3-5　症例1：外来受診時の右膝のMRI
膝蓋骨上部や膝関節後部に滑膜の増生がみられる.

CT, MRIは直接的に化膿性関節炎の診断はできないが, 軟部組織病変（膿瘍など）や骨病変（骨折, 骨髄炎, 人工関節のゆるみなど）の存在の確認のため有用である. 化膿性関節炎の治療では, 抗菌薬の投与と関節液のドレナージが重要であり, 本症例においてはMRI上滑膜の増生が確認され（**図3-5**）, デブリドマンと抗菌薬投与が治療方針となった.

　診断がついた時点で, デブリドマン後に開始する抗菌薬の選択について主治医より相談を受け, 関節液のグラム染色の結果からエンピリック治療としてバンコマイシン（VCM）1回750mg 1日2回を提案し開始となった. グラム染色の結果によるエンピリック治療の処方例を以下に示す.

- **グラム陽性球菌**：セファゾリン2g, 8時間ごと
- **グラム陽性球菌（MRSAを考慮）**：バンコマイシン15mg/kg, 12時間ごと
- **グラム陰性菌または染色されないが淋菌が疑われる**：セフトリアキソン2g, 24時間ごと
- **グラム陰性桿菌で緑膿菌を考慮**：セフタジジム2g, 8時間ごと
- **染色されない**：バンコマイシン＋セフトリアキソン

　いずれも菌が同定され, 薬剤感受性がわかり次第抗菌薬の変更を行う. 治療期間は通常2～4週間（静注抗菌薬2週間＋可能であれば経口抗菌薬2週間）であるが, 難治性となる緑膿菌やエンテロバクター属による感染ではより長い経口抗菌薬投与（3～4週間）が必要であり, 黄色ブドウ球菌（MSSA）による感染では4週間の治療が必要であると考えられる.

　本症例ではVCM投与3日目に関節液培養から黄色ブドウ球菌が同定されたため, セファゾリン（CEZ）1回2g, 1日3回に変更して2週間投与し, その後, 経口でクリンダマイシン（CLDM）カプセル1回300mg, 1日3回を2週間投与して治療終了となった.

症例2

69歳，女性．体重52kg．既往は糖尿病，高血圧，脂質異常症．1ヵ月半前に左変形性膝関節症で当院にて全人工膝関節置換術（TKA）を施行．術後経過は問題なく3週間前に退院したが，2日前から左膝痛出現．1日前の夜中より疼痛悪化と39℃の発熱あり，朝になってから当院外来受診．人工関節感染（prosthetic joint infection：PJI）疑いのため入院となった．

［関節液検査］

関節液：性状：黄色混濁，細胞数1,580/mm³（分画：単核球24％，多形核球76％），関節液タンパク4.8g/dL，関節液糖67mg/dL，グラム染色：グラム陰性桿菌

［血液検査］

WBC 13,500/mm³，CRP 17.60mg/dL，血沈60mm/1h，血糖110mg/dL，SCr 0.66mg/dL

PJI診断時の検査については，基本的には人工関節がない場合と同様である．しかし，起因微生物と外科的治療の内容（デブリドマン＋人工関節温存または人工関節を入れ替える）により抗菌薬での治療期間が異なり（**表3-15**）[12]，いずれも長期にわたるため関節液培養により起因菌を同定する重要度はより大きい．そのため，抗菌薬投与前に関節穿刺をすることに加え，

表3-15　人工関節感染の起因菌と抗菌薬投与期間

原因微生物	抗菌薬の例	治療期間，備考
Staphylococci, oxacillin-susceptible	①セファゾリン2g 静注，8時間ごと ＋リファンピシン300mg 経口，1日2回，2〜6週間 その後， ②シプロフロキサシン750mg 経口，1日2回 ＋リファンピシン300mg 経口，1日2回	2期的な交換：4〜6週間 1期的交換：3ヵ月 デブリドマン： 　TKA…6ヵ月 　TKA以外…3ヵ月
Staphylococci, oxacillin-resistant	①バンコマイシン15mg/kg 静注，12時間ごと ＋リファンピシン300mg 経口，1日2回，2〜6週間 その後， ②シプロフロキサシン750mg 経口，1日2回 ＋リファンピシン300mg 経口，1日2回	②はフルオロキノロン耐性の場合は，感受性のある他の薬剤（ミノサイクリン，ST合剤，第一世代セファロスポリンなど）
Enterococcus spp., penicillin-susceptible	ペニシリンG 2,000万〜2,500万単位 持続静注 または6回に分けて	4〜6週間 アミノグリコシドの追加を考慮
Enterococcus spp., penicillin-resistant	バンコマイシン15mg/kg 静注，12時間ごと	
Pseudomonas aeruginosa	セフェピム2g 静注，12時間ごと またはメロペネム1g 静注，8時間ごと	
Enterobacter spp.	セフェピム2g 静注，12時間ごと	
Enterobacteriacae	感受性試験に基づいた静注β-ラクタム系薬	
β-hemolytic streptococci	ペニシリンG 2,000万〜2,500万単位 持続静注または6回に分けて またはセフトリアキソン2g 静注，24時間ごと	4〜6週間
Propionibacterium acnes	ペニシリンG 2,000万〜2,500万単位 持続静注または6回に分けて またはセフトリアキソン2g 静注，24時間ごと	

（文献12より著者作成）

手術時に人工関節周囲の検体（最低3ヵ所）も培養検査を行い起因微生物の同定に努め，感受性試験の結果に基づいた抗菌薬を選択する．PJIの外科的治療は基本的に人工関節の入れ替えであるが，人工関節置換術後30日未満あるいは症状出現から3週間未満の場合はデブリドマンで温存できる場合もある．

　本症例は，外来受診時に左膝に関節穿刺が行われ細胞数は1,580/mm³，多形核白血球分画76％とそれほど高値ではなかったが，グラム染色陽性でありPJIが疑われ，その日のうちに入院となった．また，TKA施行後1ヵ月半経っているが症状出現から数日であるため，治療は2日後にデブリドマン手術をして人工関節は温存し，持続ドレナージと抗菌薬投与が行われることとなった．起因微生物同定のために，手術時の検体採取まで抗菌薬投与は待ちたいところではあったが，敗血症も疑われ2日間未治療で経過をみるには全身状態があまりよくなく，関節液のグラム染色よりグラム陰性桿菌の結果が出たため，血液培養が2セット提出されているのを確認した上で，メロペネム（MEPM）1g，8時間ごとを提案し，入院日より開始となった．

　手術後3日目（MEPM開始6日目），全身状態良好，採血データでWBC4,000/mm³，CRP9.46mg/dLと経過していたところで，外来受診時に関節穿刺で採取した関節液より先に，手術中に採取した検体の培養から，*Salmonella* serogroup O7が同定された．本症例は1ヵ月半前のTKA施行時の手術部位感染（surgical site infection：SSI）と考えられていたため疑問に思い，再度患者本人に詳細な病歴の確認をした．すると今回受診の2週間前に，下痢，嘔吐の症状があったが医療機関には受診しなかったことがわかり，細菌性胃腸炎を放置し，菌血症から人工膝関節感染へ至ったと考えられた．そのため，MEPMからセフトリアキソン（CTRX）2g，24時間ごとへのde-escalationを提案し変更となり，特に症状の悪化や副作用もなく経過し（**表3-16**），治療期間である4週間投与した．その後，レボフロキサシン（LVFX）錠500mg，1錠，1日1回 経口へ変更し退院となり，外来フォローで数週間投与し治療終了となった．

　今回はまれな細菌による関節炎ではあったが，実際にこのような症例も存在する．適切な抗菌薬の選択と治療のために，詳細な病歴聴取と関節穿刺は必須である．

表3-16　症例2：治療初期2週間の経過

		1日目 入院	2日目	3日目 手術	4日目	5日目	6日目	7日目	8日目	9日目	10日目	11日目	12日目	13日目	14日目
関節液	細胞数 (/mm³)	1,580	7,410	12,420	–	–	–	–	–	–	–	100	–	–	70
	タンパク (g/dL)	4.8	3.3	2.1	–	–	–	–	–	–	–	<0.1	–	–	<0.1
血液	WBC (/mm³)	13,500	11,500	8,500	6,300	6,000	4,000	4,400	–	–	4,300	–	4,300	–	4,100
	CRP (mg/dL)	17.60	19.99	18.50	14.10	15.67	9.46	5.07	–	–	0.86	–	<0.3	–	<0.3
培養結果				↑3日目の術中検体から *Salmonella* serogroup O7同定 ↑1日目の関節液から同一菌同定，血液培養 2セット陰性											
抗菌薬		MEPM 1g 8時間ごと					CTRX 2g 24時間ごと								

薬学的介入のポイント

- 化膿性関節炎が疑われる際は，関節穿刺が行われているかを確認する．
- 関節液検査項目として，細胞数，分画，グラム染色，培養が提出されているかを確認する．
- 関節穿刺だけではなく，血液培養も実施してもらう．
- 検査が実施されるまでは抗菌薬投与を行わない．
- 特に人工関節の感染では，待てるようであれば極力手術時の検体採取まで抗菌薬投与は行わない．
- 化膿性関節炎の起因微生物はさまざまであるため，培養の結果が出るまでエンピリック治療を行う際は，患者背景を十分に検討し，想定される微生物を考慮した抗菌薬を選択する．
- 起因微生物同定後，薬剤感受性試験の結果に基づき de-escalation を検討する．
- 治療効果の判定として，関節液細胞数のモニタリングも有用である．
- 治療開始早期に検査値や症状の改善がみられても安易に抗菌薬投与を中止せず，十分な期間の治療がなされるよう注意深く経過観察する．
- 治療期間は長期に及ぶことが多いため，投与されている抗菌薬の特徴を踏まえた副作用のモニタリングを行う．

引用文献

1) Margaretten ME, et al：Does this adult patient have septic arthritis? JAMA, 297：1478-1488, 2007.

2) Siva C, et al：Diagnosing acute monoarthritis in adults：a practical approach for the family physician. Am Fam Physician, 68：83-90, 2003.

3) American College of Rheumatology：Guidelines for the initial evaluation of the adult patient with acute musculoskeletal symptoms. Arthritis Rheum, 39：1-8, 1996.

4) Mathews CJ, et al：Bacterial septic arthritis in adults. Lancet, 375：846-855, 2010.

5) Trampuz A, et al：Synovial fluid leukocyte count and differential for the diagnosis of prothetic knee infection. Am J Med, 117：556-562, 2004.

6) Schinsky MF, et al：Perioperative testing for joint infection in patients undergoing revision total hip arthroplasty. J Bone Joint Srug Am, 90：1869-1875, 2008.

7) Shmerling RH：Synovial fluid analysis：a critical reappraisal. Rheum Dis Clin North Am, 20：503-512, 1994.

8) Ryan MJ, et al：Bacterial joint infections in England and Wales：analysis of bacterial isolates over a four year period. Br J Rheumatol, 36：370-373, 1997.

9) Shmerling RH, et al：Synovial fluid tests：what should be ordered? JAMA, 264：1009-1014, 1990.

10) Weston VC, et al：Clinical features and outcome of septic arthritis in single UK health district 1982-1991. Ann Rheum Dis, 58：214-219, 1999.

11) Kaandorp CJ, et al：Risk factors for septic arthritis in patients with joint disease. A prospective study. Arthritis Rheum, 38：1819-1825, 1995.

12) Osmon DR, et al：Diagnosis and management of prosthetic joint infection：clinical practice guidelines by the Infectious Diseases Society of America. Clin Infect Dis, 56：e1-e25, 2013.

（渡辺 浩彰）

4 胸水，腹水

基　本　編

1 何がわかる？

a. 胸水

　膿胸や結核性胸膜炎などの感染症のほか，悪性腫瘍などの疾患を疑った場合や，外傷後に胸水が増加した場合などに胸水の検査が施行され，まずは Light の基準[1]により，漏出性と滲出性に分類される（**表3-17**）．胸水が漏出性であれば，胸水貯留の原因となるのはうっ血性心不全や肝硬変，ネフローゼ症候群などが考えられ，これらの治療を検討することになるため，さらに詳細な胸水の検査は不要となる．ただし，胸水が滲出性であった場合には，詳細な検査により，以下の情報が得られる．

- **外観**：色や混濁，粘稠性，臭いなどを観察する．多くの滲出性胸水は透明淡黄色で非粘稠性，無臭である．*Aspergillus niger*[2]や *Rhizopus oryzae*[3]の感染では黒色胸水を呈することが報告されている．混濁や粘稠性の増加は，胸水中の細胞や細胞の残渣が増加することによる．胸水に悪臭があれば，胸腔内に嫌気性菌による感染がある可能性が示唆される．

- **LDH**：ほとんどの滲出性胸水の患者で，原因に関係なく LDH が上昇する．滲出性胸水と漏出性胸水を分類する際に利用される．

- **総タンパク**：滲出性胸水では，胸水中の総タンパクは漏出性胸水より高値を示す．ほとんどの滲出性胸水では，肺炎や悪性疾患などの原因によらず，胸水中総タンパクが上昇する程度に差異がないため，滲出性胸水をさらに原因別に分類する場合に，胸水中総タンパクは有用ではない．

- **pH**：血液 pH よりもやや高く，pH 7.6程度が正常値とされる．肺炎随伴胸水や結核性胸水など感染症に伴う胸水の場合，pH 7.2未満にまで低下する．ただし，*Proteus* 属の感染を起

表3-17　Light の基準による漏出性胸水と滲出性胸水の鑑別

胸水の総タンパク/血清総タンパク＞0.5
胸水 LDH/血清 LDH＞0.6
胸水 LDH＞血清 LDH 正常上限の2/3

滲出性胸水は，上記基準のうち，少なくとも1項目を満たす．

こしている場合は，この菌による尿素からのアンモニア産生により，胸水 pH は上昇する[4].

- **グルコース**：滲出性胸水の鑑別に有効とされており，胸水中のグルコースが 60 mg/dL 未満であれば，肺炎随伴胸水，結核性胸膜炎といった感染症のほか，悪性疾患，リウマチ性疾患のいずれかが原因であることが多い.

- **白血球数（白血球分画）**：漏出性胸水の白血球数は 1,000/μL 未満で，滲出性胸水の白血球数は 1,000/μL 以上であることが多いとされるが，白血球数の絶対値は滲出性胸水の原因を鑑別するのに有用ではない. 白血球分画の中では，リンパ球が有用かもしれない. 悪性疾患，結核，冠動脈バイパス術後には，滲出性胸水中の小リンパ球が優位となる.

- **アデノシンデアミナーゼ（ADA）**：結核性胸膜炎では ADA が高値になるため，結核性胸膜炎の診断に有用とされている. 結核性胸膜炎以外で，胸水中の ADA が高値になる疾患としては，膿胸，リウマチ性胸膜炎，悪性疾患，一部の感染症（Q 熱，ブルセラ症，レジオネラ症）などが報告されている.

- **胸水培養**：滲出性胸水で原因が不明であれば，一般細菌の培養を行う. 結核や真菌も疑われている場合は，抗酸菌，真菌の培養も行う. 胸水の採取は，血液培養ボトルに入れることで，培養陽性率が増加する[5]. また，直接穿刺ではなく，胸腔ドレーンからの排液の培養では，培養結果の信頼性は低い[6].

b. 腹水

腹膜炎などの感染症や，肝硬変，うっ血性心不全，栄養障害や悪性疾患の腹膜播種などにより腹水が増加する. 腹水も胸水と同様に，その成因から漏出性と滲出性に大別される. その鑑別には胸水とは異なり，血清-腹水アルブミン較差（serum-ascites albumin gradient：SAAG）が有用とされている[7].

- **白血球数（白血球分画）**：特発性細菌性腹膜炎（spontaneous bacterial peritonitis：SBP）を疑っている場合，腹水中の多形核白血球数が 250/μL 以上であれば，治療開始の判断基準となる.

- **アルブミン**：血清アルブミン値と腹水アルブミン値の差である SAAG をみることで，腹水の成因を鑑別に利用できる. 1.1 g/dL 以上であれば，門脈圧亢進などの非炎症性腹水で，1.1 g/dL 未満であれば細菌性，結核性などの感染性腹膜炎のほか，がん性腹膜炎などの炎症性腹膜炎の可能性を示唆する.

- **pH**：通常の腹水 pH は血清と同程度とされているが，滲出性腹水の場合は，pH が低下し，SBP では 7.35 以下になる.

- **総タンパク**：滲出性腹水の場合は，腹水中のタンパクは 3 g/dL 以上になるか，腹水タンパク/血清タンパク比が 0.5 を超える.

- **LDH**：滲出性腹水では腹水中 LDH の上昇がみられる. 特に，二次性腹膜炎では高値になる.

- **グルコース**：腹水のグルコース値は血糖値と同程度とされているが，二次性腹膜炎の時には低下する.

- **ADA**：結核性腹膜炎の診断補助に用いられる. カットオフ値は 39 IU/L あたりとされている. 肝硬変を合併した結核性腹膜炎症例においては，ADA の感度が低下するとの報告もある[8].

- **腹水培養**：胸水と同様に，穿刺吸引した検体を血液培養ボトルに採取して培養を提出する．

2 いつ，どのタイミングで行う？

　胸水の穿刺は，原因不明の胸水が認められた場合に実施される．胸水貯留があった場合の自覚症状としては，咳，呼吸困難，胸痛などがある．胸水貯留は，胸部X線写真や胸部CTで確認することができる．胸水が5mL以上貯留していれば，超音波検査で検出することも可能となる．

　腹水に関しては，SBPを疑う場合には，肝硬変患者で原因不明の腹水の増加や意識障害，発熱，腹部不快感や消化管出血があれば，積極的に検査を行う．突然発症の鋭い腹痛があり，腹膜刺激症状や腹壁の筋性防御がみられ，腹水の貯留が認められた場合には，二次性腹膜炎を疑い腹水穿刺を行う．

3 検査結果をどう評価する？

a. 各病態でどのような異常所見（異常値）を示すか

　胸膜炎や膿胸，腹膜炎などの感染症が疑われた際に採取される胸水や腹水から得られる情報について，その詳細について記載する．

❶ LDH

　LDHの値は，漿膜面の炎症の度合いを反映するとされている．そのため，検査のたびにLDHが上昇している場合は，胸膜もしくは腸間膜疾患の悪化が考えられ，詳細な原因検索を要する．

❷ グルコース

　肺炎随伴胸水や膿胸では胸水中のグルコース低下が認められ，胸水中のグルコースが低いほど，複雑性肺炎随伴胸水である可能性が高いとされている．

　肺炎随伴胸水において，グルコースの低値は予後不良の兆候とされており，胸腔ドレナージなどの侵襲的治療を必要とする場合がある．

　腹水においても，感染症により低下し，腹水グルコース＜50mg/dLが一つの判断基準となる．

❸ pH

　胸水pHは肺炎随伴胸水患者の予後を示す指標ともされ，pH 7.2未満であれば，ドレナージが必要となる．

　腹水においてもpHの低下は腹膜炎の可能性が高くなる．腹水pHが7.35以下であれば，SBPに特異的な所見とされている．

b. 評価の際の注意点

　胸水も腹水も無菌検体であるため，何らかの微生物が検出された場合は，一般的には感染症と判断して治療対象となる．ただし，皮膚表面からの穿刺で検体を採取するため，表皮ブドウ

球菌や黄色ブドウ球菌などのコンタミネーションが発生する可能性がある．また，必ずしもコンタミネーションと判断できない症例もあり，その場合には感染症状や他の検査所見などと合わせて総合的に評価する．

- **採取のタイミング**：胸水も腹水も，感染症を疑った場合には，抗菌薬を開始する前に検体を採取する．
- **検査開始までの時間**：冷蔵庫などに保管せず，ただちに検査室に搬送し，検査を開始する．

実 践 編

症 例

65歳，男性，63kg，原疾患はアルコール性肝硬変．アレルギー歴：なし．既往歴：高血圧症．

　アルコール性肝硬変で外来通院していた．今回，数日前から全身倦怠感や食欲不振を自覚し，さらに徐々に腹部膨満感および腹痛が増強してきたため，救急外来を受診した．来院時の意識は清明，体温は38℃であった．腹部所見は，腹部は軟らかく膨隆し，右側腹部に圧痛は認めたが，反跳痛および筋性防御は認めなかった．腹部X線写真では腹水の増加が認められたが，腹腔内遊離ガスは認めなかった．特発性細菌性腹膜炎（SBP）の疑いで血液培養の採取および腹水穿刺が実施され入院となった．

[腹水検査]

腹水検査：色調　淡黄色，混濁（＋），pH 7.30，白血球数1,600/μL，総タンパク1.2g/dL，アルブミン0.7g/dL，グルコース89mg/dL

[血液検査]

白血球数9,500/μL，総タンパク5.3g/dL，アルブミン2.1g/dL，血糖94g/dL，クレアチニン1.2mg/dL，CRP2.5mg/dL

　意識は清明であるものの，腹水の増加および腹膜刺激症状が確認されている．腹水を伴う肝硬変患者では，10〜30％がSBPを発症するとされている[9]ため，前述のような所見があった場合にはSBPを疑い，腹水穿刺の実施を確認したい．

　腹水の所見でSAAGは1.4g/dL＞1.1g/dLであり，漏出性の腹水であることが示唆されるが，腹水中白血球の増加や腹水pHの低下からは腹膜炎が疑われる．SBPは基礎疾患として重症肝臓疾患を有するため，その死亡率は60〜70％と高く，早期の診断および治療が重要である．早期治療により，死亡率は40％程度まで減少させることができる．治療開始の判断に際し，本症例の場合，早急に経験的治療を開始する必要がある．対象微生物としは，主に腸内細菌である大腸菌やクレブシエラなどを考慮して第三世代セファロスポリンのセフトリアキソン2g24時間ごとの投与が開始された．

症例（続き）

抗菌薬開始2日目には解熱が得られ，腹痛も改善傾向となった．治療開始3日目には培養結果が判明し，腹水培養の結果から大腸菌のみが検出された．感受性パターンとしては，レボフロキサシンには耐性であったが，アンピシリンは感受性があった．大腸菌による特発性細菌性腹膜炎として，培養結果に基づいてアンピシリン2g 6時間ごとに変更することを主治医に提案し，合計10日間の抗菌薬治療を行った．

今回の症例であるSBPは基本的には単一菌による感染症であるが，腸管穿孔などによる二次性の腹膜炎であった場合には，複数菌や嫌気性菌の関与も想定されるため，メトロニダゾール500mg 8時間ごとの投与を追加するか，もしくはピペラシリン/タゾバクタム4.5g 6時間ごとの投与を提案する．また，もしESBL産生大腸菌などの検出歴があれば，初期治療としてメロペネム1g 8時間ごとの投与を提案する．

 薬学的介入のポイント

- 胸水も腹水も滲出性であれば，感染症が鑑別として疑われる．
- 抗菌薬を開始する前に，胸水または腹水，血液培養を提出してもらう．
- 抗菌薬開始後に改善が乏しければ，膿瘍形成なども考慮し，ドレナージを検討してもらう．
- 腹膜炎の場合，SBPか二次性腹膜炎かによって，初期の経験的治療の抗菌薬が異なる．
- 起因菌が同定されたら，感受性結果を確認し，最適な治療薬への変更を検討してもらう．

引用文献

1) Light RW, et al：Pleural effusions：the diagnostic separation of transudates and exudates. Ann Intern Med, 77：507-513, 1972.

2) Metzger JB, et al：Pulmonary oxalosis caused by Aspergillus niger. Am Rev Respir Dis, 129：501-502, 1984.

3) Lai CC, et al：Empyema thoracis due to Rhizopus oryzae in an allogenic bone marrow transplant recipient. Med Mycol, 44：75-78, 2006.

4) Pine JR, et al：Elevated pleural fluid pH in Proteus mirabilis empyema, Chest, 84：109-111, 1983.

5) Menzies SM, et al：Blood culture bottle culture of pleural fluid in pleural infection. Thorax, 66：658-662, 2011.

6) Everts RJ, et al：Pleural space infections：microbiology and antimicrobial therapy. Semin Respir Infect, 14：18-30, 1999.

7) Runyon BA, et al：The serum-ascites albumin gradient is superior to the exudate-transudate concept in the differential diagnosis of ascites. Ann Intern Med, 117：215-220, 1992.

8) Riquelme A, et al：Value of adenosine deaminase（ADA）in ascitic fluid for the diagnosis of tuberculous peritonitis：a meta-analysis. J Clin Gastroenterol, 40：705-710, 2006.

9) Fernandez J, et al：Bacterial infections in cirrhosis：Epidemiological changes with invasive procedures and norfloxacin prophylaxis. Hepatology, 35：140-148, 2002.

（添田 博）

第 4 章

微生物学的検査による病原微生物の推定と同定

―臨床検査技師と薬剤師との共通言語―

1 グラム染色

微生物学的検査（微生物検査）のグラム染色は，感染臓器から採取した検体から微生物（細菌）を顕微鏡で観察することを目的とした感染症検査である．また，グラム染色は簡便・迅速に感染臓器の今の状態を把握できることから，感染症診療のプロセスにおける抗菌薬の選択や治療効果の評価を補助する検査としてリアルタイムな活用が求められる．

本節では，グラム染色から得た情報をどのように解釈して薬学的アプローチに活用するのか，その考え方や方法ついて解説する．

1 グラム染色から得られる情報

グラム染色は細菌の存在を観察し，さらに染色態度から菌種を推定することができる．また，細菌とともに染色された細胞（遊走した好中球や混入した扁平上皮など）との関係性は，培養検査から起因菌を判断する際に不可欠な情報である．

a. 細菌の染色態度と菌種の推定

グラム染色は，細菌の形態（球菌と桿菌）と染色性（グラム陽性：濃紫色，グラム陰性：赤色）の染色態度から起因菌となる細菌の存在を観察する．そして感染症を特定した感染臓器の種類と観察された細菌の形態や配列の特徴から菌種の推定も可能である（**表4-1**）．これらグラム染色態度の情報は，抗菌薬療法を開始する際に，抗菌スペクトルの異なる抗菌薬から起因菌のカバー率がより高い治療薬を選択するための根拠となる．

b. 検査精度を担保する検体の質の評価

微生物検査は，適切に採取された質のよい検体（起因菌を特定できる）を用いなければならない．検体の不適切な採取は口腔などの粘膜や皮膚の常在菌などの汚染を招き，検査結果の誤った解釈につながる．グラム染色で検体中の細胞（好中球，扁平上皮）を観察することは，採取した検体の質の評価に有用である．特に常在菌の混入が避けられない検体（喀痰，開放性膿汁，中間尿など）は，検体の質を念頭に検査データを判読しなければならない．

喀痰の場合は，グラム染色所見（顕微鏡倍率100倍）から好中球と扁平上皮の数量をカウントする Geckler の分類[1]で質の評価を実施する（**表4-2**）．喀痰のグラム染色所見を**図4-1**に示す．**図4-1a**は，好中球が優勢で呼吸器感染症の起因菌をみつけるのに適した膿性痰（良質検体：Geckler の分類-G5）である．**図4-1b**は，扁平上皮細胞が優勢で口腔常在菌の混入を示唆するために，検査に用いてはならない唾液性痰（不良検体：Geckler の分類-G1）である．

表4-1　細菌のグラム染色態度と検体の種類

染色性	形態	菌種	配列と特徴	検体
グラム陽性（濃紫色）	球菌	*Streptococcus* 属 • *S. pyogenes*（A群溶血性レンサ球菌） • *S. agalactiae*（B群溶血性レンサ球菌）	連鎖状に配列	呼吸器系，血液，髄液など
		Streptococcus pneumoniae（肺炎球菌）	ランセット型の双球菌：莢膜は周辺が抜けてみえる	呼吸器系，血液，髄液，耳漏など
		Staphylococcus 属 • *S. aureus*（黄色ブドウ球菌） • *S. epidermidis*（表皮ブドウ球菌）	ブドウ房状に配列	• *S. aureus*：組織，膿，血液など • *S. epidermidis* 各種検体
	桿菌	*Clostridium* 属（クロストリジウム属）	まっすぐ大きな桿菌	膿汁，壊死組織，糞便など
		Listeria monocytogenes（リステリア菌）	短い桿菌	髄液，血液など
		Nocardia 属（ノカルジア属）	細長く分枝	喀痰，脳膿瘍液など
グラム陰性（赤色）	球菌	*Neisseria* 属 • *N. meningitides*（髄膜炎菌） • *N. gonorrhoeae*（淋菌）	腎型（そら豆型）の双球菌	• *N. meningitidis*：呼吸器系，髄液など • *N. gonorrhoeae*：泌尿生殖器系
		Moraxella catarrhalis（モラクセラ カタラーリス）	腎型の双球菌：貪食像を確認	喀痰など
	桿菌	*Haemophilus influenza*（インフルエンザ桿菌）	小型，短い桿菌	喀痰，髄液，耳漏など
		Escherichia coli（大腸菌）	やや太い桿菌	尿，消化器系など
		Klebsiella pneumoniae（肺炎桿菌）	太い桿菌：莢膜	喀痰，消化器系など
		Pseudomonas aeruginosa（緑膿菌）	やや細い桿菌	各種検体
		Campylobacter 属 • *C. jejuni*（カンピロバクター ジェジュニ） • *C. feutus*（カンピロバクター ヒュタス）	らせん状（S字型，かもめ型）	• *C. jejuni*：糞便 • *C. feutus*：髄液，血液など

表4-2　喀痰の質の評価：Gecklerの分類

グループ	細胞数/1視野（100倍鏡検）		質の評価
	好中球	扁平上皮細胞	
1	＜10	＞25	
2	10〜25	＞25	
3	＞25	＞25	
4	＞25	10〜25	適
5	＞25	＜10	適
6	＜25	＜25	

＊グループ6：白血球減少患者では適する.

　開放性膿汁，中間尿なども検体採取時に常在菌の混入が起こりうる検体であり，喀痰と同様の考え方ができる．扁平上皮細胞が多く観察される検体は皮膚や尿道口・外陰部からの常在菌の混入があると評価し，微生物検査の結果から起因菌を判読するときに注意を要する．

c. 原因菌を鑑別する菌数の優位性と貪食像

　適切に採取された検体から優位な数量の細菌と好中球を観察したグラム染色所見は細菌によ

ⓐ 膿性痰（良質検体：Geckler の分類-G5

ⓑ 唾液性痰（不良検体：Geckler の分類-G1

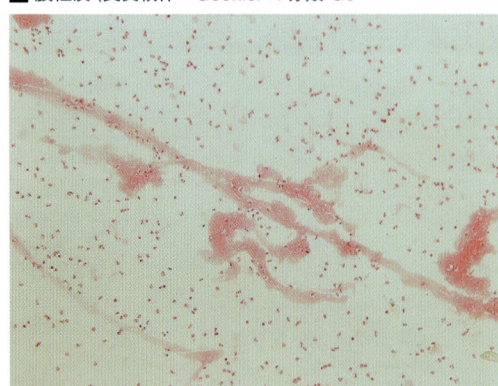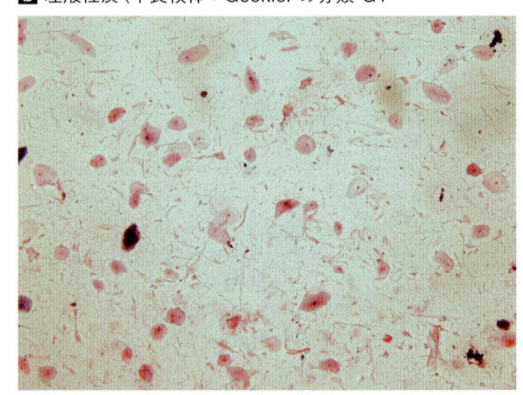

図 4-1　喀痰の質の評価：グラム染色所見（100倍鏡検）

ⓐ 膿性痰：グラム陰性桿菌（緑膿菌）が貪食されている

ⓑ 膿汁：グラム陽性球菌（黄色ブドウ球菌）が貪食されている

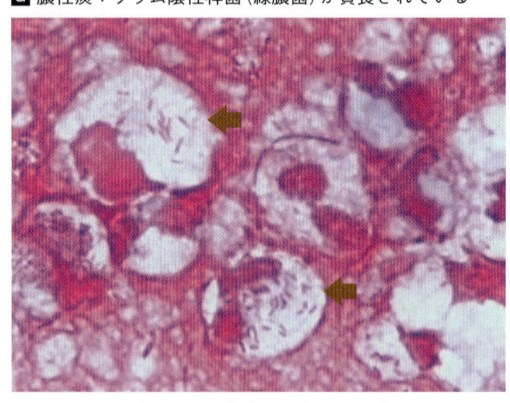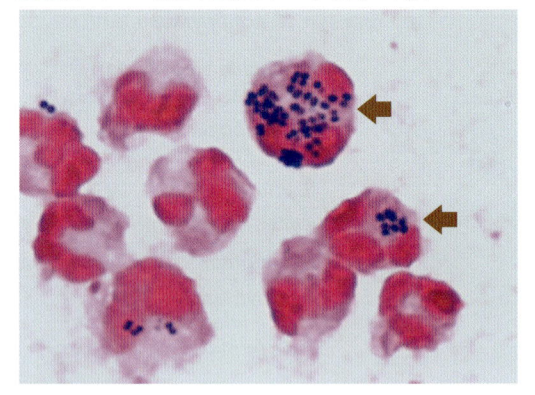

図 4-2　好中球の貪食像：グラム染色所見（1,000倍鏡検を拡大）

る感染症を示唆しており，その細菌が好中球に有意に貪食（貪食像）されていれば起因菌の可能性を考慮することできる．

　急性期の感染症において，抗菌薬投与前の感染臓器から採取した検体中の起因菌の菌数は，優位に存在しているはずである．例えば，中間尿は尿路感染症の診断補助を目的に菌数の定量培養を実施する．一般的には，分離した菌数が10^5 CFU/mL 以上であれば優位と考えて起因菌と評価する．同様に，グラム染色でも簡易的に菌数を観察することが可能である．標本の作製法は，スライドグラスに尿をスポイトで1滴滴下して乾燥・固定した後に染色する．そして，顕微鏡で観察（1,000倍）したときに1視野に1個以上の細菌が認められた場合，菌数は定量培養の10^5 CFU/mL 以上に相関する．

　また，感染症の生体反応を利用した貪食像（好中球が起因菌を取り込み溶菌するさま）の確認は，常在菌や保菌している耐性菌などの混入がみられる検体から起因菌を絞り込む場合に有用な所見である（**図 4-2**）．採取時に常在菌の汚染が避けられない検体の場合，保菌する耐性菌が培養検査で検出されてしまうことを常に考慮するべきである．培養検査で報告された耐性菌が起因菌か汚染菌なのかを判断するときには，グラム染色所見も併せた評価が抗菌薬の適正使用のためには重要である．

2 感染症診療におけるグラム染色の活用（図4-3）

感染症診療のプロセスにおいてグラム染色の情報をリアルタイムに活用することが大切である[2]. 感染症診療のプロセスは, 順に, ①感染症（感染臓器）診断, ②抗菌薬の経験的投与（empiric therapy）, ③最適な抗菌薬を選択した特定的投与（difinitive therapy）, ④治療効果判定である[3]. グラム染色は感染部位の状態を直接把握することが可能であり, それぞれのプロセスにおいて有用な情報を迅速に得ることができる[4].

各プロセスにおいてグラム染色から得られる情報をいかに解釈して薬学的にアプローチするべきか, 以下に示す.

a. 「感染症（感染臓器）診断」とグラム染色（図4-3-①）

「感染症（感染臓器）診断」は, 感染症が疑われる患者の問診, 身体所見, 画像検査などから感染臓器を特定する感染症診療のはじめのプロセスである. 抗菌薬投与前に感染臓器から適切に採取された検体のグラム染色所見から優位に細菌と好中球が観察されて, さらに貪食像を確認することで抗菌薬投与の適応を示唆できる. また, 細菌と好中球が陰性であれば, 「他の感染臓器」「非感染性の熱源」また「抗菌薬投与の適否」などの再評価を促すことができる.

b. 「抗菌薬の経験的投与」とグラム染色（図4-3-②）

細菌感染症と診断した場合, 肺炎や尿路感染症などの感染臓器と疫学的に起因菌とされる複数の菌種を念頭に抗菌薬を選択した経験的投与が開始される. この際, 検体のグラム染色態度から起因菌の菌種を推定する過程は, 経験的に投与する抗菌薬における抗菌スペクトルの妥当性を高め, さらに抗菌活性のより高い抗菌薬を選択する根拠になる.

患者の病態が許容できる場合, 抗菌薬に感性傾向を示す菌種の推定から狭域抗菌薬を選択することも可能である. 逆に, 耐性傾向を示す菌種を推定した場合は, それをカバーする広域抗

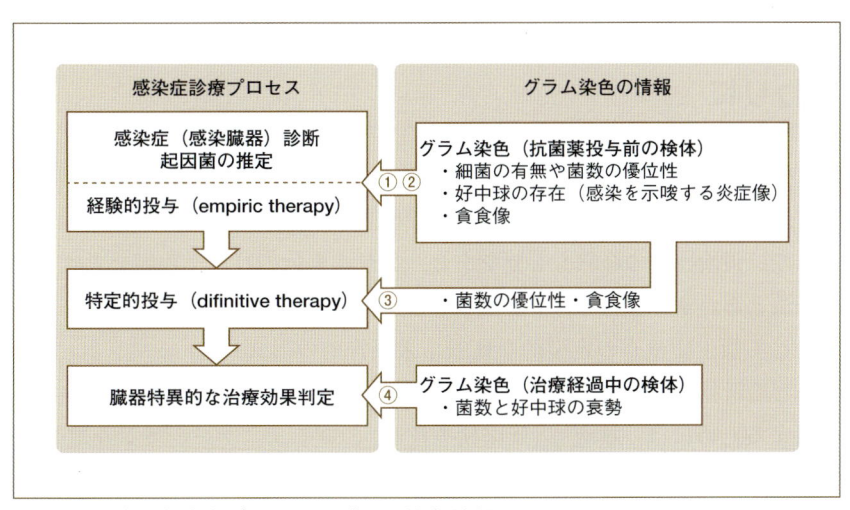

図4-3 感染症診療プロセスとグラム染色情報

菌薬の投与が考慮される.

　例として，グラム陰性桿菌であれば「大腸菌（腸内細菌科細菌）と緑膿菌」，また，グラム陽性球菌は「レンサ球菌とブドウ球菌」など形態的特徴を鑑別した菌種情報から，抗緑膿菌作用のある広域抗菌薬の選択や抗 MRSA 抗菌薬の追加などの適応を評価できる.

c.　「最適な抗菌薬の特定的投与」とグラム染色（図 4-3 - ③）

　微生物検査の結果（原因菌の同定と薬剤感受性）が最終報告されると，感受性のある最適な抗菌薬を選択して投与することが可能になる. はじめの経験的治療から，最も効果の高い抗菌薬を特定して投与する特定的治療への移行である.

　特定的治療は抗菌薬療法において最も重要なプロセスであり，微生物検査の起因菌の同定と薬剤感受性の最終報告をもって実施される. また，経験的治療の時点で投与された広域抗菌薬から狭域抗菌薬へ変更する "de-escalation" は，この時点ではじめて実践できる. この際，注意を要することは，培養検査で報告された細菌が起因菌であるとは必ずしも限らないことである. 適正に採取された無菌的検体（血液，髄液，閉鎖膿瘍，穿刺液など）であれば，検出された細菌は起因菌と判断できる. しかし，常在菌の混入が避けられない検体（喀痰，開放性膿汁，中間尿など）は，起因菌と汚染菌の鑑別が必要になる. その場合，グラム染色所見から「細菌数の優位性」や「貪食像」を参考にして起因菌を絞り込むことが大切である.

d.　「治療効果判定」とグラム染色（図 4-3 - ④）

　グラム染色は，感染臓器の今の状態を把握するパラメータとして活用できる. 最初のプロセスである感染症診断（抗菌薬投与前）の際に採取された検体のグラム染色所見と比べて，治療経過中に採取した検体の起因菌や好中球の数量が減少または陰性化していたならば，実施している抗菌薬療法（抗菌薬の種類や用法・用量）が有効であると判定できる（**図 4-4**）.

　全身の炎症性を反映している WBC や CRP などとは異なり，グラム染色による菌数や好中球の衰勢所見は感染臓器に特異的なパラメータとして，抗菌薬の治療効果判定に用いることができる.

3　おわりに

　グラム染色は，検査室はもちろん臨床においても簡単，迅速に検査を実施することができる. 一方，グラム染色の感度や特異性は培養検査より低く，また，検体からより多くの情報を判読するには鏡検技術の経験も必要である. グラム染色の特性や限界を考慮して，臨床所見や他の検査法とあわせて総合的に評価することが重要である.

　そして微生物検査の定型的な検査結果報告書の形式（フォーマット）では，菌種推定や貪食像などの所見を十分に伝えきれていない場合がある. グラム染色を薬学的アプローチに上手に活用するためには，検査室（臨床検査技師）とコミュニケーションを取りながら臨床的に有用な情報を得ることが大切である.

a 肺炎で搬入された患者から吸引した膿性痰
（抗菌薬投与前のグラム染色所見）

b 抗菌薬療法5日目に採取した痰
（抗菌薬投与後のグラム染色所見）

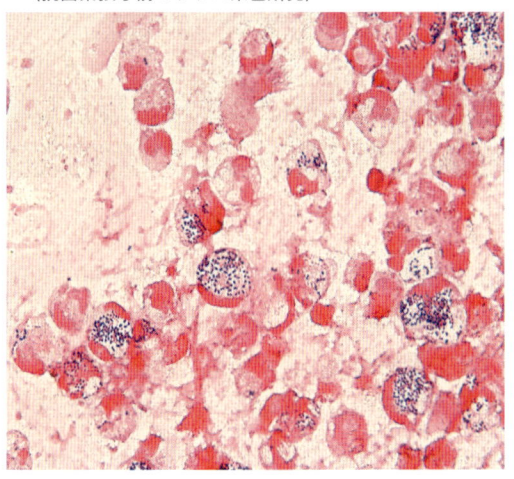
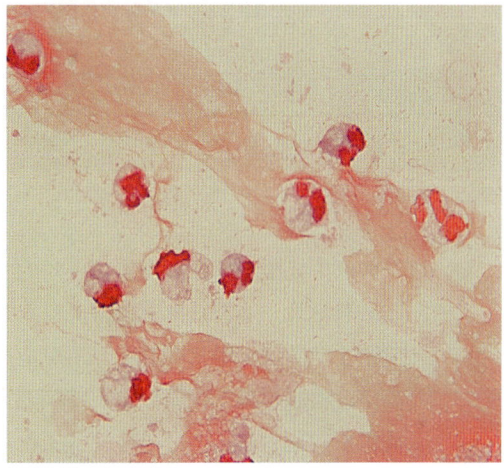

図4-4　菌数と好中球の衰勢による治療効果判定：抗菌薬投与前後のグラム染色所見（1,000倍鏡検）

a 口腔内の連鎖状球菌の貪食像を優位に認め，誤嚥性肺炎としてSBT/ABPCの投与を開始した．
b 連鎖状球菌は陰性化，好中球も減少しておりSBT/ABPCは有効であると評価した．

薬学的介入のポイント

- グラム染色は微生物を顕微鏡で観察する迅速な検査である．
- 好中球と扁平上皮を観察することで検体の質の評価ができる．
- 患者背景（感染臓器）と細菌の染色態度から菌種の推定ができる．
- 優位な細菌と好中球は感染症を示唆し，貪食像で起因菌を判断する．
- 感染臓器の今の状態を把握できる感染臓器特異的なパラメータである．
- 抗菌薬の経験的投与から効果判定まで各診療プロセスに有用な情報を提供する．

引用文献

1) Geckler RW, et al：Microscopic and bacteriological comparison of paired sputa and transtracheal aspirates. J Clin Microbiol, 6：396-399, 977.
2) 高橋俊司：感染症診療と細菌検査におけるプロセスの合流. 感染制御, 8：147-150, 2012.
3) 大曲貴夫：感染症診療のベーシックアプローチ, pp144-145, 文光堂, 2007.
4) 高橋俊司：患者病態の正しい理解！微生物検査を活用するポイント−グラム染色−. 薬局, 65：251-255, 2014.

（高橋 俊司）

2 血液培養検査

　血液中に菌が流れる現象は一般的であり，日常生活でも歯磨き程度で菌が短時間存在している．通常は一過性に少量の菌が侵入しても免疫機構で処理することができるが，処理できない菌量まで菌数が増えることで菌血症を起こし，血液培養で菌が検出されることになる．血液培養は菌血症の病態把握のための検査で，菌血症の起因菌を特定し，診断および治療上で必要な情報を収集することで予後改善に役立てることができる有用性の高い検査である．

1 血液培養検査の実際

a. 血液培養検査のプロセス

　血液培養は液体培地に採血した血液を添加し，孵卵器内で数日間培養を行う検査である．現在ではほとんどの施設で自動化が進み，陽性時には音や光によるアラートで告知するシステムになっている．陽性時はカルチャーボトル内の培地を注射器で吸い出し，いったん寒天培地に分離し培養後のコロニーに対して同定・感受性試験を行っている．陽性ボトルの多くは培養開始1〜2日後にアラート告知があり，1日かけて菌を分離し，さらに1日かけて同定・感受性検査に進むために，検体提出から報告の所要日数は3〜4日間かかることになる（**図4-5**）．最近では質量分析法（matrix associated laser desorption ionization time of flight mass spectromety：MALDI-TOF MS）を原理として同定検査が導入されている施設が増えているが，この方法は1日かかる同定結果が1時間以内に完結する画期的な方法で，従来に比べて格段に早く検査結果の報告が可能である．

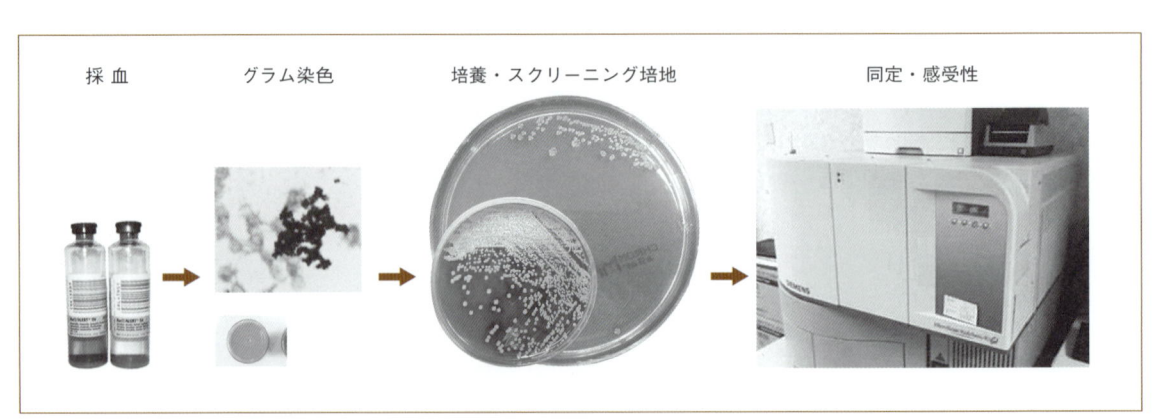

| 採　血 | グラム染色 | 培養・スクリーニング培地 | 同定・感受性 |

図4-5　**一般的な血液培養陽性例とその報告までの手順**　　（p.vii「検査試薬・機器等が一目でわかる！」参照）

b. カルチャーボトルの種類と特徴

カルチャーボトルは目的菌に応じたボトルを使用しなければならない．わが国のカルチャーボトルはバックテックシリーズ（BD）とバクテアラートシリーズ（シスメックス）（図4-6）の2つが多く使用されているが，どちらもトリプチケースソイ培地を基礎培地として作成されている．

ボトルには目的菌に応じたものが販売されており，好気性菌の検出を目的とした好気用ボトル，嫌気性菌の検出を目的とした嫌気用ボトル，小児患者用の小児用ボトルがある．例えば，緑膿菌やカンジダといった偏性好気性菌（酸素がないと発育できない）の場合は好気用ボトルからの検出率が高く，バクテロイデスやクロストリジウムといった偏性嫌気性菌（酸素が多いと発育できない）の場合は嫌気用ボトルからの検出率が高く，大腸菌やクレブシエラなどの腸内細菌群やブドウ球菌，レンサ球菌といった通性嫌気性菌（酸素の有無にかかわらず発育可能）の場合は好気用と嫌気用のボトルともに検出可能である．小児用ボトルは肺炎球菌やインフルエンザ菌といった小児患者で多く検出される機会の多い細菌の検出率を高くするためのものであるが，成人と違うのは採血量が少なくても対応できるような組成に変えていることである．それぞれ用途に応じたボトルを選択することができるが，採血時に原因微生物はわからないことが多いため，成人の場合は好気用と嫌気用ボトルを用いて採血することが多くなる．

番外編にはなるが，抗酸菌用や真菌といった一般細菌以外の微生物を検出目的としたカルチャーボトルもある．

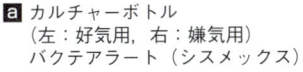
a カルチャーボトル
（左：好気用，右：嫌気用）
バクテアラート（シスメックス）

b 血液培養機器
バクテアラート3Dシステム（シスメックス）

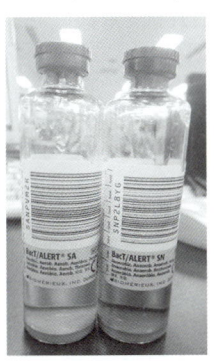
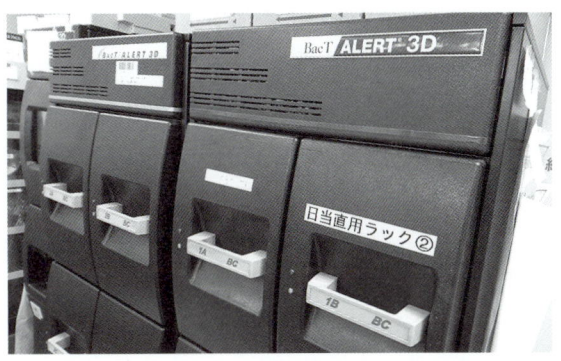

c
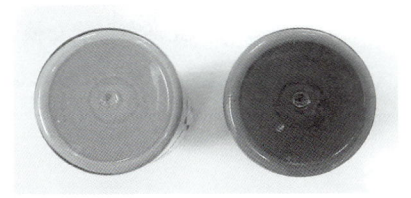

陽性　　　　　　　陰性
（管底が黄変する）

図4-6　バクテアラートシステムを用いたカルチャーボトルと血液培養機器

（p.vii「検査試薬・機器等が一目でわかる！」参照）

c. 陽性ボトルの観察

　菌は培地中の栄養素を利用して炭酸ガスを発生し培地のpHが下がる．pH変化を機械で感知するとアラートが告知され陽性となる．つまり菌の増殖速度をpH変化で捉えている．

　陽性となったボトルはその外観（溶血や混濁）と内部のガス量，陽性時間と陽性ボトルの種類に加えてグラム染色像から菌種推定を行う．例えば，好気ボトルおよび嫌気ボトルの両方が18時間後に陽性となり，溶血が強く，ガス産生がなくグラム染色所見で陽性の連鎖状球菌が確認された場合は，溶血性レンサ球菌を強く疑うことができる．

d. 採血量と複数セット採血の有用性

❶ 適切な採血量
・成人1人あたりの採血量

　推奨される採血量は1患者あたり40mLである[1]．採血量が少ないと検出率が下がり，多くなっても検出率の劇的な向上は認められない．

・血液培養1本あたりの採血量

　培地量に応じた採血量が必要である．通常は培地量に対し血液は20％採血すると検出率が高くなる[2]．採血量が少ない場合は検出率が下がり，特に肺炎球菌の検出率はかなり低下する．採血量が多くなりすぎても検出率が下がるので，適切な採血量を知っておくことは大切である．

❷ 複数セット採血の有用性

　前述したように，採血量は成人1患者あたり40mLが推奨され，ボトル1本あたり20％濃度の血液添加が推奨されている．血液培養ボトル1本には培地が40mL入っているため，1本あたりには血液が10mL添加するとよいことになる．10mLであれば4本採取できるため，（好気＋嫌気）×2セット採取することでカバーできる．

　血液培養採取時に皮膚常在菌のコンタミネーションが問題になることがある．その原因の多くが穿刺部位の消毒不十分で起こるため，1度の穿刺で40mL採血をした場合で皮膚常在菌を構成している菌（例えばコアグラーゼ陰性ブドウ球菌）が検出された場合には，コンタミネーションか真の起因菌かの判断に困ることがある．しかし，1つの穿刺部位から20mLずつで2部位から採血した場合には，両方コンタミネーションをする可能性は下がり，皮膚常在菌が2セットとも検出された場合には検出菌の臨床的意義付けがしやすくなる．また，保険算定上では1ヵ所から採血すると1つしか算定できないが，異なる2ヵ所から採血すると2つまで算定が可能になるので収益性も上がることになる．

　複数セット採血は菌の検出率の向上に加えて高い医療技術の提供が可能な検査であり，検査室は感染防止対策の教育啓発活動の中で2セット採取率のチェックをしなければならない．

e. 培養期間の検討

　血液培養機器を用いた場合は5日間で最終判定をしてもよいことになっているが，HACEK（ヘモフィルス，アグリゲートバクター，カルジオバクテリウム，エイケネラ，キンゲラ），カンピロバクターやカプノサイトファーガといった発育要求性の悪い細菌の場合は培養延長した方がよいかもしれない．また，クリプトコックスの場合も発育が遅いため5日以降培養期間の

延長が必要で[3]，猫ひっかき病の起因菌であるバルトネラの場合は28日間培養が必要である．

2 検査結果判定とその解釈

a. 検出菌と起因菌の関係

　検出菌の解釈は菌種により異なる．**表4-3**に示したように，大腸菌やクレブシエラといった腸内細菌群や，緑膿菌やアシネトバクターといったブドウ糖非発酵菌群，肺炎球菌は真の起因菌の可能性が極めて高く，コアグラーゼ陰性ブドウ球菌やコリネバクテリウム，プロピオニバクテリウムなどの表在菌はコンタミネーションの可能性が高いことが知られている[4]．

　しかし，コアグラーゼ陰性ブドウ球菌はカテーテル関連血流感染の起因菌ではメジャーな起因菌であるので[5]，この菌が検出されたからといって一辺倒にコンタミネーションと片付けるのは非常に危険である．血液培養から検出されることは菌血症の診断には欠かせないので，必ず検出菌の解釈については患者背景と照らし合わせながら臨床的意義付けを行わなければならない．

b. コンタミネーションである可能性を高めるために必要な情報とは

　血液培養を行う上でコンタミネーションは必ず起こりうる可能性を秘めている．採血時の皮膚消毒が不十分な場合にコンタミネーションが最も起こりやすいが，前述したように結果はす

表4-3　検出菌と培養期間別（5日以内と6日以上）の陽性率

検出菌	検出数	培養期間5日以内（%）	培養期間6日以上（%）
グラム陽性球菌			
黄色ブドウ球菌	1,026	99	1
コアグラーゼ陰性ブドウ球菌	703	98.8	1.2
肺炎球菌	119	100	0
溶連菌	108	100	0
グラム陽性桿菌			
コリネバクテリウム	48	95.9	4.1
リステリア	3	100	0
グラム陰性桿菌			
大腸菌	394	98	2
クレブシエラ	266	99.6	0.4
緑膿菌	109	100	0
アシネトバクター	20	100	0
嫌気性菌			
クロストリジウム	30	90	10
アクネ菌	80	60	40
酵母様真菌			
カンジダ	88	94.1	5.9
クリプトコッカス	10	60	40

（文献3より引用，一部改変）

表4-4　血液培養検出菌と真の起因菌の割合

検出菌	検出数	真の起因菌であった割合（％）	コンタミネーションの割合（％）	不明（％）
グラム陽性球菌				
黄色ブドウ球菌	204	87.2	6.4	6.4
コアグラーゼ陰性ブドウ球菌	703	12.4	81.9	5.8
肺炎球菌	34	100	0	0
A群溶連菌	3	100	0	0
グラム陽性桿菌				
コリネバクテリウム	53	1.9	96.2	1.9
リステリア	2	50	0	50
グラム陰性桿菌				
大腸菌	143	99.3	0	0.7
クレブシエラ	65	100	0	0
緑膿菌	55	96.4	1.8	1.8
アシネトバクター	16	81.2	6.2	12.5
嫌気性菌				
クロストリジウム	13	23.1	76.9	0
アクネ菌	48	0	100	0
酵母様真菌				
カンジダ	30	90	0	10

（文献4より引用，一部改変）

ぐに出ないため，採血条件について顧みても記憶が曖昧になっていることや，施行者が消毒操作を誤った意識が低いために採血条件が原因であることに言及しにくい．しかし，コンタミネーションである場合に抗菌薬を処方することは，不必要な治療を行うこととなる．

　血液培養から検出された菌が真の起因菌かどうか考えるときに，コンタミネーションとして検出される頻度の高い菌がどれかあらかじめ知っておく必要がある（**表4-4**）．

　コアグラーゼ陰性ブドウ球菌のコンタミネーションの可能性が高い場合は，①陽性時間が20時間以上経過している，②2セットのうち1セットでしかも1本しか陽性になっていない，③採血施行者の上達度，④人工物の挿入など皮膚の破綻がない，⑤無熱や炎症反応の増強をまったく認めない，が主な条件であり，これら①〜⑤について必ずチェックした上でコンタミネーションかどうか判断を行う[6,7]．

3　具体例

症例1　血液培養でグラム陽性の集塊状の球菌が検出された場合

症　例：90歳，女性．

主　訴：発熱

既往歴：大腸癌，大腿骨頸部骨折（手術）

現病歴：4日前に転倒し右肩を強打した．右肩打撲にて入院し，経過中に突然の発熱あり．

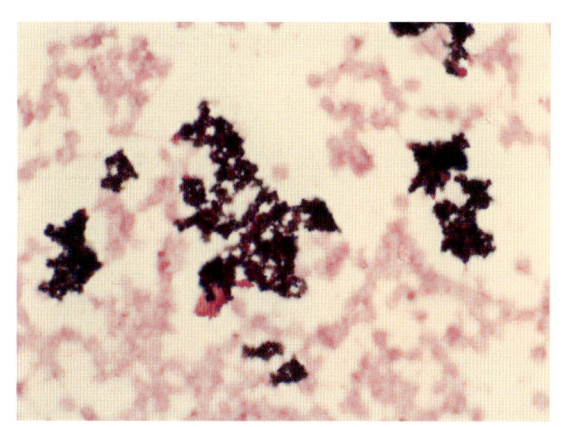

図4-7　血液培養から検出されたMRSA

インフルエンザ検査を実施したが陰性．胸部X線にて右上肺に浸潤影あり，血液培養および喀痰培養を施行したところ，10時間後に血液培養2セットからグラム陽性の集塊状をした球菌が2セットとも陽性になった．

微生物検査所見：血液培養液をグラム染色したところ**図4-7**のような菌が確認された．集塊は大きく，1つの菌体は小型のため黄色ブドウ球菌疑いとなり，PCRを実施したところ*mecA*陽性となりMRSAを疑った．医師へ報告しバンコマイシン（VCM）にて加療開始．同日採取された喀痰からMRSAが検出され，MRSA肺炎に伴う血流感染とし診断．経胸壁心エコーを実施したところ，僧帽弁に疣贅と思われる構造物も確認され感染性心内膜炎も発見された．

Clinical pearls

①ブドウ球菌はほとんど集塊形成を伴うグラム陽性球菌である．

②黄色ブドウ球菌とコアグラーゼ陰性ブドウ球菌は大きさや集塊の大きさも異なることがあり，鑑別可能な場合がある．

③グラム染色所見のみでは感受性検査結果はわからないため，PCRを用いた*mecA*遺伝子の検出は早期に抗MRSA薬の選択を可能にできる．

④血液培養から黄色ブドウ球菌が検出されたため，肺炎と感染性心内膜炎の早期診断が可能となり，より適切な治療へと結びつけることができた．

症例2　血液培養でグラム陰性桿菌が検出された場合（その1）

症 例：50歳，男性．

主 訴：発熱

既往歴：結石性腎盂腎炎，椎間板ヘルニア

現病歴：当日午後から発熱を認め，市販の解熱鎮痛剤でも改善しないため当院受診．もともと結石性腎盂腎炎があり，本人が心配している．CVA叩打痛ははっきりしないが，腹

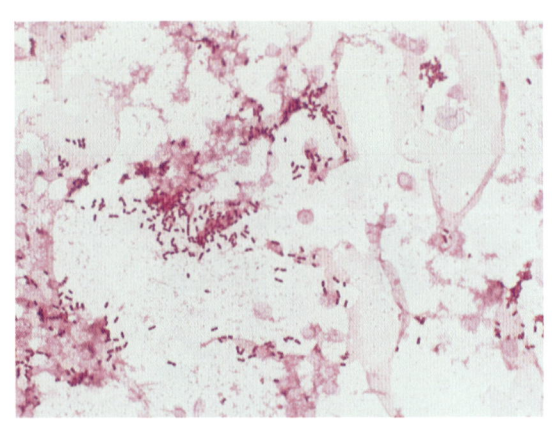

図4-8　血液培養から検出された大腸菌

部単純CTで右尿管内に結石と思われる異物あり．採尿すると混濁尿があり．血液培養および尿培養を実施．結石性腎盂腎炎としてセフトリアキソン（CTRX）にて加療開始となり，ステント留置となった．12時間後に血液培養2セット陽性となり，グラム染色を実施したところグラム陰性の中型桿菌が認められた（図4-8）．ボトル内部にはガスの発生を認め，混濁していたため腸内細菌群を疑い報告した．感受性の結果CTRXは耐性でESBLスクリーニング検査陽性となったため，医師と病態や重症度についても相談しメロペネム（MEPM）へ変更した．以後解熱し，2週間で軽快退院となった．

Clinical pearles

①CVA叩打痛はハッキリしないが，膿尿であり，画像所見で結石について指摘が可能なため，結石性腎盂腎炎を疑うことができた．

②血液培養ボトルでグラム陰性桿菌の検出があり，好気＋嫌気で陽性，ガス産生のため腸内細菌群を推定できた．

③感受性結果で初期治療の抗菌薬が耐性であったので，病態を考慮して適切な抗菌薬へと変更となった．

④セフメタゾール（CMZ）やタゾバクタム / ピペラシリン（TAZ/PIPC），MEPMなど感受性の抗菌薬選択は重症度によって何を選ぶのか医師とじっくり相談する方がよい．

症例3　血液培養でグラム陰性桿菌が検出された場合（その2）

症 例：80歳，男性．

主 訴：発熱

既往歴：急性骨髄球性白血病，2型糖尿病

現病歴：急性骨髄球性白血病のためシタラビン（AraC）導入後14日目．Nadir状態であり，発熱以外は身体所見と自覚症状はなし．血液培養採取後，発熱性好中球減少症としてセフェピム（CFPM）開始．18時間後に血液培養が2セット中1セットの好気培養のみが陽性になり，グラム染色を実施したところグラム陰性桿菌の中型やや細めの桿菌が検出された

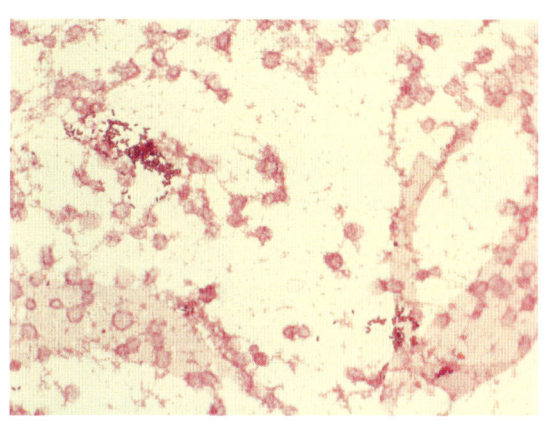

図4-9 血液培養陽性から検出された緑膿菌

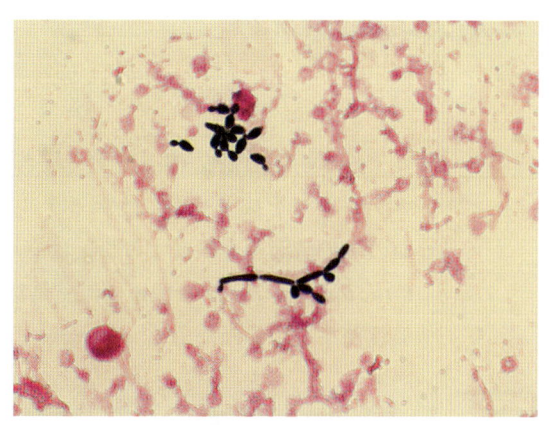

図4-10 血液培養陽性から検出されたカンジダ

（**図4-9**）．ボトル内部のガス産生はなく，混濁が顕著でなかったため，緑膿菌を疑い主治医へ報告．すでに CFPM 投与中であったため感受性結果を確認後，耐性菌であれば抗菌薬変更を検討することになった．翌日，感受性検査の結果 CFPM は感受性であったため，CFPM は7日間投与で終了した．

Clinical pearles

① 発熱性好中球減少時は，緑膿菌などの日和見感染症の起因菌が検出されることを想定して，抗緑膿菌作用の抗菌薬投与が行われた．

② 血液培養でグラム陰性桿菌が検出され，ガスの産生がなく好気ボトルのみの発育のため，緑膿菌を推定できた．

③ 緑膿菌は抗緑膿菌作用の抗菌薬に感受性を有することが多いが，耐性菌の場合もあり，ローカルデータを基に抗菌薬の選択を検討する．

④ また，結果報告時には，CFPM など発熱性好中球減少でよく投与される抗菌薬に感受性を有するかを確認する必要がある．

症例4 血液培養で酵母様真菌が検出された場合

症 例：70歳，女性．

主 訴：CVポート刺入部痛

既往歴：甲状腺機能低下症，糖尿病，脂質異常症，右白内障，直腸癌（手術）

現病歴：2週間前からCVポート刺入部が腫れてきた．2日前より疼痛を認め本日外来受診．発熱はなし．CVポート部および右上腕から静脈採血し血液培養を実施．セファゾリン（CEZ）＋VCMで加療開始．CVポート採血は30時間後，上腕採血は45時間後に陽性となった．CVポート採血の血液培養をグラム染色したところ仮性菌糸を多く認める酵母様真菌を認めた（**図4-10**）ため，*Candida albicans* を強く疑い，CEZ および VCM は中止し，ホスフルコナゾール（fos-FLCZ）へ変更した．CVポートはすぐに抜去し，3日後の血液培養再検査では陰性，眼底検査の結果異常は認めず．fos-FLCZ は17日間で終了した．

Clinical pearles

①検出頻度は低いが *Candida* はカテーテル関連感染症の起因菌として知られているため想定内であった.

②カテーテル関連血流感染症を疑う場合は抜去したカテーテル先端と血液培養採取が必須である.

③カテーテルを抜去せずにカテーテル関連血流感染症を診断する場合に，カテーテルと末梢血の陽性時間差を検討することは有用である.

④*Candida* のカテーテル関連血流感染症であったために早期にカテーテル抜去を強く推奨した.

⑤仮性菌糸を認めたため *C. albicans* を推定でき，適切な抗菌薬の選択が可能になった.

4 検査結果を意識した抗菌薬の絞り込み

　　検出菌の結果報告があれば起因菌と感染臓器を絞り込み，病態や感受性結果を参考にしながら抗菌薬も適切なものへと変更していく．適切な抗菌薬とは，感染臓器に十分に到達し，科学的に十分な治療成績が確保され，安価で起因菌と判断した菌種以外に極力影響が低いものである．特に感受性結果は，抗菌薬の妥当性を評価するために行うものであるので，最大限に活かさなければならない．初期治療で投与した抗菌薬に耐性であれば早期に抗菌薬の変更を行う.

5 おわりに

　　血液培養もそうであるが培養検査には絶対条件がなく，それは菌が増殖するために必要な至適環境が整ってもいえることで，診断のための至適条件が揃い，病原部位から微生物が検出されることで有用性の高い検査結果が得られる．そうすることで初めて処方提案した抗菌薬の妥当性を検討することができるのではないだろうか.

薬学的介入のポイント

- 検査室は起因菌を検出するエキスパートである．検出菌が何か，どういう病原性をもっているのかなど，臨床的意義についても十分に聞くことで，抗菌化学療法は成功により近づく.
- 検査室は感受性結果を治療に結びつける力が足りないことが多い．用法・用量を踏まえた感受性結果について薬剤師と双方で検討すべきである.
- 治療中の抗菌薬について疑問がある場合は，微生物学的考察も検討課題に入れる.
- 医師に処方提案をする場合は，検出された微生物と病態に応じた処方提案を心がけ，失敗しないように治療初期は慎重に経過をみていく.
- 感染症診療において微生物がすべてでなく，抗菌薬もすべてではない．治療を成功に導けないこともあるが，諦めては治療成功に結びつくこともできない.

引用文献 ————

1) Cockerill FR, 3rd, et al：Optimal testing parameters for blood cultures. Clin Infect Dis, 38：1724-1730, 2004.

2) Auckenthaler R, et al：Comparison of recovery of organisms from blood cultures diluted 10％（volume/volume）and 20％（volume/volume）. J Clin Microbiol, 15：860-864, 1982.

3) Reisner BS, et al：Times to detection of bacteria and yeasts in BACTEC 9240 blood culture bottles. J Clin Microbiol, 37：2024-2026, 1999.

4) Weinstein MP, et al：The clinical significance of positive blood cultures in 1990s：a prospective comprehensive evaluation of the microbiology, epidemiology, and outcome of bacteremia and fungemia in adult. Clin Infect Dis, 24：584-602, 1997.

5) 佐藤昭裕ほか：末梢静脈カテーテルによる血流感染の現状. 環境感染, 30：1-6, 2015.

6) Weinstein MP：Blood culture contamination：persisting problems and partial progress. J Clin Microbiol, 41：2275-2278, 2003.

7) Hall KK, et al：Updated review of blood culture contamination. Clin Microbiol Rev, 19：788-802, 2006.

（山本　剛）

3 血液以外の培養検査

1 微生物学的検査の概要と培養検査の位置付け

　数多くの疾患の中で，感染症は必ず何らかの微生物が関与している．すなわち，感染症の臨床検査は，その病原微生物をあらゆる検査法を駆使して特定し，それに対する抗微生物薬の効果を予測することである．

　病原微生物は，ウイルス，リケッチア，クラミジア，細菌，真菌，原虫類といった異なる生命体を多く含み，その検出，特定方法は多種多様である．一般的な医療施設で実施されている微生物学的検査は，培養検査を中心としているため，病原細菌，病原真菌が対象となり，ウイルスをはじめその他の微生物は対象となっていない．しかし，近年では簡易的な操作で病原微生物の抗原を検出可能なイムノクロマトグラフィ法が普及し，また従来よりも簡便化された核酸増幅検査によって，結核，インフルエンザウイルス，ノロウイルス，マイコプラズマなどさまざまな病原微生物が検出可能となっている．

2 血液以外の培養検査

　培養検査の目的は，患者検体（生体からの排泄物，分泌物，浸出液，体液・体腔液，組織，装着物など）から感染症の原因となる病原細菌，病原真菌を検出し，その後に実施される同定検査，抗菌薬感受性試験に必要な細菌，真菌を分離することである．

　血液以外の培養検査には，呼吸器系感染症では喀出痰，咽頭粘液など，消化管感染症では糞便，胆汁など，泌尿器または生殖器感染症では中間尿，尿道分泌物，腟分泌物など，その他，各感染臓器からの膿瘍や浸出液，装着物が検査の対象となる．**表4-5**に診療報酬上の分類に沿った感染臓器と主な検体についてまとめた．

　検査材料が異なっているということは，感染臓器が異なっているということになるので，対象となる主要な起因菌が異なる．したがって，検査材料ごとに分離培養に用いる培地にはいくつかの組み合わせが必要となる．

　分離培養に用いられる培地は，5％羊血液寒天培地，BTB寒天培地，マッコンキー寒天培地，チョコレート寒天培地，SS寒天培地，TCBS寒天培地，CIN寒天培地，CCDA寒天培地，CT-SMAC寒天培地，嫌気性菌用としてアネロコロンビア寒天培地，GAM寒天培地，その他サイヤーマーチン培地，マンニット食塩培地，クロモアガーMRSA，クロモアガーカンジダ，WYO寒天培地，MWY寒天培地，ポテトデキストロース寒天培地など，ほかにも多くの種類の培地があり，生培地，粉末培地として市販されている．

表4-5　診療報酬上の分類に沿った感染臓器と主な検体

診療報酬上の分類	感染臓器	主な検体
口腔，気道または呼吸器	口腔	口腔内擦過物
	上気道	上咽頭粘液，咽頭粘液
	下気道・肺	喀出痰，気管内吸引痰，気管支肺胞洗浄液，肺生検
	鼻	鼻漏
消化管	腸管	便
	肝胆道系	胆汁，PTCD胆汁
血液または穿刺液	血流	静脈血，動脈血，カテーテル逆流血
	中枢神経系	髄液
	胸腔	胸水
	骨	骨髄血
	肝胆道・腹部	腹水
	関節	関節液
	心・血管系	心嚢液
泌尿器または生殖器	腎・尿路系	中間尿，カテーテル尿，尿道分泌物
	生殖器	腟分泌物，頸管分泌物，子宮内容物
その他の部位	口蓋扁桃	扁桃周囲膿瘍
	肺	肺膿瘍
	生殖器	バルトリン腺膿瘍
	骨・関節	関節滑膜，骨組織
	心	心臓弁・疣贅
	各挿入部位	カテーテル
	眼	眼脂，角膜擦過物，結膜
	鼻	副鼻腔液
	耳	耳漏
	皮膚・軟部組織	開放性膿，非開放性膿，褥瘡
	中枢神経系	脳膿瘍
	肝	肝膿瘍
	腹部	腹腔内膿瘍

　臨床微生物検査技師は検体の種類，品質，患者の病態情報をもとに，想定される病原細菌を検出可能な分離培地を組み合わせて分離培養を実施する．しかし，**表4-5**に示した診療報酬上の分類で，口腔，気道または呼吸器では160点，消化管180点，血液または穿刺液210点，泌尿器または生殖器170点，その他の部位160点となっており，これに嫌気性培養を追加した場合は118点が加算され，分離培養だけではなく病原細菌が検出された際にこれを同定検査する費用を含めて賄わなければならない．主な感染臓器とその主な感染症に伴う検体（血液培養を除く），主要起因菌を**表4-6**に示した．

表 4-6　主な臓器と感染症（血液培養を除く）

感染臓器	主な感染症	検体	主要起因菌	検査室に特に依頼を要す起因菌と培養環境
上気道・口腔	咽頭炎, 扁桃炎	咽頭粘液 口腔擦過物	A群溶血レンサ球菌, 黄色ブドウ球菌	淋菌（サイヤーマーチン培地にて炭酸ガス培養）
	扁桃周囲炎, 扁桃周囲膿瘍	扁桃周囲膿瘍	A群溶血レンサ球菌, 嫌気性菌	
下気道・胸腔	気管支炎	喀痰	肺炎球菌, インフルエンザ菌, モラクセラ菌	
	肺炎	喀痰, 気管内吸引物, 気管支肺胞洗浄液	肺炎球菌, インフルエンザ菌, モラクセラ菌, 腸内細菌科, 緑膿菌, アシネトバクター, 嫌気性菌, 真菌	レジオネラ菌（WYO寒天；湿潤培養）, マイコプラズマ（PPLO寒天；1週以上）, 結核菌（小川培地；4週以上, 液体培地；2週以上）, アスペルギルス, クリプトコッカス（PDA；3日以上）
	百日咳	鼻腔粘液, 咽頭粘液	百日咳菌	ボルデージャング培地（湿潤培養；1週間以上）
	膿胸, 肺膿瘍	胸水, 肺膿瘍, 胸腔穿刺液	黄色ブドウ球菌, レンサ球菌, 腸内細菌科, 緑膿菌, アシネトバクター, 嫌気性菌	ノカルジア, アクチノマイセス（熟練した鏡検技術を要す；培養期間延長）
眼・鼻・耳	麦粒腫, 涙嚢炎, 涙小管炎, 結膜炎, 角膜炎	眼脂	ブドウ球菌, コリネバクテリウム, 肺炎球菌, インフルエンザ菌, 緑膿菌, 嫌気性菌	アクチノマイセス（培養期間延長）, 嫌気性菌（嫌気培養）, フサリウム（PDA；3日以上）
	副鼻腔炎	副鼻腔貯留液	肺炎球菌, インフルエンザ菌, モラクセラ菌, 嫌気性菌, 黄色ブドウ球菌	リゾプス, フサリウム（PDA；3日以上）
	中耳炎	耳漏	肺炎球菌, インフルエンザ菌, モラクセラ菌	アスペルギルス（PDA；3日以上）
腸管	下痢症	糞便	サルモネラ菌, 赤痢菌, 腸炎ビブリオ菌, コレラ菌, 下痢原性大腸菌	カンピロバクター（スキロー寒天；微好気培養）, Vero トキシン（毒素検出）
	下痢症（抗菌薬関連）	糞便	ディフィシル菌	CD トキシン（毒素検出）
腎・泌尿器	膀胱炎, 腎盂炎	尿, カテーテル尿	大腸菌, 他の腸内細菌科, 腸球菌, ブドウ球菌, 緑膿菌	結核菌（小川培地；4週以上, 液体培地；2週以上）
生殖器	尿道炎	初尿, 尿道分泌物	淋菌	マイコプラズマ, ウレアプラズマ（培養困難）
	腟症, 腟炎, 頸管炎	腟・頸管分泌物	B群溶連菌, 大腸菌, 淋菌, インフルエンザ菌, ブドウ球菌, カンジダ	嫌気性菌（嫌気培養）
	内性器感染症	子宮内容物, ダグラス窩穿刺液	腸内細菌科, ブドウ球菌, 腸球菌, レンサ球菌, 嫌気性菌	結核菌（小川培地；4週以上, 液体培地；2週以上）
腹腔・肝胆道系	胆嚢炎, 胆管炎	胆汁	腸内細菌科, 腸球菌, ブドウ球菌, レンサ球菌, 嫌気性菌	
	肝膿瘍	肝膿瘍		
	腹腔内感染症	腹水, 腹腔内膿瘍		
中枢神経系	髄膜炎	髄液（腰椎穿刺）	肺炎球菌, インフルエンザ菌, B群溶連菌, 大腸菌, リステリア菌, 黄色ブドウ球菌	クリプトコッカス（PDA；3日以上）, 結核菌（小川培地；4週以上, 液体培地；2週以上）
	シャント術後髄膜炎	髄液	ブドウ球菌, コリネバクテリウム, 腸内細菌科, 緑膿菌, アシネトバクター, カンジダ	
	脳膿瘍	脳膿瘍	レンサ球菌, 嫌気性菌	ノカルジア（熟練した鏡検技術を要す；培養期間延長）
皮膚・軟部組織	膿痂疹, 蜂巣炎, 丹毒, せつ, よう	開放性膿, 皮下組織	黄色ブドウ球菌, A群溶血レンサ球菌	
	壊死性筋膜炎, ガス壊疽, 軟部組織感染症	膿, 組織	A群溶連菌, B群溶連菌, G群溶連菌, 腸内細菌科, ビブリオヴァルニフィカス, エロモナス菌, 黄色ブドウ球菌, 嫌気性菌	クロストリジウム（嫌気培養）
	皮膚真菌症	落屑, 痂皮, 爪, 毛髪	カンジダ, トリコフィトン	
骨・関節	骨髄炎	骨組織, 骨髄	黄色ブドウ球菌	嫌気性菌（嫌気培養）, 真菌（PDA；3日以上）
	化膿性関節炎	関節液, 関節滑膜	黄色ブドウ球菌, ブドウ球菌	嫌気性菌（嫌気培養）

3 適切な検体の取り扱い

　感染症に限らず，臨床検査検体は採取時における一般的注意事項として，検体採取のタイミング，採取時の注意事項，輸送・保存の注意事項がある．

a. 検体採取のタイミング

　患者に検査の目的を十分に説明し，最良の検体が採取できるように協力を求め，発熱などの発病初期，抗菌薬療法開始以前に採取する．また，患者の状態を考慮して，安全性の高い採取法を選択する．検体量は多ければ，そこに含まれる病原微生物の絶対量も多くなり，検出率を向上させることができる．

b. 抗菌薬投与中の検体採取

　抗菌薬投与中は可能な場合に限り，24時間以上抗菌薬投与を中止して採取することが望ましいが，中止できない場合は抗菌薬の血中濃度が最も低いレベルにある時期（次回投与直前）に採取する．

c. 常在細菌の混入，消毒薬の混入を避ける

　常在細菌の混入は検査を煩雑化し，起炎病原体の推定を困難にするため，可能な限りこれを避ける必要がある．例えば，①中間尿を採取する際は尿道口を清拭し（特に女性），必ず初尿を捨てるようにする　②喀出痰の採取は，はじめに十分に歯磨きをするかうがいをして，口腔内の常在細菌を可能な範囲で除去してから採取する　③便は常在細菌の混入が避けられないので，採取後はただちに検査室に搬送する．やむを得ず保存が必要なときは冷蔵庫に一時保存して，15分以上室温放置してはならない．また，そのほかに採取部位の消毒に用いた消毒薬を検体に混入させてはならない．

d. 検体の乾燥を避ける

　検体が乾燥すると，一部の微生物は死滅してしまう．カテーテル類や綿棒で採取した検体は乾燥しやすいので，専用輸送用培地に入れるか，微量の滅菌生理食塩液で湿らせた状態でただちに検査室へ搬送する．

e. 嫌気性菌の存在を疑う場合（閉鎖性病巣，悪臭を伴う検体）

　嫌気性菌は酸素に接触すると数分から数十分で死滅してしまうため，嫌気性菌の保存に適した専用容器に採取するか，検体容器を検体で満たし酸素の存在する空間をつくらないようにする．注射器で吸引した場合は，スピッツなどに入れ替えることなく，そのままただちに搬送するとよいが，注射針の取り扱いには十分な注意が必要である．

f. 室温放置は厳禁

　人体から排泄された検体は，さまざまなタンパク成分を含んでおり培地の働きをするので，

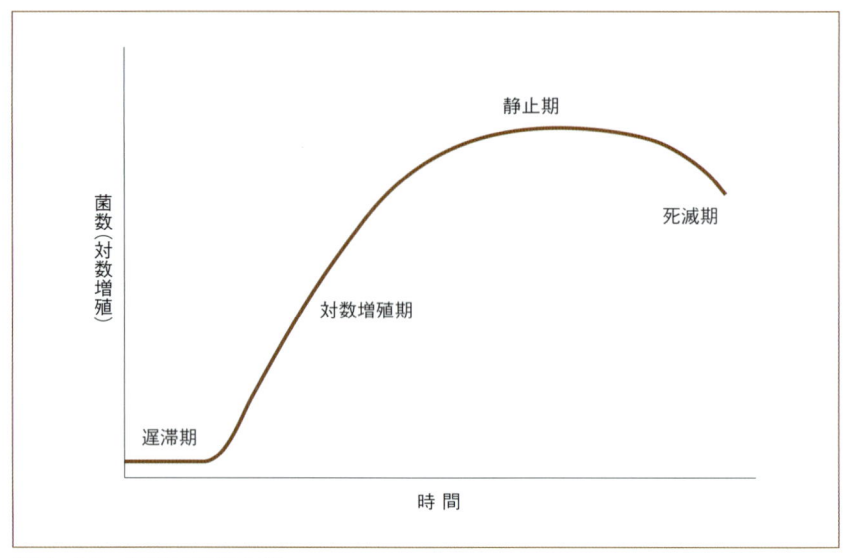

図4-11　細菌の増殖曲線

室温に放置しておくと細菌をはじめとする微生物が増殖して，臨床判断を誤らせることにつながる．例えば，尿検体では尿中の細菌数が1×10^4 CFU/mL以上存在した場合は，尿路感染症の起炎病原体として考えられることから，もともと尿道口付近の大腸菌などの常在細菌が排尿時に混入し，1 mL中に1×10^2 CFU/mL存在したとすると，尿検体を室温で2〜4時間放置することによって**図4-11**に示したように，大腸菌は1，2時間の遅滞期を経て対数増殖期に入り，約20分ごとに倍に増殖することによって，容易に1×10^4 CFU/mL以上に増殖してしまう．また，複数の菌種が混在している場合は発育の遅い菌種が発育の早い菌種に培養培地中で覆われてしまい，しばしば検出が困難になる．

g. 保存は冷蔵が原則

　本来，検体の一時的な保存温度は冷蔵が原則であるが，一部，淋菌や髄膜炎菌は低温に弱く死滅してしまうことがあり，また赤痢アメーバを目的とした場合は運動性が低下することによって検出困難となるため例外であり，これらはただちに検査室に搬送する必要がある．保存条件を検査室に問い合わせができない時間帯や，事情がある場合は採取した検体が常在菌による汚染，または創部などでも採取時の汚染が考えられるときには冷蔵保存とし，血液や髄液などの本来無菌的な材料で細菌を検出することが目的とされるような検体は室温保存と考えるとよい．ただし，いずれの場合も可能な限り速やかに検査室に搬送することが原則である．

4 臨床微生物学的な起炎性の判断（実践例）

a. カテーテル尿の培養

　本来，尿は膀胱内において蓄積されている際は無菌である．しかし，排尿時に尿管を通過し尿道口付近において，常在菌として存在する大腸菌，腸球菌，Coryneform bacteria，coagulase negative *staphylococcus*, 女性の場合はデーデルライン桿菌を含み，これによる汚染を受けるため，通常排尿された尿は若干の常在菌混入が認められる．また，患者によっては緑膿菌をはじめとするブドウ糖非発酵グラム陰性桿菌など耐性菌による汚染も考慮しておく必要がある．

尿道カテーテルを挿入する際に尿道口を消毒するが，尿道口付近のみであって常在菌が尿管内にも進入していることから，完全に無菌状態になっているとはいえない．

症例 1

67歳，男性．転移性肺癌術後，胸腔ドレーン装着，尿道カテーテルを留置しており，術後3日目に採尿バッグ内の尿に混濁を認めた．発熱はないものの，ハイリスク患者であることから主治医の判断でカテーテル尿培養，血液培養，血算，生化学の血液検査が実施された．カテーテル尿からは緑膿菌が1×10^4 CFU/mL検出され，血液培養陰性，血算，生化学では特に炎症反応を認めなかった．

本症例では，緑膿菌の起炎性は極めて低いと考える．臨床微生物検査技師としては，転移性肺癌で入退院をくり返していることから，カテーテル挿入時に定着していた緑膿菌が汚染し，後にバッグ内の尿を混濁させ，上行した緑膿菌が管内をも広く汚染し，検出されたと考える．

b. 喀出痰の培養

喀痰は，肺や気管支から分泌された粘液の一種で，呼吸器系に侵入した異物を絡めて排出する働きがある．喀痰の成分は糖タンパク，免疫グロブリン，脂質を含む水が主成分であり，何らかの微生物によって呼吸器系に炎症が生じている場合は好中球などの白血球や組織片を含んでいる．気管支，細気管支，肺胞は本来無菌的な部位であるが，喀痰は気道，口腔内を通じて排出するため，口腔内の常在菌であるレンサ球菌，ナイセリア菌，Coryneform bacteria，嫌気性菌によって容易に汚染を受ける．

症例 2

63歳，女性．生来健康．1週間前より咳嗽出現し，その後，咽頭痛，発熱を認め，呼吸苦が出現したため救急外来受診した．胸部X線上で右上中肺野に浸潤影を認め，血算，生化学の血液検査，喀痰培養，尿中肺炎球菌抗原検査が実施された．強い炎症反応と尿中肺炎球菌抗原が陽性，後に喀痰から肺炎球菌が優位に検出された．また，同時にインフルエンザ菌が検出された．

本症例では，患者の経過と尿中肺炎球菌抗原の結果から，培養の結果を待たずして起因菌を推定することが可能である．しかし，喀痰培養の結果はインフルエンザ菌も検出されており，混合感染と考えられる．

薬学的介入のポイント

- 血液以外の培養は，臨床症状，患者背景などから感染巣を推定して，起因病原体を含んだ検体を採取する.
- 検体採取後はただちに検査室に搬送することが望ましい.
- 感染巣に応じた起因病原体を確実に検出可能な培養環境，培地を選択する.
- 実践例は例えであり，実際は塗抹検査で起因病原体を推定することが可能で，推定菌に感受性のある抗菌薬を選択する.

参考文献

- 大塚喜人：感染症（細菌・ウィルス）の検査とは？ In：大塚喜人ほか 編：検査のしくみと進め方, pp 89-99, 総合医学社, 2011.
- 三澤成毅：培養・同定検査. 臨床検査, 58（増刊号）：1235-1241, 2014.

（大塚 喜人）

4 感受性試験

　薬剤感受性試験は，感染症患者の検査材料から分離された起炎菌に対し実施される．その結果から適正な抗菌薬を選択していくことが，感染症治療の効果に重要な影響を及ぼしている．

　薬剤感受性試験の測定方法としては微量液体希釈法，ディスク拡散法などがある．検査結果の判定には，米国臨床検査標準化委員会（Clinical and Laboratory Standards Institute：CLSI）が用いられ[1]，2015年（平成27年）の段階で94.1％以上の施設でCLSI準拠微量液体希釈法が採用されている[2]．

　また，さまざまな薬剤耐性菌の出現および増加が世界的な問題となっており，正確に検出していくことが感染症治療または院内感染対策において非常に重要である．しかし，通常の薬剤感受性試験だけでは薬剤耐性菌を正確に判定できないものも存在し，CLSIは薬剤耐性菌の検出法も多く記載している[1]．

　ここでは，薬剤感受性試験のうち，多くの施設が実施している微量液体希釈法と臨床的に重要な薬剤耐性菌の検出法を解説していく．

1 微量液体希釈法

　微量液体希釈法は各薬剤の2倍連続希釈系列を作成し，CLSIの設定されたブレイクポイントから感性（susceptible：S），中間（intermediate：I），耐性（resistant：R），用量依存的感受性（susceptible dose dependent：SDD）と判定していく．

　使用培地は好気性菌，通性嫌気性菌の多くはカチオン調整Mueller-Hinton broth（CAMHB），*Streptococcus pneumoniae*，β溶血群 *Streptococcus* spp. は CAMHB + lysed horse blood（LHB）（2.5％〜5％ v/v），*Haemophilus* spp. は *Haemophilus* Test Medium（HTM）broth を使用する．菌液調整は直接法と増菌法があり，多くの菌で0.5 McFarland の濁度に調整する．培養条件は好気性菌，通性嫌気性菌の多くが35 ± 2℃，好気環境16〜20時間培養する．ただし，一部の菌種，抗菌薬について菌液調整，培養条件が異なるものも存在する．

2 薬剤耐性菌の検出法

　ここでは CLSI M100 S-26で記載されている表現型の検出法を中心に[1]，グラム陽性球菌は *Staphylococcus* spp. のペニシリナーゼ検出法，クリンダマイシン（CLDM）誘導耐性検査法，グラム陰性桿菌は基質特異性拡張型 β-ラクタマーゼ（ESBL）検出法の CLSI法，double disk synergy test（DDST），カルバペネマーゼ検出法のメタロ-β-ラクタマーゼ（MBL）検出法，改

良ホッジテスト（Modified Hodge test）について説明する.

a. グラム陽性球菌

❶ *Staphylococcus* spp. のペニシリナーゼ検出法

ペニシリン耐性 β-ラクタマーゼ（ペニシリナーゼ）の産生によりペニシリン G（PCG）を加水分解する. β-ラクタマーゼ産生には *blaZ* 遺伝子が関与している.

• 対象基準

CLSI では**表4-7**に示す PCG のブレイクポイントを設定している. また，PCG 感性株の中にペニシリナーゼ産生株が含まれることも知られており，PCG 感性株でも β-ラクタマーゼの確認試験を追加する. また，MRSA と MRCNS と判定されたものには耐性とするか報告をしない.

• 確認試験

CLSI では β-ラクタマーゼの確認試験としてニトロセフィン法とペニシリン・ゾーンエッジ試験を挙げている.

ニトロセフィン法（**図4-12**）：セフィナーゼディスク（日本ベクトン・ディッキンソン）を用いる. MHA あるいは血液寒天培地に被検菌株を接種後，MPIPC または CFX ディスクを設置して β-ラクタマーゼの発現を誘導し，ディスク阻止帯のエッジの集落をセフィナーゼディスクに塗布する. 1時間以内にピンク色に着色すれば，β-ラクタマーゼ陽性と判定する.

ペニシリン・ゾーンエッジ試験（**図4-13**）：通常のディスク拡散法と同様の方法で，被検菌株を MHA に接種し，中央に PCG ディスクを設置し培養後，阻止円のエッジを観察する. エッジが明瞭（sharp）であれば β-ラクタマーゼ陽性，不明瞭（fuzzy）であれば β-ラクタマーゼ陰性と判定する.

表4-7　PCGのブレイクポイント

MIC（μg/mL）			阻止円（mm）		
S	I	R	S	I	R
$\leqq$ 0.12		$\geqq$ 0.25	$\geqq$ 29		$\leqq$ 28

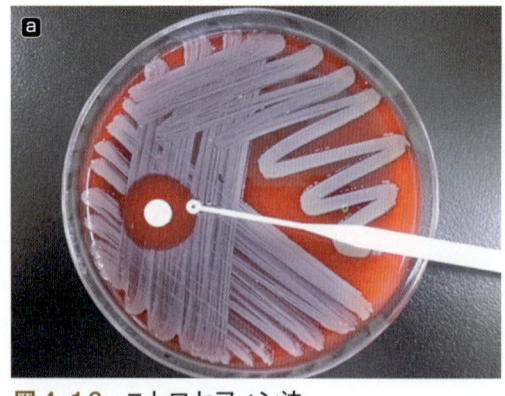
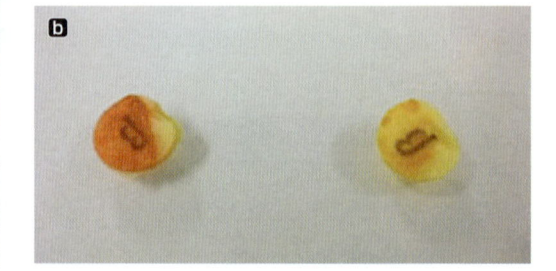

図4-12　ニトロセフィン法
ⓐ エッジの集落を釣菌する
ⓑ ディスクに塗布して色調を確認（左が陽性，右が陰性）

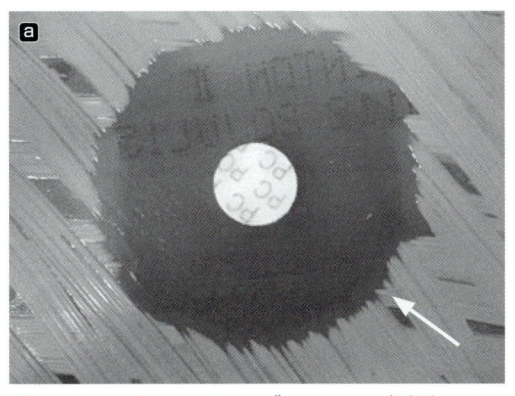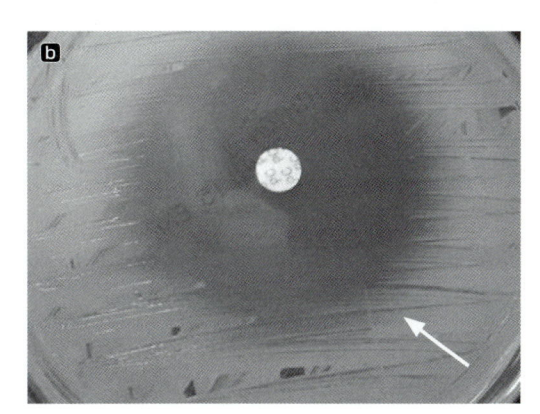

図 4-13　ペニシリン・ゾーンエッジ試験
ⓐ PCG のエッジが sharp となり陽性
ⓑ エッジが fuzzy となり陰性

※**報告**：ニトロセフィン法，ペニシリン・ゾーンエッジ試験陽性の場合 ペニシリン系抗菌
薬に耐性と報告する．ニトロセフィン法，ペニシリン・ゾーンエッジ試験陰性の場合はペ
ニシリン系抗菌薬を感性と報告する．ただし，*S. aureus* に関してはニトロセフィン法の感
度が 77 ％程度と報告があり[3]，ペニシリン・ゾーンエッジ試験を追加実施することが望ま
しいとされる．

注意しておきたいポイント
　β-ラクタマーゼの確認試験を実施していない場合，実施の有無を確認できない場合に
はペニシリン系抗菌薬が感性と報告された場合でも使用を控えるべきである．

❷ CLDM 誘導耐性検査法

　エリスロマイシン（EM）の耐性機構は薬剤排出機構と 23SrRNA の変異，CLDM の耐性機構
は 23SrRNA の変異による．関与する遺伝子として，薬剤排出機構は *msrA*，23SrRNA の変異
は *erm* を保有することである．EM 耐性で CLDM 感性と判定される株の中には，*erm* 遺伝子を
保有していながらも，CLDM 感性になる株が存在している．

・対象基準

Staphylococcus spp., *Streptococcus pneumoniae*，β溶血群 *Streptococcus* spp. において，EM
耐性で CLDM 感性と判定された株は確認試験を実施する．

・確認試験

　CLSI ではクリンダマイシン誘導耐性の確認試験として D-ゾーン試験と微量液体希釈法を挙
げている．

　D-ゾーン試験（**図 4-14**）：通常のディスク拡散法と同様の方法で，MHA あるいは血液寒天
培地に被検菌株を接種後，*Staphylococcus* spp. は EM ディスクと CLDM ディスクを 15 ～
26mm 間隔，*S. pneumoniae*，β溶血群 *Streptococcus* spp. は 12mm 間隔に設置し培養後，EM
に隣接した側の阻止円の平坦化（D-ゾーン）がみられたら，CLDM の誘導耐性と判定する．

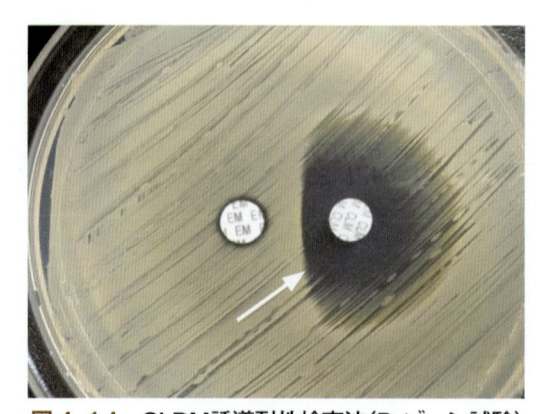

図4-14　CLDM誘導耐性検査法（D-ゾーン試験）
左のディスクが EM，右のディスクが CLDM.
矢印の部分の EM に隣接した側の CLDM 阻止円の平
坦化がみられるため陽性となる.
被検菌は *S. aureus*

微量液体希釈法：微量液体希釈法と同様の方法で，*Staphylococcus* spp. は EM 4μg/mL と CLDM 0.5μg/mL，*S. pneumoniae*，β溶血群 *Streptococcus* spp. は EM 1μg/mL と CLDM 0.5μg/mL，が同時に添加されたウェルに菌を接種し培養後，菌の発育を観察する．菌の発育を認めれば CLDM 誘導耐性と判定する．

※報告：CLDM 誘導耐性株は CLDM 耐性として報告する．または，「CLDM 誘導耐性が検出されたため，この菌株は CLDM 耐性であると推測される．」というコメントを報告する．

> **注意しておきたいポイント**
>
> 　CLDM 誘導耐性検査を実施していない場合，確認できない場合には CLDM が感性と報告された場合でも使用を控えるべきである．

b.　グラム陰性桿菌

　近年，グラム陰性桿菌において，第三世代セファロスポリン系抗菌薬を分解する ESBL やカルバペネム系抗菌薬を分解するカルバペネマーゼ産生菌の出現と増加が問題となっている．グラム陰性桿菌が産生する β-ラクタマーゼは，Ambler がクラス A〜D 型の4クラスに分類し[4]，セリンを活性中心とするクラス A，C，D 型酵素をセリン-β-ラクタマーゼ，活性保持に亜鉛などの2価の金属イオンを必要とするクラス B 型酵素をメタロ-β-ラクタマーゼ（MBL）と称した．

❶ ESBL 検出法

　ESBL は Ambler 分類でクラス A に属し，通常ペニシリン系のみを分解するものが，第三世代セファロスポリン系まで基質が拡張した β-ラクタマーゼである．クラス A の β-ラクタマーゼはクラブラン酸（CVA）により活性が阻害されるため，第三世代セフェム系抗菌薬の分解が CVA で阻害されることが確認されれば ESBL 産生菌と判定する．

・対象基準

　CLSI では，*Escherichia coli*，*Klebsiella* spp.，*Proteus mirabilis* に関して基準を設定されて

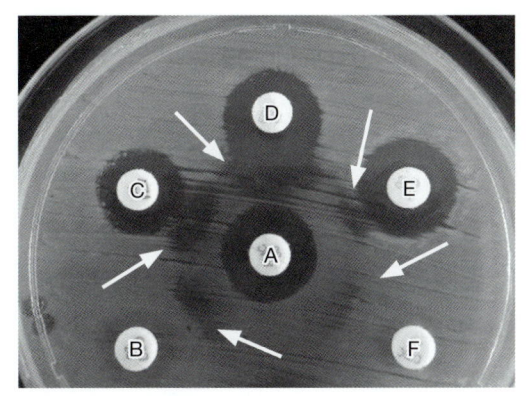

図4-15　DDST
A：CVA/AMPC，B：CPR，C：ATM，D：CFPM，E：
CAZ，F：CTX
CVA/AMPCと各ディスクの間に発育の阻止帯が形成
されれば陽性と判定．
被検菌は *E. coli*（臨床分離株）

いる．ただし，ESBL産生遺伝子はプラスミド上に存在するため，他の腸内細菌科細菌にも伝播するので，すべての腸内細菌科細菌が対象になると考えていく．

● 確認試験

CLSI法：*E. coli*，*Klebsiella* spp. はセフポドキシム（CPDX），セフタジジム（CAZ），アストレオナム（AZT），セフォタキシム（CTX），セフトリアキソン（CTRX），*P. mirabilis* は CPDX，CAZ，CTX においてディスク拡散法か微量液体希釈法でスクリーニングを実施する．基準にあてはまった場合は，CAZ と CAZ-CVA，CTX と CTX-CVA で確認試験を実施する．単剤と CVA 添加を比較して，ディスク拡散法は CVA 添加したディスクの阻止円径が5mm以上拡大，微量液体希釈法は CVA 添加した抗菌薬が3管以上の MIC の低下を認めた場合 ESBL と判定する．

DDST（図4-15）：CLSI法で使用している CTX，CAZ と CVA を含有した抗菌薬との double disk 法を実施した後，発育阻止帯の形成を確認する試験である．また，セファロスポリナーゼを同時に産生する株では，第四世代セフェム系抗菌薬のセフピロム（CPR），セフェピム（CFPM）を追加，MBL を同時に産生する株では，AZT を用いることで ESBL を検出することが可能となる．

※報告：ペニシリン系，セファロスポリン系，モノバクタム系抗菌薬は耐性として報告する．

注意しておきたいポイント

CLSI M100-S20 では，*Enterobacteriaceae* のセフェム系抗菌薬の breakpoint が大幅に引き下げられ，ESBL の検出は日常では必要がないとされているが，日本における ESBL 産生株では CAZ や AZT が感性と判定される株が多く存在するため，現時点では ESBL 確認試験は継続して実施することが推奨される．

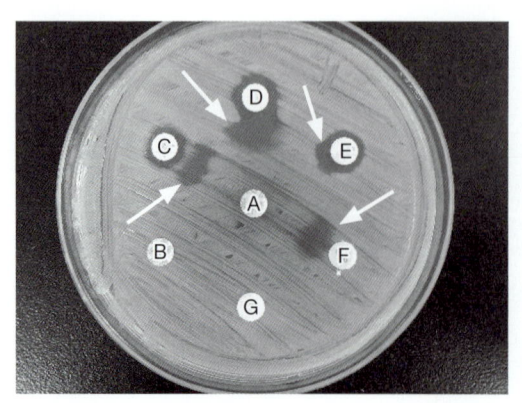

図 4-16　MBL 検出法

A：SMA ディスク，B：FRPM，C：MEPM，D：IPM，
E：CFPM，F：CAZ，G：SBT/CPZ
SMA ディスクとディスクの間に発育阻止帯が形成されれば陽性と判定．
被検菌は *K. oxytoca*（IMP-1 グループ 臨床分離株）

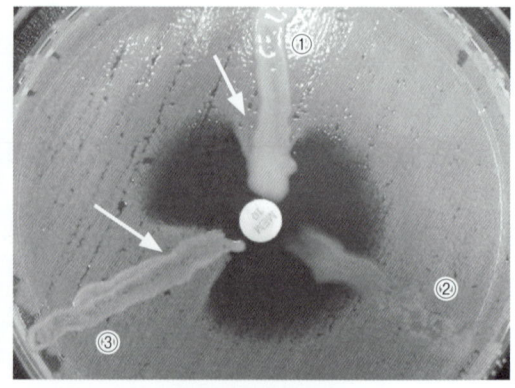

図 4-17　Modified Hodge test

①*K. pneumoniae* ATCC®BAA-1705：陽性
②*K. pneumoniae* ATCC®BAA-1706：陰性
③被検菌：*K. oxytoca*（臨床分離株）
矢印部分の発育が切れ込むように増強されれば陽性と判定．
被検菌は *K. oxytoca*（IMP-1 グループ 臨床分離株）

❷ カルバペネマーゼ検出法

MBL 検出法（図 4-16）

　MBL は Ambler 分類でクラス B に属し，第三世代および第四世代セフェム系抗菌薬に加え，カルバペネム系抗菌薬まで基質が拡張したβ-ラクタマーゼである．MBL は 2-メルトカプトプロピオン酸（2-MPA）や EDTA で活性が阻害される性質があり，この性質を利用し，セフェム系抗菌薬やカルバペネム系抗菌薬の分解が 2-MPA や EDTA で阻害されることを確認されれば，MBL 産生菌と判定する．

- **対象基準**：CLSI のカルバペネマーゼ産生菌を疑う検査のタイミングは，*Enterobacteriaceae* の分離株でイミペネム（IPM），メロペネム（MEPM）の MIC が≧2〜4μg/mL あるいは，エルタペネム（ERT）の MIC が 2μg/mL を対象とする．また，*Pseudomonas aeruginosa* と *Acinetobacter* spp. は 1 つ以上のカルバペネム系抗菌薬に対して非感受性の場合を対象とする．なお，MBL 産生菌の中には，カルバペネム系抗菌薬の MIC が低い菌も存在するため，カルバペネム系抗菌薬だけでなく CAZ，ラタモキセフ（LMOX），スルバクタム / セフォペラゾン（SBT/CPZ）タゾバクタム / ピペラシリン（TAZ/PIPC）が高度耐性の場合にも対象とする．

- **確認試験**：ここではメタロ-β-ラクタマーゼ SMA '栄研'（栄研化学，SMA ディスク）を用いた方法を記載する．SMA ディスクは 2-MPA を含んだディスクであり，MBL 産生菌では SMA ディスクと第三，四世代セフェム系抗菌薬，カルバペネム系抗菌薬のディスク間に発育阻止帯の形成が認められる．

Modified Hodge test（図 4-17）

　Modified Hodge test は 1978 年に Hodge が *Neiserria gonorrhoeae* のペニシリナーゼの検出に用いたのが最初で，さまざまな酵素（セファロスポリナーゼやカルバペネマーゼ）の証明に利用することが可能である．CLSI は Modified Hodge test によりカルバペネマーゼ産生腸内細菌科細菌の検出に用いることを記載している．

- **対象基準**：カルバペネマーゼの検出法であり，CLSIでは対象菌種が*Enterobacteriaceae*と記載されている．
- **確認試験**：ブロスまたは滅菌生理食塩水で*E. coli* ATCC25922を0.5 McFarlandに調整し，ブロスまたは滅菌生理食塩液で10倍希釈液を作成し，MHAに塗布する．3〜10分間放置した後，培地中央にERTまたはMEPMディスクを設置する．被検菌またはQC株のコロニーをディスクの端からまっすぐ画線塗沫する．被検菌と阻止円の交差部で，*E. coli* ATCC25922の発育が中心のディスクに向かって切れ込むように増強していれば陽性と判定する．
  ※**報告**：すべての*β*-ラクタム系抗菌薬を耐性として報告する．

> **カルバペネマーゼ検出法で注意しておきたいポイント**
> カルバペネマーゼ産生菌の中にはカルバペネム系抗菌薬のMICが低い菌も存在し，カルバペネム系抗菌薬だけではなく，第三，四世代セフェム系抗菌薬が高度耐性の場合にはカルバペネマーゼ産生菌を疑い検査することが必要である．

また，上記以外にもカルバペネマーゼの検出法として，Carba NP法がCLSIに記載されている．その他，EDTAによるMBL検出法やアミノフェニルボロン酸を用いたクラスC *β*-ラクタマーゼ（AmpC）の検出法[5]，Carbapenem Inactivation Method（CIM）法[6]などがあることも覚えておきたい．

3 薬剤感受性試験において注意していきたい点

今回CLSIで記載されている耐性菌の検出法を中心に記載したが，それ以外にもCLSIのドキュメントで注意していきたいものがある．

*S. pneumoniae*はPCGが非髄膜炎，髄膜炎，経口薬，CTX，CTRX，CFPMが非髄膜炎，髄膜炎とブレイクポイントが設定されているが，報告方法は施設によって異なっているのが現状であり，自施設ではどのように報告されているのかを確認しておきたい．

また，*Enterobacteriaceae*，Non-*Enterobacteriaceae*，*Enterococcus* spp.などで内因性耐性が記載されている．内因性耐性とは固有のまたは先天的な抗菌薬耐性と定義され，種のすべて，またはほぼすべての代表の野生型抗菌パターンに反映される（例：*Klebsiella pneumoniae*のampicillin）．内因性耐性は一般的なため，それらが，薬剤感受性試験で「S」の検査結果を得た場合には，抗菌薬感受性検査結果および同定の正確性と再現性を確認しなければならない．

4 おわりに

今回，一部の薬剤耐性菌の検出法にしか触れなかったが，CLSIはほかにも重要な薬剤耐性菌の検出法，ブレイクポイントなども記載されている．また，CLSIが発行するドキュメントは毎年もしくは定期的に改訂されており，微生物担当の臨床検査技師がそれらを確認していく必要がある．ただし，自施設で微生物検査室がない施設は，必要に応じて医師，薬剤師などが

確認していく必要が望ましい．CLSI では毎年改訂される M100 のドキュメントが無料公開することを発表し，以下のサイトにアクセスすれば誰もが無料で閲覧できるのでそれを活用していきたい（http://em100.edaptivedocs.info/Login.aspx）．

　なお，今回紹介した方法ですべての薬剤耐性菌を検出できない場合もあり，確定に遺伝子検査が必要になる場合もあることを念頭におく必要がある．

薬学的介入のポイント

- 微量液体希釈法は菌種によって使用培地，菌液調整，培養条件が異なっている．
- 耐性菌の確認試験の中には，簡便な検査法が存在している．
- 自施設でどのような耐性菌の確認試験を実施しているのかを確認しておく．
- 確認試験の判定からどのような報告になるかを理解する．
- 確認試験を実施していない場合は「S」の結果でもその抗菌薬の使用を控えていく．
- 感染症診療，感染対策に重要な ESBL，カルバペネマーゼ産生菌の判断基準を理解する．
- CLSI のドキュメントは定期的に改訂され，微生物検査室のない施設では必要に応じて，医師，薬剤師が中心となり内容を確認していく．

引用文献

1) Clinical and Laboratory Standards Institute：Performance standards for antimicrobial susceptibility testing：26th Edition informational supplement M100 S-26. M02-A12, M07-A10, and M11-A8, 2016. Available at：〈http://em100.edaptivedocs.info/Login.aspx〉
2) 日本臨床衛生検査技師会：平成 27 年度日臨技臨床検査精度管理調査報告 微生物検査部門③微生物検査サーベイ報告，日本臨床衛生検査技師会，2016.
3) Kaase, M, et al：Comparison of phenotypic methods for penicillinase detection in *Staphylococcus aureus*. Clin Microbiol Infect, 14：614-616, 2008.
4) Ambler RP：The structure of β-lactmases. Philos Trans R Soc Lond B Biol Sci, 289：321-331, 1980.
5) Yagi T, et al：Practical methods using boronic acid compounds for identification of class C beta-lactamase-producing *Klebsiella pneumoniae* and *Escherichia coli*. J Clin Microbiol, 43：2551-2558, 2005.
6) van der Zwaluw K, et al：The carbapenem inactivation method（CIM），a simple and low-cost alternative for the Carba NP test to assess phenotypic carbapenemase activity in gram-negative rods. PLoS One, 10：e0123690, 2015.

（和田 直樹）

第 5 章

各種病原体に対する
検査とその解釈

1 インフルエンザ

基本編

1 どんな検査をする？

　インフルエンザは，主に冬期に流行する呼吸器ウイルス感染症であり，通常は数日から約1週間の経過で治癒に向かうことが一般的である．しかし，高齢者や基礎疾患をもつハイリスク群がインフルエンザに罹患すると，肺炎および心不全などの合併症により死に至ることもまれではない．

　インフルエンザの診断に際して，抗原を検出することが重要であることは言うまでもない．しかし，迅速診断検査の感度は必ずしも高くなく，必要に応じて PCR 法を用いた遺伝子診断を実施する必要がある[1]．

　国内で市販されているインフルエンザ迅速診断検査は約20種類あり，さまざまな迅速診断検査が臨床的に使用されている．**表5-1**に示すように，インフルエンザ A および B が検出可能であり，また pandemic H1N1 2009 ウイルスを検出可能なもの，または RS ウイルスを検出可能なもの，などの特色を有する．

　迅速診断検査において陽性であった際には，その情報は極めて有用であるものの，その感度は60〜70％なので[2]，迅速診断検査の結果が陰性であったとしても，インフルエンザを否定してはならない．むしろ疫学情報，および臨床診断が優先されるべきである．

　また，最近の話題として，2013年に中国で地域的な流行を認めた鳥インフルエンザ A（H7N9）ウイルスが検出できるか否かは重要な課題である．国立感染症研究所では，国内で市販されているインフルエンザ迅速診断検査の鳥インフルエンザ A（H7N9）ウイルスに関する反応性を検討し，ホームページで公開している[3]．

2 いつ，どのタイミングで行う？

　まず迅速診断検査の感度と特異度を理解しておく必要がある[2]．それに加えて，小児と成人での感度の違い，ウイルスの種類による感度の違い，検体の摂取部位での感度の違い，および時間の経過と感度の違い，などが重要である．これらについてメタ解析の結果を**表5-2**および**表5-3**に示す[2]．これによれば，小児においてより感度が高く，インフルエンザ B ウイルス

表5-1 各迅速診断キットの各ウイルス株に対する反応性

商品名（50音順）	製造販売元	反応時間（分）	検出抗原
BD Flu エグザマン™	日本ベクトン・ディッキンソン	15	A, B
BD ベリターシステム™Flu	日本ベクトン・ディッキンソン	5～10	A, B
QuickVue ラピッド SP influ	DSファーマバイオメディカル	10	A, B
アルソニック Flu	アルフレッサファーマ	5	A, B
イムノエース Flu	タウンズ	3～8	A, B
イムノトラップ インフルエンザ A・B	和光純薬工業	1	A, B
イムノファイン™ FLU	ニチレイバイオサイエンス	1～5	A, B
インフルエンザウイルスキット	富士フイルム	3.5～15	A, B
エスプライン® インフルエンザ A&B-N	富士レビオ	15	A, B
クイックチェイサー® Flu A, B(S タイプ)	ミズホメディー	5～10	A, B
クイックナビ™-Flu	デンカ生研	8	A, B
クイックナビ™Flu+RSV	デンカ生研	8	A, B, RS ウイルス
クリアビュー Influenza A/B	アリーア メディカル	8	A, B
ゴールドサイン FLU	特殊免疫研究所	1～8	A, B
スタットマーク™ FLU スティック-N	ニチレイバイオサイエンス	1～10	A, B
スポットケム i-Line FluAB-S	アークレイ ファクトリー	5～10	A, B
チェック Flu A・B	ロート製薬	3～8	A, B
ナノトラップ®Flu A・B	杏林製薬	3～8	A, B
ファインビジョン Influenza	アリーア メディカル	5～8	A, B
富士ドライケム IMMUNO AG カートリッジ FluAB	富士フイルムメディカル	3.5～15	A, B
ブライトポック®Flu	ニチレイバイオサイエンス	1～10	A, B
プライムチェック® FLU・RSV	アルフレッサファーマ	5～10	A, B, RSウイルス
プロラスト Flu	三菱化学メディエンス	10	A, B
ラピッドテスタ® FLU・NEO	積水メディカル	15	A, B
ラピッドテスタ® FLU Ⅱ	積水メディカル	5～15	A, B
ラピッドテスタ® カラー FLU スティック	積水メディカル	2～10	A, B

において感度が低いこと，また，pandemic H1N1 2009ウイルスにおいて感度の低い傾向が示されている．また，検体の種類は感度，特異度に大きな影響を与えないことが示されている（**表5-2**）．**表5-3**は症状の持続期間と迅速診断検査の結果との関連を示したものであるが，24～48時間での感度の高い傾向が示されている．また，急性期，または4日以上経過した際には感度が低下することが示されている[2]．

3 検査結果をどう評価する？

　迅速診断検査による検査に入る前に，検査時点のインフルエンザ疫学情報を熟知しておくことが重要である[4]．インフルエンザが流行している際に，発熱および咽頭痛を認めた際には，

表5-2　グループごとの迅速診断検査の結果

特色	蓄積された感度 [95% CI] (%)	p 値	蓄積された特異度 [95% CI] (%)	p 値
対象				
小児（60 studies）	66.6 [61.6 to 71.7]	＜0.001	98.2 [97.5 to 99.0]	0.135
成人（33 studies）	53.9 [47.9 to 59.8]	Reference	98.6 [98.0 to 98.9]	Reference
ウイルスの種類				
Influenza A（72 studies）	64.6 [59.0 to 70.1]	0.62	99.1 [98.7 to 99.4]	＜0.001
Influenza B（27 studies）	52.2 [45.0 to 59.3]	0.05	99.8 [99.7 to 99.9]	＜0.001
Influenza A and B（47 studies）	62.3 [55.2 to 69.4]	Reference	96.1 [94.4 to 97.8]	Reference
H1N1 パンデミックの際の検討				
Yes（41 studies）	56.3 [48.7 to 63.9]	0.065	98.9 [98.3 to 99.5]	0.022
No（74 studies）	65.0 [59.7 to 70.4]	Reference	97.5 [96.6 to 98.5]	Reference
検体の種類				
鼻・咽頭吸入液（15 studies）	66.6 [56.2 to 77.0]	0.42*	97.8 [95.6 to 100]	0.34*
鼻・咽頭スワブ（19 studies）	61.6 [52.0 to 71.3]	0.75*	99.1 [98.4 to 99.9]	0.133*
鼻・咽頭洗浄液（3 studies）	50.7 [25.1 to 76.3]	0.32*	98.1 [94.0 to 100]	0.82*
鼻スワブ（10 studies）	65.9 [53.3 to 78.5]	0.61*	99.2 [98.2 to 100]	0.28*
咽頭スワブ（4 studies）	54.9 [32.7 to 77.1]	0.45*	90.0 [74.7 to 100]	0.018*

＊：参照したのはすべての検査を合わせたもの.　　　　　　　　　　　（文献2より引用，一部改変）

表5-3　症状の持続期間と迅速診断検査の結果との関連

著者（年）	持続期間*	感度 [95% CI] (%)	特異度 [95% CI] (%)
Gordon, et al（2009）	Day 1	51.9 [40.3 to 63.3]	98.4 [95.3 to 99.7]
	Day 2	75.1 [68.3 to 81.1]	97.9 [96.0 to 99.1]
	Day 3	74.2 [62.0 to 84.2]	97.9 [94.1 to 99.6]
	Day 4	57.9 [33.5 to 79.7]	98.6 [94.2 to 100]
Gordon, et al（2010）	＜24 h	41.7 [22.1 to 63.4]	97.9 [88.9 to 99.9]
	≧24 h	72.1 [59.9 to 82.3]	98.4 [94.3 to 99.8]
Keitel, et al（2011）	≦12 h	35.0 [19.0 to 55.0]	100 [88.0 to 100]
	12～24 h	66.0 [54.0 to 76.0]	97.0 [86.0 to 100]
	24～48 h	92.0 [80.0 to 97.0]	96.0 [82.0 to 99.0]
	＞48 h	59.0 [36.0 to 78.0]	100 [90.0 to 100]
Nilsson, et al（2008）	1～3 日	71.4 [58.7 to 82.1]	100 [95.1 to 100]
	1～5 日	62.8 [51.7 to 73.0]	100 [96.7 to 100]
	5 日	13.8 [3.9 to 31.7]	100 [90.0 to 100]
Poehling, et al（2002）	＜4 日	100 [63.1 to 100]	96.6 [90.4 to 99.3]
	≧4 日	54.5 [23.4 to 83.3]	98.4 [94.4 to 99.8]
Stein, et al（2005）	＜48 h	58.3 [27.7 to 84.8]	96.2 [80.4 to 99.9]
	＞48 h	25.0 [12.1 to 42.2]	98.6 [95.0 to 99.8]
Stripeli, et al（2010）	＜48 h	75.0 [42.8 to 94.5]	100 [92.1 to 100]
	≧48 h	65.4 [44.3 to 84.8]	94.2 [88.4 to 97.6]

＊：迅速診断検査を実施した際の症状持続期間.　　　　　　　　　（文献2より引用，一部改変）

インフルエンザと診断するのが妥当である．疫学情報は地域によって異なること（特に沖縄県においては夏でもインフルエンザが流行[5]）も考慮する．

沖縄県におけるインフルエンザの流行と気温，湿度との関連[6]

沖縄県においてはほぼ毎年のように夏にインフルエンザの流行を認めている[5]．**図5-1**は沖縄県の4病院での調査結果をまとめたものであり，沖縄県での流行のみについて，ウイルス型別に示している（2007～2014年）．この図に示されるように，亜熱帯地方に位置する沖縄県においては，夏にもインフルエンザが流行するなど，日本本島とは異なる流行状況を示している．温帯および寒帯ではインフルエンザは冬季に流行するものの，東南アジアでは夏季にもインフルエンザの流行が認められる[1]．ただし，流行に季節性があることの要因はいまだ解明されておらず，流行要因を把握することは感染対策上重要な課題である．

インフルエンザウイルス感染症の診断には臨床診断が重要である．もし仮に迅速診断検査が陰性であっても，全身倦怠感，上気道炎症状を有する患者において，他疾患を疑う根拠がないのであれば，疫学情報と臨床所見により診断すべきである．ただし，ワクチンの普及および迅速診断検査の普及により早期診断が可能となったことで，必ずしも普通感冒との鑑別ができない症例（微熱および鼻水で受診）が増えていることに留意する．

具体的な事例として，琉球大学医学部附属病院で経験したインフルエンザアウトブレイクにおける医療従事者の臨床症状と迅速診断検査の結果を紹介したい．

2011年1月から2月に，混合病棟において，医療従事者および患者に pandemic H1N1 2009 ウイルスによるアウトブレイクが発生した．この事例はわずか2日間で10人の入院患者にインフルエンザが発症した．この院内アウトブレイクにおいて，6人の医療従事者と，10人の患者

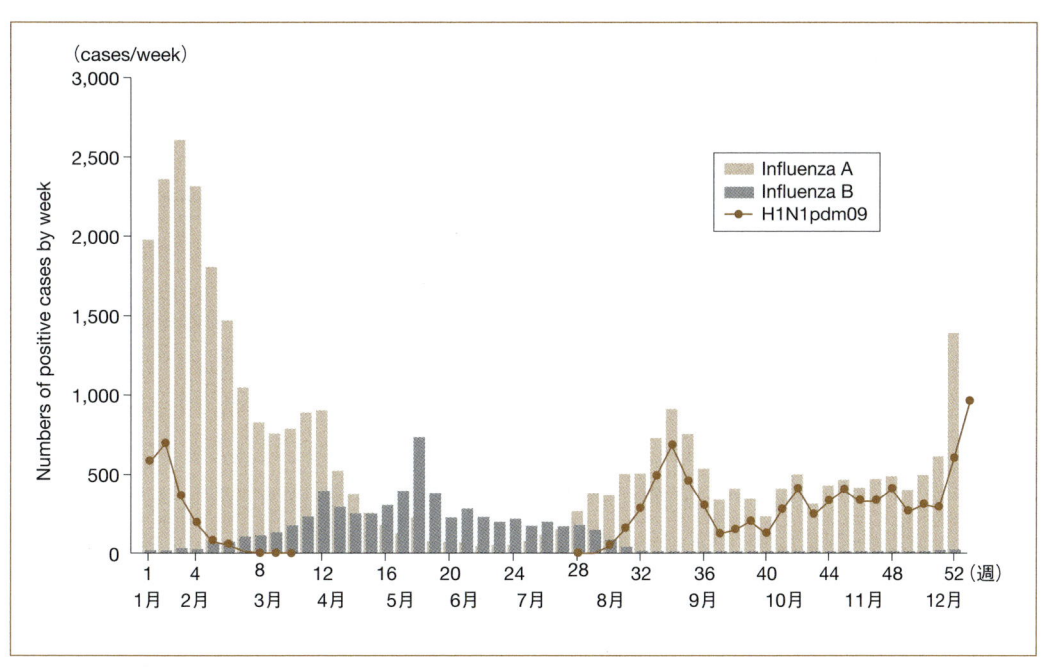

図5-1　沖縄県におけるインフルンザの流行（夏季も含めて）
2007年1月から2014年3月までを集計したもの．　　　　　　　　　　　　（文献6より引用，一部改変）

表 5-4　病棟におけるインフルエンザアウトブレイク時の医療従事者の診断経過

職　員	発症推定日	部署名	経　過
職員 1	1 月 28 日	泌尿器科医師	1/28：発熱あり，咳嗽あり，病休へ，インフルエンザ（−）． 1/31：インフルエンザ A（＋）．
職員 2	1 月 28 日	泌尿器科看護師	1/28：勤務終了時 37.2℃，悪寒あり，帰宅後 38℃． 1/29，1/30：発熱なし，勤務なし．1/31：発熱なし，インフルエンザ A（＋）．
職員 3	1 月 29 日	泌尿器科看護師	1/29：鼻汁あり，マスク着用し勤務，発熱なし．1/30：朝より発熱あり，インフルエンザ A（＋）．
職員 4	1 月 29 日	泌尿器科看護師	1/29：勤務終了時に倦怠感あり．1/31：発熱なし，鼻汁あり，インフルエンザ（−）．2/1：37.0℃，鼻汁あり，インフルエンザ A（＋）．
職員 5	1 月 29 日	泌尿器科看護師	1/29：勤務終了時 38℃の発熱あり，インフルエンザ（−）． 1/30，1/31：発熱，上気道症状あり，インフルエンザ（−）． 2/1：解熱あり，インフルエンザ（−）．2/2：出勤，発熱なし，鼻汁あり，インフルエンザ A（＋）．
職員 6	2 月 2 日	泌尿器科医師	2/2：微熱あり，マスク着用し勤務．2/3：発熱あり，インフルエンザ（−）であったものの病休へ．後にインフルエンザ A（＋）．

がインフルエンザに罹患した．この 6 人の医療従事者の診断過程を**表 5-4**に示す．この表で理解できるように，くり返し迅速診断検査を実施することでインフルエンザウイルス抗原を検出できること，また症状出現時には迅速診断検査が陰性であることが多いことが示された．また，臨床上，微熱および鼻汁などを呈し，普通感冒との鑑別が困難な事例が多かった（**表 5-4**）．

実　践　編

症例　迅速診断検査のピットフォールを示唆する症例[7, 8]

59 歳，男性．

主　訴：39℃台の発熱，乾性咳嗽

現病歴：高血圧にて近医通院中であった．20XX 年 1 月 15 日頃より咽頭痛が出現．1 月 18 日には 39℃台の発熱が出現し，改善しないため 1 月 20 日近医を受診．インフルエンザ迅速診断検査は陰性で，PL 配合顆粒，カロナール® の処方を受けた．しかし，その後も症状改善を認めないため 1 月 22 日に近医を再受診した．呼吸音の異常を指摘され，肺炎疑いとして総合病院へ紹介受診となった．ウイルス感染の疑いから再度，迅速診断検査を施行されるも陰性であった．本症例の総合病院受診時の画像所見を**図 5-2**に示す．

　急性間質性肺炎の疑いから気管支鏡検査が施行された．右 B4b よりの気管支肺胞洗浄液（BALF）の所見では，1 本目は透明だったものの，2 本目から 3 本目は血性であった．リンパ球を主体とした胞隔炎（肺胞壁の炎症）であり，かつ肺胞出血を伴っていることが示唆された．BALF を用いた PCR 検査にて，pandemic H1N1 2009 ウイルスが証明された．

また，同じ BALF を用いた迅速診断検査では，A型が弱陽性という結果となった．経気管支肺生検にて，びまん性肺胞傷害の所見を認めた．

呈示した症例は，インフルエンザウイルス感染症の中でも最重症例の純インフルエンザウイルス肺炎であるにもかかわらず，迅速診断検査が3回とも陰性となった．その理由を考察したい．

図5-3はマウスによる実験により，重症のインフルエンザウイルス感染症の病態を示したものである[9]．この図に示されるように，急性期にはインフルエンザのウイルス量は多くない．

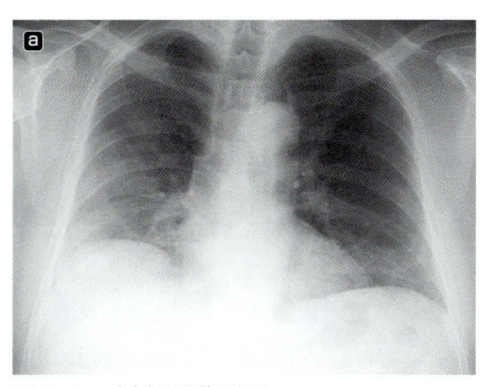
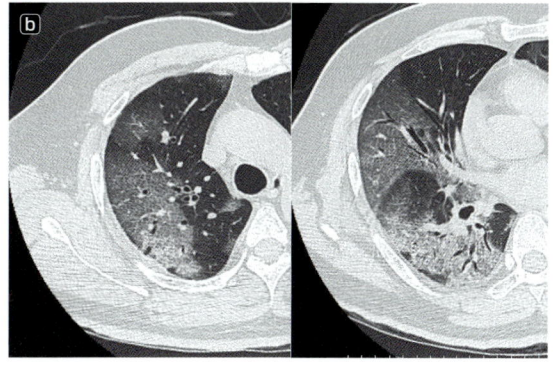

図5-2　症例の画像所見

a 胸部単純X線所見（pandemic H1N1 2009 ウイルス）．両側性，中・下肺野優位にスリガラス陰影，および浸潤影を認める．

b 胸部CT線所見（pandemic H1N1 2009 ウイルス）．血流の多い部分では浸潤影，血流が中等量の部分ではスリガラス陰影（血管が透見可能），血流の少ない部分では，ほぼ正常と，血流の影響によって陰影に程度が変化していることが示されている．　　　　　　　　　　　　　　　　　　　　　　　（文献5より引用）

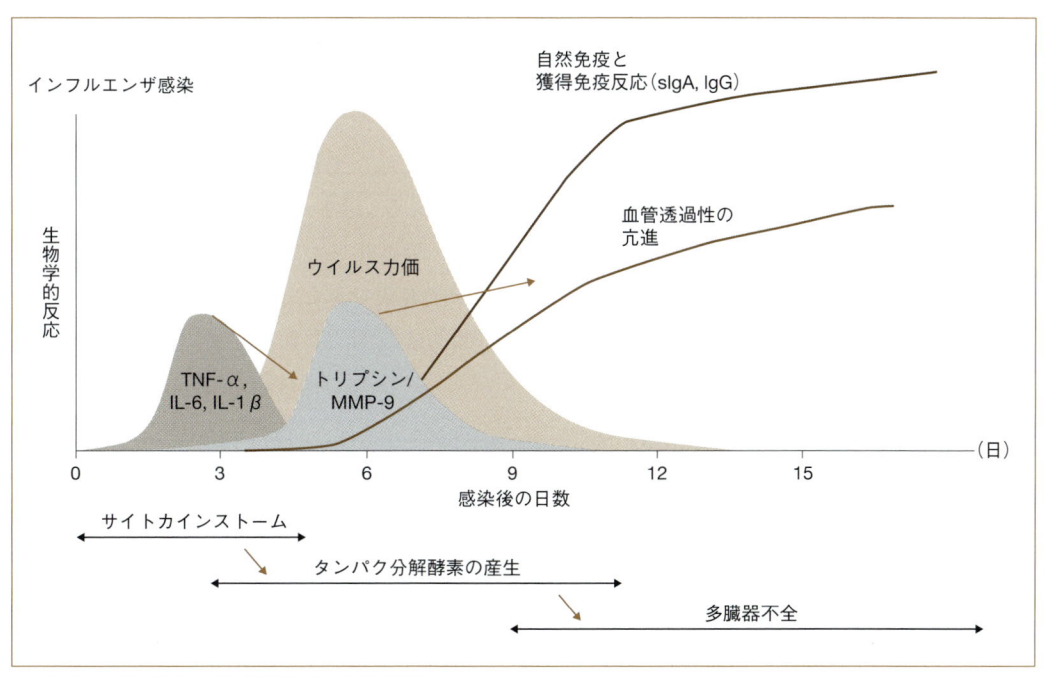

図5-3　インフルエンザ感染と生体応答　　　　　　　　　　（文献9より引用，一部改変）

一般名 （販売名）	ザナミビル （リレンザ®）	オセルタミビル （タミフル®）	ペラミビル （ラピアクタ®）	ラニナミビル （イナビル®）
剤 形	吸入剤 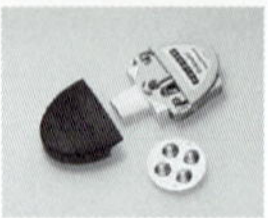	経口剤 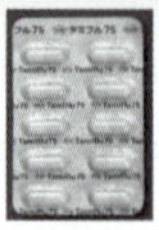	注射剤 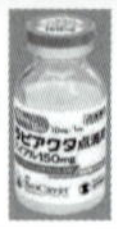	吸入剤 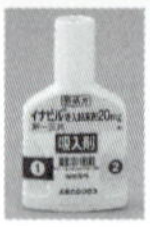
治療量 （成人）	10mg×1日2回， 5日間	75mg×1日2回， 5日間	300mg を1回投与＊＊	40mg を1回吸入
妊婦	○＊	○＊	○＊	○＊
耐性株への 効果 （H275Y 変異）	○	△	△	○
予防内服の 承認	○	○	×	○
予防内服の 用法・用量	10mg×1日1回， 10日間	75mg×1日1回， 7〜10日間	—	20（40）mg×1日1回， 2（1）日間

図 5-4　主に使用されている抗インフルエンザ薬の比較

＊：妊婦への使用は有益性投与．
＊＊：合併症などにより重症化するおそれのある患者には，1日1回600mg を15分以上かけて単回点滴静注するが，
　　　症状に応じて連日反復投与できる．　　　　　　　　　　　　　　　　　　　　　　　（各製品添付文書より作成）

呈示した症例のような純インフルエンザウイルス肺炎の病態はサイトカインストームであり，その重症度は必ずしもウイルス量と相関するものではない[9]．インフルエンザウイルス量の少ない時期にまずサイトカイン産生が惹起され，その後，宿主の有するタンパク分解酵素が活性化されることにより急性肺胞傷害へと引き続くことから[9,10]，発症早期にはウイルス量が少ないこともあることに留意する．ウイルス量は重症度と関連しているとの報告もあるが，今回の症例（pandemic H1N1 2009 ウイルス）では重症度との関連は低かった，と考えられた．

　さて，本症例においては，純インフルエンザウイルス肺炎と重篤な状態であったため，抗インフルエンザ薬としてペラミビルを選択した（皮疹出現のため単回投与）．本症例はさまざまな合併症（MRSA 肺炎，アスペルギルス肺炎）はあったものの軽快退院した．　図5-4 にわが国で使用可能な抗インフルエンザ薬（ノイラミニダーゼ阻害薬）の一覧を示す．わが国においては，4つの抗インフルエンザ薬が使用可能である．また，予防投与が可能な薬剤は，ザナミビル，オセルタミビル，およびラニナミビルの3剤である（図5-4）．なお，その他の作用機序を有する抗インフルエンザ薬としては，M2 タンパク阻害薬アマンタジン（耐性化率が高く臨床的な使用は一般的ではない），RNA ポリメラーゼ阻害薬ファビピラビル（国が必要だと判断した場合のみ使用可能となる），漢方薬（麻黄湯，柴胡桂枝湯，竹筎温胆湯）がある．

薬学的介入のポイント

- 迅速診断検査の特性として，小児と成人，ウイルスの種類，検体の摂取部位，および時間の経過などによる感度の違いを理解する．
- ワクチンの普及および早期診断により，普通感冒との鑑別ができない症例が増えていることに留意する．
- 迅速診断検査による検査に入る前に，検査時点のインフルエンザ疫学情報を熟知し

ておくことが重要である．地域におけるインフルエンザの流行の程度により，迅速
診断検査の陽性率は大きく変化する．

- 迅速診断検査が陰性であったとしても，疫学情報と臨床所見によりインフルエンザ
ウイルス感染症を疑うべきである．
- インフルエンザを早期診断することにより，抗インフルエンザ薬による治療を早期
に開始することが可能となる．
- わが国では4種類の抗インフルエンザ薬が使用可能である．また，予防投与に用い
ることができる薬剤が3剤ある．それぞれの特徴を理解して使い分ける必要がある．

引用文献 ━━━

1) 日本呼吸療法医学会危機管理委員会：新型インフルエンザによる重症呼吸不全のデータ解析．Webpage URL：〈http://square.umin.ac.jp/jrcm/contents/influenza/page06.html〉
2) Chartrand C, et al：Accuracy of rapid influenza diagnostic tests：a meta-analysis. Ann Intern Med, 156：500-511, 2012.
3) 国立感染症研究所：インフルエンザウイルス研究センター国内で市販されているインフルエンザ迅速診断キットの鳥インフルエンザA（H7N9）ウイルスに対する反応性について．Webpage URL：〈http://www.nih.go.jp/niid/ja/diseases/a/flua-h7n9/2277-flucenter/3578-rdt-130523.html〉
4) Sunagawa S, et al：Single-dose inhaled laninamivir：registered in Japan and its potential role in control of influenza epidemics. Influenza Other Respi Viruses, 7：1-3, 2013.
5) 藤田次郎：夏のインフルエンザ流行の原因と特徴．日本医事新報, 4652：24-31, 2013.
6) Iha Y, et al：Comparative epidemiology of influenza A and B viral infection in a subtropical region：a 7-year surveillance in Okinawa, Japan. BMC Infect Dis, 16：650, 2016.
7) Fujita J, et al：Comparison of critically ill patients between different outbreaks caused by pandemic H1N1 2009 influenza virus in Okinawa, Japan. Influenza Other Respi Viruses, 5：e477-e478, 2011.
8) Fujita J, et al：Hamman-Rich syndrome revisited：how to avoid misdiagnosis. Influenza Other Respi Viruses, 7：4-5, 2013.
9) Kido H, et al：Role of host cellular proteases in the pathogenesis of influenza and influenza-induced multiple organ failure. Biochim Biophys Acta, 1824：186-194, 2012.
10) Fujita J, et al：Immunohistochemical findings of an autopsied lung specimen from a patient with pandemic influenza（A/H1N1pdm）virus infection. Intern Med, 51：507-512, 2012.

（砂川 智子・伊波 義一・藤田 次郎）

基 本 編

1 どんな検査をする？

　複雑な Hepatitis B virus（HBV）感染の病態を把握するために，多くの HBV ウイルスマーカー
が開発され，利用されている．**表5-5**にその特徴および臨床的意義を簡潔に示す．

- **HBs抗原**：HBs抗原は HBV の表面（surface）を覆うタンパク（抗原）であり，感染した肝
細胞内の covalently closed circular DNA（cccDNA）から産生されて増殖の際に血中に遊離
される．HBs抗原陽性は，測定時点での HBV による持続感染（HBV キャリア）を意味する．
HBs抗原の測定は，従来 B 型肝炎の診断だけに用いられてきたが，近年，複数の定量試薬
が開発され，定量的な意義も重要視されており，HBV キャリアにおける抗ウイルス療法施
行時の長期目標として「HBs抗原消失」が挙げられている[1]．

- **HBs抗体**：HBs抗原に対する中和抗体であり，HBs抗体陽性患者は HBV 感染に対して基
本的に感染防御能をもった状態である．HBs抗体陽性患者には大きく分けて2通りあり，過

表5-5　HBVウイルスマーカーの特徴および臨床的意義

主な測定目的	マーカー名称	特徴および臨床的意義
診断（感染状況把握）	HBs抗原	HBV に感染している（通常 HBc 抗体も陽性）
		定量値は HBV 活動性の評価に有用（肝細胞内 cccDNA 量を反映）
	HBs抗体	HBV の感染既往（多くは HBc 抗体も陽性）
		HBV ワクチン接種後
	HBc抗体	HBV の感染既往（多くは HBs 抗体も陽性）
		HBV に感染している（HBs 抗原も陽性）
	IgM-HBc抗体	B型急性肝炎（高力価：COI ＞ 10.0）
		HBV キャリアの急性増悪（低力価：COI ＜ 10.0）
活動性の把握	HBe抗原	HBV の活動性が高い
	HBe抗体	多くは HBV の活動性が低い（HBe 抗原非産生株の増殖）
抗ウイルス療法の指標	HBV-DNA 量	HBV 量を反映
	HBコア関連抗原	HBV 量を反映
		核酸アナログ薬投与下では肝細胞内 HBV cccDNA 量を反映

去に HBV に感染したがその後回復して HBc 抗体陽性である場合と，過去に感染していないが，HB ワクチンなどで HBs 抗体を獲得しており，HBc 抗体陰性の場合である．

- **HBc 抗体**：HBc 抗体は，HBV の内側にある core 抗原（HBc 抗原）に対する抗体の総称である．HBV 感染の比較的早期から血中に出現し，ほぼ生涯にわたって持続する．HBV 感染者を既往感染も含めて最も広く検出する検査とされている．HBc 抗体陽性例には，HBs 抗原陽性の持続陽性例の場合と過去の感染既往を表す HBs 抗原陰性の場合とに大別される．

- **IgM-HBc 抗体**：HBV 感染初期に 3 ～ 12 ヵ月間，一過性に高力価で出現するため，B 型急性肝炎の診断に有用とされている．

- **HBe 抗原**：HBV の過剰増殖の際に可溶性タンパクとして血中に遊離される抗原である．HBe 抗原陽性例は HBV の増殖がさかんであり，一般に感染力が強い状況を示している．

- **HBe 抗体**：HBe 抗原に対する抗体であり，多くの症例では HBe 抗体陽性（HBe セロコンバージョン）となると，血中 HBV-DNA 量も低下して HBV の増殖力は低下すると考えられている．

- **HBV-DNA 量**：血中 HBV-DNA 量は，抗ウイルス療法の効果判定や再燃時の微量ウイルスの早期検出など，B 型慢性肝炎の治療効果予測およびモニタリングマーカーとして用いられている．

- **HB コア関連抗原（HBcr 抗原）**：自然経過では，血中 HBcr 抗原量と HBV-DNA 量は相関を認めるため，ウイルス量の判定に用いられる．核酸アナログ製剤投与下では HBV-DNA 量が一般的に速やかに低下するのに対し，HBcr 抗原量の低下は緩徐であり，双方は異なる挙動を示す．HBcr 抗原量は核酸アナログ製剤投与下において肝細胞内の cccDNA 量に相関するといわれており，前述の HBs 抗原量と同様，詳細な抗ウイルス療法時の治療効果マーカーとして活用されている．

2 いつ，どのタイミングで行う？

表 5-6[2] に示すようなタイミングおよび状況下での測定されることが多い．体液曝露の可能性を考慮した外科手術など各種処置の前，免疫抑制作用のある薬剤の使用（カルシニューリン阻害薬，副腎皮質ステロイドの長期使用，がん化学療法など）の前にスクリーニングの観点で HBs 抗原，HBc 抗体，HBs 抗体などの確認が重要である．

3 検査結果をどう評価する？

a. HBs 抗原，HBc 抗体，HBs 抗体，HBV-DNA 量

HBV キャリアの母親からの出産時には，HB ワクチンや高力価 HBs 抗体含有免疫グロブリン（HBIG）を投与することによってほとんどの場合感染防御が可能であるが，経過中に HBs 抗原が陽性化した例が認められ，"escape mutant"（HBs 抗原変異株）として報告されている[3]．一部の HBs 抗原変異株に対する検出能が不十分であることが考えられる．こうした変異は，自然経過中の HBV 持続感染者からも報告されているため[4]，HBs 抗原・HBs 抗体系の測定のみ

表5-6　HBVウイルスマーカーの選択基準

		HBs抗原	HBs抗体	HBc抗体	IgM-HBc抗体	HBe抗原	HBe抗体	HBV-DNA量
急性肝炎の型別診断		◎			◎			
B型急性肝炎	経過観察	◎				○	○	◎
	治癒判定	◎	◎					○
慢性肝炎の型別診断		◎						
B型慢性肝炎	経過観察	○				◎	◎	◎
	急性増悪時	○			◎	◎	◎	◎
	抗ウイルス療法時	○				◎	◎	◎
B型無症候性キャリアの経過観察		○				◎	◎	◎
HBワクチン接種対象者選別		◎	◎	○				
集検・ドッグなどのスクリーニング		◎						
入院時のスクリーニング		◎	○	○				

◎必須，○必要に応じて行う．

では，HBV感染を見逃してしまう可能性がある．したがって，厳密なHBV感染の有無の確認にはHBs抗原の測定だけでなく，HBc抗体，HBs抗体およびHBV-DNA量の測定が重要となる．

b.　HBe抗原・抗体，HBV-DNA量

　HBe抗原はHBV-DNA量と同様にHBVの増殖の指標となるが，HBV-DNAの遺伝子変異により，HBe抗原陰性であるがウイルス増殖のさかんな例が明らかになっているため[5]，HBV-DNA量は，HBe抗原と比べて他の因子に影響されにくいHBVの増殖マーカーであると考えられている．HBe抗原，HBe抗体どちらが陽性であってもHBV-DNA量が低値を持続し，ウイルスの増殖が抑えられている場合には肝病変が進展しないことが明らかになってきている．一方で，一般に予後良好とされるHBe抗体陽性者であってもHBV-DNA量が多い場合は，HBV由来の肝細胞癌発症のリスクが高いことが明らかになっており，HBV-DNA量のモニタリングによる経過観察が必要である．

c.　HBV-DNA量の単位記載

　HBV-DNA量（リアルタイムPCR法）の結果は，国際的にはWHO標準品に基づくIU/mL（log IU/mL）の国際単位による表記が主流となっているが，国内では試薬ごとの係数によってlog copies/mLに変換して報告されてきた．しかし，試薬ごとの係数換算によるコピー数値では，試薬が変更された場合に従来法との結果数値比較が困難となり，また国際的な統一性の面からもIU単位が望ましい結果表記と考えられている．日本肝臓学会は，2016年6月時点でHBV-DNA量の単位として当面はcopies/mLとIU/mLを併記し，測定試薬などが新たになった後にIU/mLに統一するとして一定の経過措置的期間を設けた上で，2017年8月のB型肝炎治療ガイドライン（第3版）においてIU/mL（log IU/mL）に統一した．

d. 免疫抑制時の HBV 再活性化について

HBV 再活性化は，キャリアからの再活性化と既往感染者（HBs 抗原陰性，かつ HBc 抗体または HBs 抗体陽性）からの再活性化に分類される．既往感染者からの再活性化による肝炎は，「*de novo* B 型肝炎」と称される．HBV の再活性化は，がん化学療法などの免疫抑制状態になった際に，それまで患者の肝臓に潜伏していた HBV が増殖し，その後免疫抑制が解除された後で患者の T リンパ球によって HBV 感染肝細胞がウイルスもろとも攻撃されることによって生じると考えられている．HBV の再活性化の定義は報告によって若干異なるが，基本的には「HBs 抗原陽性例において HBV-DNA が 10 倍以上の上昇または HBe 抗原陰性例が HBe 抗原陽性化すること，もしくは HBs 抗原陰性例において HBs 抗原が陽性化または HBV-DNA 検出感度未満の例で HBV-DNA が陽性となること」とされる場合が多い．

e. 免疫抑制・化学療法による B 型肝炎対策ガイドライン

国内の HBV 再活性化ガイドラインとしては，2009 年 1 月に『免疫抑制・化学療法により発症する B 型肝炎対策ガイドライン』が出されてから複数回の改訂を経て今に至っている（**図 5-5**）[6]．基本的にはリスクに応じて方針が大きく 2 つ示されている．まずスクリーニングとして HBs 抗原だけでなく，HBc 抗体，HBs 抗体を測定し，HBs 抗原陽性なら予防的に核酸アナログ製剤を投与する．HBs 抗原陰性で HBc 抗体または HBs 抗体が陽性ならば，1〜3 ヵ月に 1 回程度 HBV-DNA を測定してモニタリングし，陽転化した時点で核酸アナログ製剤の

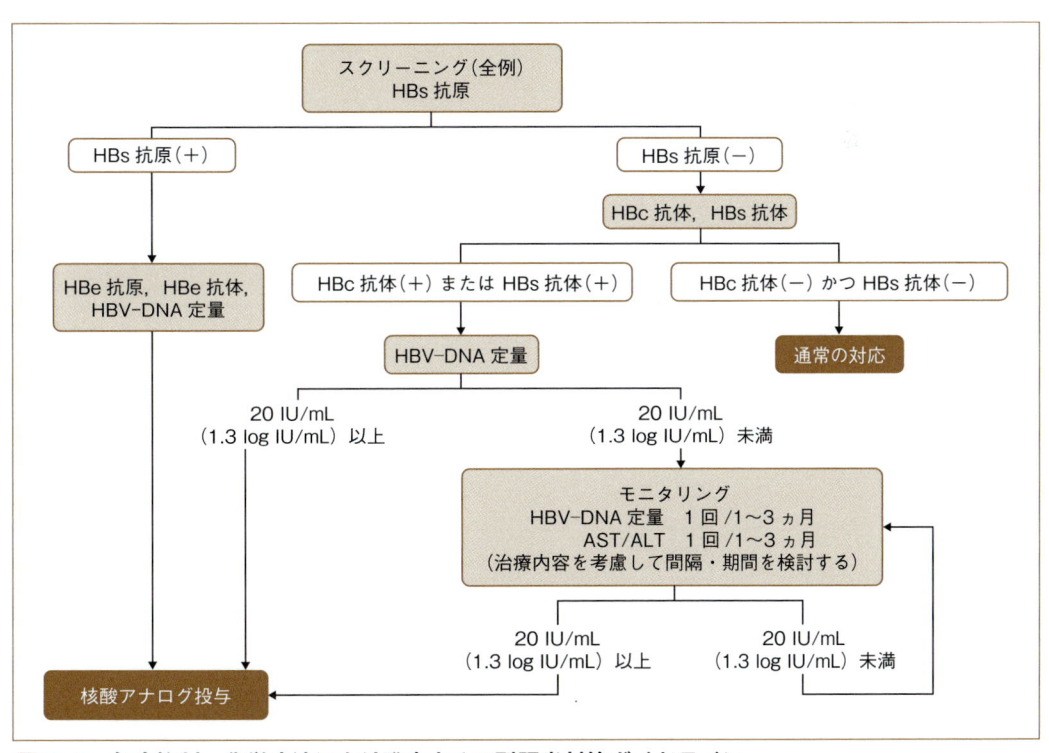

図 5-5 免疫抑制・化学療法により発症する B 型肝炎対策ガイドライン

（文献 6 より転載）

投与を始めるという内容である．これは HBV 既往感染例における HBV-DNA の上昇から肝炎の発症までの中央値が18.5週［範囲：12〜28］という過去の報告[7]に基づき，肝炎発症の未然回避のためにモニタリングの目安とされている．

実　践　編

症例

68歳，女性．形質細胞白血病の診断で，20XX年10月より入院にて modified PAD（ボルテゾミブ，ドキソルビシン＋デキサメタゾン）療法2コース，その後外来で BCD（ボルテゾミブ＋シクロホスファミド＋デキサメタゾン）療法を3コース施行し，20XX＋1年6月に前処置としてボルテゾミブ＋高用量メルファランを用いた自家末梢血幹細胞移植（auto-PBSCT）を施行した．初回化学療法導入前の HBV スクリーニングにおいては，HBs抗原（−），HBc抗体（＋），HBs抗体（＋）（抗体価はそれぞれ24.8，121.1IU/mL）であり，HBV既往感染例として HBV-DNA 量を測定し検出限界未満であった（図5-6）．上記の経過の中で，サイトメガロウイルス感染症や帯状疱疹を発症し，短期間の入院治療はあったが，auto-PBSCT後は患者の希望もあり，外来で無治療経過観察していた．20XX＋2年8月に再発の診断となり，外来にて BCD 療法が再開された．化学療法の再開に伴う通院治療センターでの介入時に移植後より長らく HBV-DNA のフォローがないこと，これまでにもウイルス感染症を併発していた履歴があったことから，主治医に測定を依頼

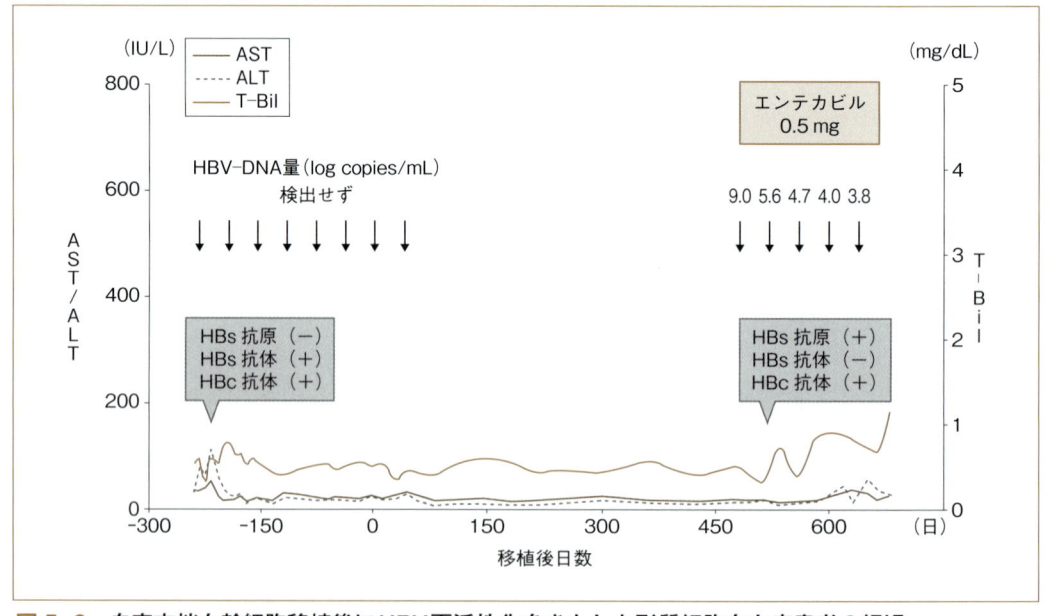

図 5-6　自家末梢血幹細胞移植後に HBV 再活性化をきたした形質細胞白血病患者の経過

した．結果は 9.0 log copies/mL と高値であり，その後追加した HBs 抗原検査においても 2,000 IU/mL 以上と陽転化し，逆に HBs 抗体は陰転化していた．それまで肝機能異常を疑わせる生化学検査値や黄疸に代表される自他覚症状の異常は認められておらず，肝炎発症の前段階としての HBV 再活性化をきたしていたと考えられた．腎機能が正常であることを確認の上，核酸アナログであるエンテカビル 0.5mg の連日内服が開始された．その後は毎月の定期的な HBV-DNA のモニタリングを継続しており，DNA 量は陰性化まではしなかったが低下し，肝炎の発症なく原病の治療を継続している．

HBV 既往感染例における *de novo* B 型肝炎では，劇症化した場合には死亡率が高率であることが報告されている[8]．ガイドラインの補足の項には期間こそ明確にしていないが，造血幹細胞移植後は長期にわたる HBV-DNA のモニタリングを推奨しており，定期的なモニタリングの重要性を再認識した事例であった．

2017 年 9 月現在，わが国で使用可能な核酸アナログ製剤は，5 剤（ラミブジン，アデホビル，エンテカビル，テノホビルジソプロキシフマル酸，テノホビルアラフェナミド）あり，いずれも「B 型肝炎ウイルスの増殖を伴い肝機能の異常が確認された B 型慢性肝疾患における B 型肝炎ウイルスの増殖抑制」が効能・効果として添付文書に記載されている．本症例のように，AST，ALT のような肝機能検査値の異常を認めない場合は上記の適応範囲を逸脱しているようにみえるが，平成 23 年の厚生労働省保険局医療課による疑義解釈資料[9]にて，B 型肝炎再活性化を考慮した投薬として上記のような場合においても保険算定が認められていることは理解しておくべきである．

薬学的介入のポイント

- すでに化学療法などの免疫抑制治療歴がある症例においては，抗体価が低下していることもあり，既往感染の有無が正確に判別できない可能性があるため，初回治療導入前に HBc 抗体，HBs 抗体および必要に応じた HBV-DNA 量まであらかじめスクリーニングされて HBV 感染の状況が把握されているかを事前に確認することが肝要である．
- 仮に治療開始前のスクリーニングで HBV-DNA 量が検出限界未満であったとしても，既往感染例においては，ガイドラインに沿った定期的なモニタリングの実施を継続的に確認するとともに，少なくともモニタリング不遵守による肝炎発症を未然回避するよう薬剤師も積極的に検査実施の確認に参画すべきである．

引用文献 ———

1）日本肝臓学会肝炎診療ガイドライン作成委員会編：B 型肝炎治療ガイドライン（第 3 版），p 4, 2017.
2）日本消化器病学会関連研究会肝機能研究班：肝疾患における肝炎ウイルスマーカー・肝機能検査法の選択基準（4 版）．日消誌, 103：1403-1412, 2006.

3）Carman WF, et al：Vaccine-induced escape mutant of hepatitis B virus. Lancet, 336：325-329, 1990.

4）Yamamoto K, et al：Naturally occurring escape mutants of hepatitis B virus with various mutations in the S gene in carriers seropositive for antibody to hepatitis B surface antigen. J Virol, 68：2671-2676, 1994.

5）持田 智 編：*de novo* B 型肝炎−HBV 再活性化予防のための基礎知識, p 61, 医薬ジャーナル社, 2013.

6）日本肝臓学会肝炎診療ガイドライン作成委員会編：B 型肝炎治療ガイドライン（第3版）, pp 77-90, 2017. Available at：<https://www.jsh.or.jp/files/uploads/HBV_GL_ver3__Sep13.pdf>

7）Hui CK, et al：Kinetics and risk of *de novo* hepatitis B infection in HBsAg-negative patients undergoing cytotoxic chemotherapy. Gastroenterology, 131：59-68, 2006.

8）Umemura T, et al：Mortality secondary to fulminant hepatic failure in patients with prior resolution of hepatitis B virus infection in Japan. Clin Infect Dis, 47：e52-e56, 2008.

9）厚生労働省：平成 22 年度診療報酬改定, 疑義解釈資料（その 10）, 平成 23 年 9 月 22 日 Available at：〈http://www.mhlw.go.jp/bunya/iryouhoken/iryouhoken12/〉

（大橋 養賢）

3 C型肝炎

　C型肝炎ウイルス（HCV）感染がいったん成立すると，急性肝炎から感染例の約70％でHCV感染が持続し，慢性肝炎へと移行する．その後長期間にわたって緩徐に線維化が進行して肝硬変に至る．肝硬変になると高率に肝細胞癌を合併し，C型肝炎関連死の最も大きな原因となる．

　C型肝炎治療の第一目標は，抗ウイルス療法により血中のC型肝炎ウイルスを持続的に陰性化させること，その次に肝炎を鎮静化し，慢性肝炎から肝硬変への進行を防ぎ，最大の目標は肝発癌ならびに肝疾患関連死を抑制することである[1]．

1　どんな検査をする？

- **HCV抗体検査**：HCVへの感染の可能性が疑われた際に，スクリーニングに使用される．
- **HCVの遺伝子，タンパクに関する検査（HCV-RNA量の定量，ウイルス分類のグルーピング）**：抗体陽性確認後の確定診断，治療薬の選択，治療効果の予測を行う．
- **肝臓の炎症や病状の進行に関連する検査**：複数の検査項目を組み合わせて，肝臓の炎症の強さ，肝硬変への進行の程度を把握する．
- **肝臓の状態に関連する検査（超音波検査，CT検査，肝生検）**：血液検査では把握しきれない，肝炎の進行，線維化の状況把握，分類および癌化の有無について確認する．
- **肝臓の予備能に関する検査**：肝細胞内で合成され，血中に放出される物質や酵素を測定するため，合成能が低下すれば血中濃度も低下する．また，肝癌治療にどの程度耐えうるかという指標となるため，治療方針を決定する上で重要となる．

2　いつ，どのタイミングで行う？

　C型肝炎の感染が疑われた場合，まず抗体検査を行う．抗体価が高力価の場合，C型肝炎の感染が強く疑われるため，引き続きHCV-RNA量やHCVコア抗原の定量が行われ，適切な薬剤を選択するためにウイルスのグルーピングが実施される．低力価の場合は過去の感染の可能性もあるのでHCV-RNAの定性を行う．HCV-RNA量については，感染が確認された後，治療中，治療後も抗ウイルス効果および再燃の有無の確認のため，定期的に確認される．また，肝癌の腫瘍マーカーについても同様の確認を行う．

また，肝臓の炎症や病状の進行や肝臓の予備能に関連する検査についても，同様に定期的に確認する．

3　検査結果をどう評価する？[2]

a.　C型肝炎診断検査

❶ HCV の抗体に関連する検査

- **HCV抗体**：生体（宿主）が作る抗体を検査する方法．HCV抗体は HCV感染者で広く陽性となるので，診断のためのスクリーニングに使用される．ただし，高力価では感染している可能性が高いが，過去の感染でも陽性（低抗体価）となるので，最終的には HCV-RNA測定による確認が必要となる．また，抗体が産生されていない感染直後（感染後約3ヵ月）は感染が成立していても陰性となる（HCV抗体のウィンドウピリオド）．急性肝炎で治癒すると，HCV抗体は陽性となるが HCV-RNA は陰性となる．この場合，抗体価は徐々に低下する．これに対し，慢性化例では HCV抗体価は高力価で血中 HCV-RNA も持続陽性となる．
- **HCV群分類（セログループ分類）**：血清により HCV の型を SG1 と SG2 に分類され，分類から治療効果の予測を行う．

❷ HCV の遺伝子に関連する検査

- **HCV-RNA定性**：血液中に HCV遺伝子があるかどうかを調べる検査．
- **HCV-RNA定量**：TaqMan プローブを用いて HCV-RNA量を定量する．リアルタイムPCR法では 1.2log IU/mL から 8log IU/mL の広範囲でウイルス量が測定可能であり，診断および治癒判定のみならず抗ウイルス薬による治療時のウイルス量のモニタリングに有用である．特に，抗ウイルス薬投与後初期の4週および12週における RNA の陰性化，減少度は治療効果予測に役立つ．
- **HCV-RNA シグナル**：増幅反応シグナルの有無．定量下限値以上の場合はもちろん検出されるが，定量下限以下でもシグナルが認められる場合がある．抗ウイルス薬による治療後の第一目標は HCV-RNA の定量下限以下かつ増幅反応シグナルを検出しないことである．
- **HCV遺伝子型（遺伝子工学的方法）**：世界で6型あるとされている．日本では1型（1a，1b）と2型（2a，2b）が主な遺伝子型であり，この判定はインターフェロン（IFN）治療効果予測などに有用である．

❸ HCV のタンパクに関連する検査

- **HCVコア抗原検査**：HCVコア粒子のタンパクを直接検査する方法で，血液の中の HCV の存在，量を知ることができる．

b.　肝臓の炎症や病状の進行に関連する検査

肝臓の炎症の状況に関連する検査

- **アスパラギン酸アミノトランスフェラーゼ（AST），アラニンアミノトランスフェラーゼ（ALT）**：高値が持続すると肝臓の炎症が強く，肝炎が進行しやすいといえるが，低くても病気が進行していないわけではない．また，慢性肝炎から肝硬変へどの程度進行しているか

を把握することが非常に重要である．肝細胞には，ALT より AST の方が多く含まれるため，正常人および急性肝炎の場合は AST の方が ALT と比較して高くなる（ただし共に高値）．しかし，慢性肝炎の場合はその逆となる．これは ALT の方が血液中の半減期が長いためである．また，肝硬変に移行すると肝細胞内の酵素量が減るため再度 AST が高値に戻る．

- **乳酸脱水素酵素（LDH）**：糖代謝酵素であり，筋肉，腎臓，血液など肝細胞以外の多くの細胞にも存在する．アイソザイム検査をしない限り特異性は低い．

c. 胆汁のうっ滞の程度に関連する検査

- **アルカリホスファターゼ（ALP）**：胆汁以外に肝臓，胆管，腎臓，心臓などの多くの細胞に存在するため，特異性は低い．胆汁のうっ滞時には比較的早期から上昇し，改善した場合は早期に低下する．
- **γ-グルタミルトランスペプチダーゼ（γ-GTP）**：タンパクの分解，合成を行う酵素であり，肝臓，腎臓の細胞や胆汁中に存在する．

d. 病状の進行の状況に関連する検査

- **血小板**：肝臓の線維化が進行するにつれて低下する．慢性肝炎から肝硬変への進行状況について確認するマーカーとなる．肝硬変が進行すると肝臓が硬くなり，門脈圧が上昇し門脈血が上流の脾臓に溜まり，脾臓が増大する．その結果，必要以上に血球が破壊され，血小板数が低下する．$10 \sim 13$ 万 $/\mu L$ 以下になると肝硬変が疑われる．また，IFN やリバビリンの用量調節の目安となる．
- **ヒアルロン酸**：血中のヒアルロン酸の大部分は肝臓で代謝されるため，肝臓の線維化が進行すると代謝が遅延し，血中のヒアルロン酸値は上昇する．
- **Ⅳ型コラーゲン・7S**：肝臓の基底膜の成分で肝硬変への進行を意味する線維化マーカー．障害を受けた肝臓組織の分解・再生により基底膜成分が過剰に沈着し，血中の数値が上昇する．
- **Mac-2結合タンパク糖鎖修飾異性体（M2BPGi）**：肝線維化の進展につれて変化するタンパク上の糖鎖構造を捉える．タンパクの量的変化を捉える肝線維化マーカーと比較して，高感度かつ特異的である．
- **α-フェトプロテイン（AFP）**：肝癌の腫瘍マーカー．急性肝炎，肝硬変でも上昇することがある．
- **PIVKA-Ⅱ（protein induced by vitamin K absence or antagonist-Ⅱ）**：肝癌の腫瘍マーカー．AFP との関連性がなく，AFP が陰性の肝細胞癌でも陽性を示すので，AFP と PIVKA-Ⅱを組み合わせて検査を行うことにより，肝細胞癌の診断がより正確になる．ただし，ビタミン K 欠乏時にも上昇する．

e. 肝臓の予備能に関連する検査

- **ビリルビン**：間接（非抱合）型ビリルビンは肝臓でグルクロン酸抱合され，胆汁から分泌される．肝機能が低下すると上昇し，$2.5\,mg/dL$ 以上になると黄疸発現の可能性が生じる．
- **プロトロンビン活性値**：肝臓で合成される，血液を固まらせる働きをもつプロトロンビンの量．そのため，肝機能が低下すると凝固時間が延長する．

- **アルブミン**：肝臓で合成され，血中に放出されるタンパクの中で最も多い．肝臓のタンパク合成能力の指標として用いられ，肝硬変が進行し肝臓のタンパク合成能力が低下すると血液中のアルブミン濃度が低下し腹水，浮腫を生じる．
- **コリンエステラーゼ**：肝細胞で合成される酵素であり，肝機能が低下すると合成能が低下する．ただし，肝細胞癌では，主要随伴症候群により合成が亢進するため高値を示すことやジスチグミン臭化物などのコリンエステラーゼ阻害薬を投与すると低値を示すことがある．
- **アンモニア**：肝硬変により血中の数値が上昇する．肝性脳症の診断に用いる．

f. 治療の効果に影響する遺伝子検査

- **インターロイキン（IL）-28B 遺伝子検査**：IFN-λ ファミリーに属するサイトカインで PEG-IFN/RBV の効果に関連．メジャーホモをもつ患者では高い確率で PEG-IFN/RBV 併用が有効であり，逆に他のタイプの遺伝子多型を有する患者では治療効果は低いと報告されている[3]（保険適用外）．

実 践 編

　近年，経口直接作用型抗ウイルス薬（direct acting antivirals：DAA）の登場により，C 型肝炎の 9 割以上が治癒する時代になった．さらに，2015 年からは IFN を使わない，DAA との組み合わせによる「IFN フリー療法」が主流となり，高い治療効果に加え，忍容性も高くなっている．

症例 1

46 歳，男性．体重 60 kg．2 年前にペグ IFN-α-2a ＋ リバビリンで C 型肝炎の治療を試みたが，HCV-PCR の低下は認めたものの陰性化せず治療失敗となっていた．また，前治療時に IFN によるものと思われるうつ症状や強い倦怠感が発現したため，再治療の際は IFN フリーの治療を希望していた．肝機能については比較的保たれていると判断され，経過観察となっていたが，今回，ソホスブビル / レジパスビルが承認されたため，同薬剤で治療を開始することとなった．

[C 型肝炎]
ゲノタイプ：1b，HCV-PCR 6.3 log IU/mL
[血液検査]
AST 62 U/L，ALT 45 U/L，γ-GTP 188 U/L，SCr 0.78 mg/dL，血小板 17 万 /μL，ALP 435 U/L，コリンエステラーゼ 520 U/L，総ビリルビン 0.9 mg/dL，AFP 3 ng/mL，PIVKA-Ⅱ 18 mAU/mL
外来にて治療開始 1 週間後，HCV-PCR 1.3 log IU/mL まで低下，AST 21 U/L，ALT 17 U/L，

γ-GTP 70 U/L.

　軽度の嘔気認めるも自制内．服薬アドヒアランスについても問診を行ったが，飲み忘れなく服薬を行えているとのこと．また，2週間後には定量下限値である 1.2 log IU/mL まで低下を認めたが，増幅反応シグナルは検出，3週間後には検出されなくなった．その後，副作用と考えられる自覚症状および検査値異常の発現は認められず．12週間の投与期間が終了となった．

ゲノタイプ 1b は日本人の C型肝炎の約70％を占め，最も多い．DAA を用いた場合の HCV-PCR の低下速度は，従来の Peg-IFN＋リバビリン療法と比較して非常に速い．本症例も HCV-PCR の低下速度は非常に早く，陰性化も持続していたが，HCV-PCR の低下速度が遅い場合は服薬アドヒアランスの確認を行う必要あることを主治医に進言する必要がある．また，ソホスブビルは eGFR が 30 mL/分未満の場合投与禁忌であることから[4]，合併症などで腎機能の低下を認めている症例に対しては投与開始後の腎機能のモニタリングが重要となる．

症例2

52歳，男性．体重55 kg．合併症として HIV感染症があり，現在，テノホビルアラフェナミド／エムトリシタビン配合剤およびドルテグラビルを服薬している．精神科の受診歴があり，うつとの診断あり．IFN を含む治療は見送り，C型肝炎は肝機能の定期的な確認でフォローされていた．今回，ソホスブビルが承認されたため，ソホスブビル＋リバビリンで治療を開始することとなった．

[C型肝炎]

ゲノタイプ：2a，HCV-PCR 6.8 log IU/mL

[血液検査]

AST 90 U/L，ALT 89 U/L，γ-GTP 60 U/L，SCr 1.15 mg/dL，白血球 8,000/μL，好中球 2,000/μL，ヘモグロビン 15 mg/dL，血小板 22万/μL，ALP 410 U/L，コリンエステラーゼ 482 U/L，総ビリルビン 0.7 mg/dL，AFP 5 ng/mL，PIVKA-II 16 mAU/mL

　外来にて治療開始1週間後，HCV-PCR 2.8 log IU/mL，2週間後 1.3 log IU/mL，4週間後に定量下限値である 1.2 log IU/mL まで低下し，増幅反応シグナルも検出されなくなった．その後，副作用と考えられる自覚症状および検査値異常の発現は認められず．12週間の投与期間が終了となった．

ゲノタイプ 2a は日本人の C型肝炎の約20％とされており，IFN が非常に効きやすいとされている．しかし，本症例ではうつ症状があったため，IFN を含む治療は見送られていた．症例1とは異なりリバビリンを併用するため，治療開始後は抗 HCV効果および肝機能の確認に加え，白血球，好中球，血小板，ヘモグロビンの確認を行い，リバビリンの減量基準に該当しないか確認することが重要である．

　また，リバビリンはクレアチニンクリアランスが 50 mL/分以下の場合は禁忌となるため[5]，

腎機能のモニタリングが重要となる．本症例では SCr が 1.15 mg/dL と高値を示しているが，抗 HIV 薬のドルテグラビルは有機カチオントランスポーター（OCT）である OCT-2 阻害作用を有するため，クレアチニンの腎尿細管細胞への取り込み阻害による，みかけ上とされる SCr の上昇をきたす[6]．そのため，腎機能評価を行う際は血清シスタチン C などのほかの腎機能マーカーの測定を提案するとよいかもしれない．

IFN によって血中 HCV-RNA 持続陰性化（sustained virological response：SVR）が得られた症例においても，肝発癌の完全な抑止につながるわけではない．また，IFN フリーの DAAs によって SVR が得られた場合，IFN 治療と同程度の肝発癌抑制効果が得られるかどうかについては現時点で明らかでない．したがって，IFN や DAAs によって HCV が排除された後でも，長期予後改善のため肝発癌に対するフォローアップが必要である．

薬学的介入のポイント

- C 型肝炎のゲノタイプ，HCV-PCR 量を確認した上で，治療開始予定の選択薬剤の評価を行う．
- 肝臓の線維化（肝炎）の進行の状況や IFN やリバビリンの用量調節の目安に血小板数が有用である．
- HCV に対する治療効果および服薬アドヒアランスの確認には，HCV-PCR 量の変化量に加え，低下速度も重要な因子となる．
- 併用薬による臨床検査値への影響を考慮した上での評価が重要である．併用薬がモニタリングすべき検査値に影響を及ぼす場合は，他の検査項目や併用薬の変更の提案も考慮する．
- 最大の目標は肝発癌の抑制であり，早期発見である．HCV-RNA 持続陰性化後も，定期的な HCV 再燃の有無，肝臓の炎症の状況，肝炎の進行の状況，肝臓の予備能および肝癌の腫瘍マーカーのモニタリングが重要である．

引用文献 ———

1) 日本肝臓学会肝炎診療ガイドライン作成委員会：C 型肝炎治療ガイドライン（第 5.4 版），2017.
2) 岩淵省吾ほか：ケーススタディ「ウイルス性肝炎」，Rp., vol.8, 南山堂，2009.
3) Tanaka Y, et al：Genome-wide association of IL28B with response to pegylated interferon-alpha and ribavirin therapy for chronic hepatitis C. Nat Genet, 41：1105-1109, 2009.
4) ハーボニー®配合錠添付文書，ギリアド・サイエンシズ株式会社，2017 年 4 月（第 6 版）.
5) レベトール®カプセル 200 mg 添付文書，MSD 株式会社，2017 年 3 月（第 24 版）.
6) Koteff J, et al：A phase 1 study to evaluate the effect of dolutegravir on renal function via measurement of iohexol and para-aminohippurate clearance in healthy subjects. Br J Clin Pharmacol, 4：990-996, 2013.

（矢倉 裕輝）

4 HIV

基 本 編

1 どんな検査をする？

- **HIV スクリーニング検査**：現在，日本における HIV スクリーニング検査には，酵素免疫反応法（enzyme immunoassay：EIA）や化学発光免疫測定法（chemiluminescent immunoassay：CLIA），粒子凝集法（particle agglutination：PA），イムノクロマトグラフィ法（immunochromatographic assay：ICA）などが用いられている．ICA は簡易迅速検査キットとして，いわゆる即日検査などに用いられている．検査には第一世代から第四世代が存在し，それぞれにおいて感染が成立してから検査結果が陽性化するまでの期間（ウインドウピリオド）が異なる（**表 5-7**）[1]．第四世代の HIV スクリーニング検査は，抗原と抗体が同時測定可能な検査であり，ウインドウピリオドは 15〜20 日間とされている．HIV スクリーニング検査は，感度は高いが，偽陽性が認められるため，陽性の場合にはウエスタンブロット法と HIV-RNA 検査を同時に行い，診断を確定する[2]．

- **ウエスタンブロット法**：特異度が高いため，HIV スクリーニング検査が陽性であった場合に，確認検査として実施する．IgG 抗体を検出する検査であり，ウインドウピリオドは長く，感度は低い．

- **HIV-RNA 検査**：HIV の血中ウイルス量は，HIV-RNA 量として表される．現在，HIV-RNA 量は，リアルタイム PCR 法により測定され，検出感度は 20 copies/mL である．HIV 感染後の抗体陽転前に HIV-RNA 量が検出可能となることがあり，HIV-RNA 検査は急性感染期における診断に用いられる[2]．一般に，病気の進行は HIV-RNA 量が高いほど早く[3]，AIDS 発

表 5-7　HIV 感染症診断のための検査とウインドウピリオド

検査項目	検出対象物質	ウインドウピリオド（日）
第一世代 EIA	IgG 抗体	35〜45
第二世代 EIA	IgG 抗体	25〜35
第三世代 EIA	IgM 抗体，IgG 抗体	20〜30
第四世代 EIA	IgM 抗体，IgG 抗体，p24 抗原	15〜20
HIV-RNA 検査	RNA	10〜15

EIA：enzyme immunoassay　　　　　　　　　　　　　　　（文献 1 より引用）

症や死亡の予測因子とされている[4]．また，抗HIV療法（antiretroviral therapy：ART）による治療効果を確認するための重要な指標でもある[5]．

- **リンパ球サブセット検査［CD4陽性Tリンパ球数（CD4数）］**：CD4数は，HIVに破壊され，残存した宿主の免疫応答能を表す．したがって，CD4数は，日和見感染症に対する予防投与開始や，ART開始の緊急性を判断する際の指標となる[6]．ARTに対する免疫反応の確認にも用いられる．

- **HIV薬剤耐性検査**：HIVは増殖速度が非常に速い上，高頻度に遺伝子変異を起こす．薬剤耐性関連部位に遺伝子変異を起こしたウイルスは，治療薬に対する感受性が低下した薬剤耐性ウイルスとなる可能性がある．未治療患者が耐性HIVを保有していると，ARTによる治療失敗率が増加するとの報告もある[7]．HIVの薬剤耐性を評価する検査には，遺伝子型検査と表現型検査があり，臨床現場においては，国内で保険収載されている遺伝子型検査が汎用されている．以下，本項におけるHIV薬剤耐性検査の記載は遺伝子型検査を中心に記載する．

- *HLA-B*5701* **スクリーニング検査**：米国DHHSガイドラインでは，*HLA-B*5701*の保有とアバカビルによる過敏症出現が有意に関連しているため，アバカビルを含むARTを開始する前に，*HLA-B*5701*のスクリーニング検査を実施するよう推奨している[5]．しかし，*HLA-B*5701*の日本人における保有頻度は低く，過敏症との相関関係は不明とされ[8]，国内での日常診療において，本検査を実施する機会は多くないと考えられる．

- **B型肝炎ウイルス（HBV）検査**：HBVに関連する検査の詳細事項は他項（p.126）を参照．HIV感染症とHBV感染症は同一の感染経路を有するため，両者は重複感染する可能性がある．実際，米国におけるHBVワクチン未接種HIV感染者が慢性HBV感染症を重複感染する例は約8％に上ると報告されている[9]．HBV重複感染の有無は，ARTのレジメン選択にかかわる重要な事項である．

- **性感染症（sexually transmitted infections：STIs）のスクリーニング検査**：HIV感染症の主要な感染経路が性的接触であることを考慮すると，HIV感染症患者に対し，STIsのスクリーニング検査を実施する必要がある．具体的には，淋菌（腟や子宮頸部からの生殖器検体，尿検体，咽頭および直腸からの検体），クラミジア（腟や子宮頸部からの生殖器検体，尿検体，直腸からの検体），梅毒，トリコモナス（女性の場合），HAV，HBV，HCV，HPV関連がん（女性の場合は子宮頸癌，男性同性間性的接触歴がある場合は肛門癌）などに対するスクリーニング検査を実施する[10]．

- **その他**：その他，HIV感染症患者の評価・モニタリングのために推奨される検査を**表5-8**に示す[5, 10, 11]．

2　いつ，どのタイミングで行う？

a. 診断に関する検査

　HIV感染症を疑う症状を認めた場合には，HIVスクリーニング検査を実施する．HIV感染症を疑う場合とは，AIDS指標疾患やSTIsが診断された場合が考えやすい．急性感染期に出現する症状は，発熱や発疹，咽頭痛，リンパ節腫脹など疾患非特異的なものばかりである．その

表5-8 HIV感染症患者に必要な検査・モニタリング項目（ARTに関連する項目を中心に）

目的	検査項目	検査頻度		
		HIV診断時	ART開始・変更時	フォローアップ
HIV関連検査[5]	HIV-RNA量	必要	必要	• ART開始後2〜8週目 • 2〜8週目にHIV-RNA量が検出可能であれば，＜200copies/mLに達するまで：4〜8週ごと • 上記達成後：3〜6ヵ月ごと
	CD4陽性リンパ球数	必要	必要	• ART開始後2年間またはART療法中にHIV-RNA量が抑制されていないまたはCD4数＜300/μLのいずれかの場合：3〜6ヵ月ごと • ART開始後2年以上経過し，HIV-RNA量が抑制されている場合は12ヵ月ごと（CD4数＞500/μLの場合は任意）
	HIV薬剤耐性検査	必要[*1]	必要[*2][*3]	• 治療失敗時
ウイルス性肝炎[5]	HBVスクリーニング ※HBsAg，HBsAb，HBcAbが陰性の場合には，HBVワクチンの接種を考慮.	必要	必要[*4][*5]	• 年1回 ※HBsAg，HBsAbが陰性であれば，くり返し実施する.
心血管疾患リスク評価[5, 11]	血圧	必要	必要	• 年1回
	空腹時血糖またはヘモグロビンA1c	必要	必要	• 異常値の場合：3〜6ヵ月ごと • 正常値の場合：12ヵ月ごと
	空腹時脂質プロファイル	必要	必要	• 異常値の場合：6ヵ月ごと • 正常値の場合：12ヵ月ごと
	喫煙の評価	必要		• 年1回
ARTの副作用モニタリング[5]	血球算定（白血球分画を含む）	必要	必要	• ジドブジンを含むART開始後2〜8週目，その後3〜6ヵ月ごと • 6ヵ月ごと（CD4数を確認する場合は3〜6ヵ月ごと）
	基本的生化学検査 電解質（Na, K, Cl），血糖，BUN，クレアチニン ※テノホビル製剤を含むARTの場合は血清Pをモニタリング	必要	必要	• ART開始後2〜8週目 • 3〜6ヵ月ごと
	ALT，AST，総ビリルビン	必要	必要	• ART開始後2〜8週目 • 3〜6ヵ月ごと
	尿検査 ※テノホビル製剤を含むARTの場合は尿糖，尿タンパクをモニタリング	必要	必要	• 12ヵ月ごと（テノホビル製剤を含むARTの場合は6ヵ月ごと）

ART：antiretroviral therapy　　　　　　　　　　　　　　　　　（文献5, 10, 11より引用）
＊1：インテグラーゼ阻害薬の使用が考慮される場合は，逆転写酵素領域やプロテアーゼ領域に加え，インテグラーゼ領域の耐性遺伝子も確認する.
＊2：妊婦を除いては，ベースラインに検査を実施していれば，再検査は任意.
＊3：処方の単純化や毒性による薬剤変更の場合，HIV－RNA量の再増加を伴っていなければ検査不要.
＊4：HBsAg，HBsAbが陰性であれば，くり返し実施する.
＊5：HBsAgが陽性の場合には，テノホビル製剤にラミブジンかエムトリシタビンを加えたARTを選択すべき.

ため，検査による診断が試みられるが，ウインドウピリオドの存在のため，感染早期においてはHIVスクリーニング検査が陰性となることがある．性交渉歴やSTIsの既往から，HIVの急性感染を強く疑う場合には，ウインドウピリオドがより短いHIV-RNA検査をHIVスクリーニング検査として実施することが有用である[12].

b. 治療に関する検査

ART に関連する検査項目とその実施頻度について**表5-8**にまとめた．HIV-RNA量は ART 選択の際に重要な指標であるため，治療開始前に評価する．治療開始後は，治療効果確認のため，モニタリングを継続する．CD4 数も同様に治療開始前と治療開始後に検査を行う．

各種ガイドラインでは，ART開始前に HIV 薬剤耐性検査を行うことを推奨している[5, 8]．ART開始前・開始時に HIV薬剤耐性検査を行うことは，最適な ART 選択の一助となり，治療失敗のリスク軽減につながる．治療失敗が疑われる際にも HIV 薬剤耐性検査を行い，必要であればその結果に基づき ART の変更を行う[5]．

その他，一見 HIV 感染症と無縁に思える心血管疾患のリスク評価も，ART による長期治療が代謝異常症や心血管イベントを惹起するとの指摘[13, 14]があることを考慮すると，重要といえる．

3　検査結果をどう評価する？

国内のガイドラインにおける初回治療推奨レジメンを**表5-9**に示す[8]．HIV-RNA量は，どの組み合わせで ART を開始すべきかを判断する重要な情報となる．具体的には，推奨レジメンに含まれている核酸系逆転写酵素阻害薬のアバカビルを含むARTは，テノホビルを含むART と比較し，HIV-RNA量が10万 copies/mL 以上の症例において治療失敗率が高いとの報告がある[15, 16]．同様に，非核酸系逆転写酵素阻害薬のリルピビリンを含むARTは，HIV-RNA量が10万 copies/mL 以上または CD4数が200/μL未満の場合において，同系統薬のエファビレンツを含む ART と比較し治療失敗が多いとされている[17]．そのため，これらの選択を考慮する際には，特に HIV-RNA量高値や CD4数低値に着目し，HIV-RNA量が10万 copies/mL 以上または CD4 数が200/μL の症例へやむを得ずこれらを含む ART を開始した場合には，治療効果を慎重にモニタリングすべきである．

ART開始前に検査実施が推奨される HIV薬剤耐性遺伝子型検査は，検査結果の解釈が複雑である．そのため，検査結果の解釈とその後の対応については，専門家への相談を要することもある．遺伝子型検査で得られた HIV の遺伝子配列の情報から，治療薬に対する感受性を予測するアルゴリズムが公開されており，遺伝子型検査の結果を解釈するのに有用である[18]．

HIV感染症治療薬のうち，核酸系逆転写酵素阻害薬であるテノホビル，ラミブジン，エムトリシタビンは抗HBV活性を有している．ART開始前に慢性 HBV 感染症の合併に気が付かず，HIV感染症にのみ着目して ART の組み合わせを選択した場合，組み合わせの内容によっては「HBV感染症に対する単剤治療」が開始されたこととなり，その結果「HBV薬剤耐性変異」が誘導されるリスクが高まる．慢性HBV感染症を合併した HIV感染症患者への治療には，抗HBV活性を有する複数の治療薬を含んだ ART を開始することが推奨されている[5, 8, 10]．そのため，ART開始前には必ず HBV スクリーニングを実施し，HBV感染症の有無を評価する必要がある．一方，ART選択の際には，臨床検査の結果のみを参考にしても個々の患者にベストな選択をすることはできない．薬剤師は，医師との協議内容を含む医学的な情報に加え，患者の希望（服用回数，用法に関する食事の要件など）や生活スタイル（生活スケジュール，仕事

表5-9　国内ガイドラインにおける初回治療推奨レジメン

推奨される組み合わせ	代替の組み合わせ
EVG/cobi/TDF/FTC[*1, 2]	EFV＋[TDF/FTC または TAF/FTC[*3]]
EVG/cobi/TAF/FTC[*2, 3]	EFV＋ABC/3TC[*4]
DTG/ABC/3TC[*2, 4]	ATV＋rtv＋[TDF/FTC または TAF/FTC[*3]]
DRV＋rtv＋[TDF/FTC または TAF/FTC[*3]]	ATV＋rtv＋ABC/3TC[*4]
DRV/cobi＋[TDF/FTC または TAF/FTC[*3]]	[DRV＋rtv または DRV/cobi]＋ABC/3TC[*4]
RAL＋[TDF/FTC または TAF/FTC[*3]]	RAL＋ABC/3TC[*4]
DTG＋[TDF/FTC または TAF/FTC[*3]]	
RPV/TDF/FTC[*2, 5]	

注1：ABC/3TC，RPV は血中HIV-RNA量が10万コピー/mL未満の患者にのみ推奨．ただし，DTG/ABC/3TC はその限りではない．
注2：RAL 以外はすべて1日1回内服．RAL は1日2回内服．
注3：以下の薬剤は妊婦にも比較的安全に使用できる．
　　　TDF/FTC，ABC/3TC，DRV＋rtv，RAL，ATV＋rtv．

＊1：EVG/cobi/TDF/FTC はクレアチニンクリアランスが70mL/min未満の患者には開始すべきではない．
＊2：EVG/cobi/TDF/FTC，EVG/cobi/TAF/FTC，DTG/ABC/3TC，RPV/TDF/FTC は1日1回1錠の合剤である．
＊3：EVG/cobi/TAF/FTC，TAF/FTC の投与開始時にはクレアチニンクリアランスが30mL/min以上であることを確認すること．
＊4：HLA-B*5701 を有する患者（日本人では稀）では ABC の過敏症に注意する．ABC 投与により心筋梗塞の発症リスクが高まるという報告がある．
＊5：RPV，ATV はプロトンポンプ阻害剤内服者には使用しない．

EVG：エルビテグラビル，cobi：コビシスタット，TDF：テノホビル ジソプロキシル フマル酸塩，FTC：エムトリシタビン，TAF：テノホビル アラフェナミド，DTG：ドルテグラビル，ABC：アバカビル，3TC：ラミブジン，rtv：リトナビル，RAL：ラルテグラビル，RPV：リルピビリン，EFV：エファビレンツ，DRV：ダルナビル，ATV：アタザナビル
/（スラッシュ）は配合剤．

（文献8より転載）

や夜勤の有無など），セクシャルアクティビティ（HBV未感染であれば，抗HBV活性を有するテノホビルの選択を考慮，または HBV ワクチン接種推奨）などの情報を収集・評価し，ARTの処方設計を積極的に支援する．筆者は，情報収集に漏れがないよう，情報収集用のシートを作成・活用している（**表5-10**）．このようなツールを使用する際には，ART選択のために得た情報をただあてはめていくだけではなく，例えば患者の生活習慣において改善が必要な事項を把握した際には，併せて対応する．

　HIV-RNA量は，ART の治療効果判定に用いられるため，治療開始後のモニタリングも重要である．DHHS ガイドライン[5]では，"ウイルス学的抑制"の定義を「確認された HIV-RNA量が，現在使用されている検査において検出限界未満であること」としている．さらに"ウイルス学的治療失敗"の定義として，「①HIV-RNA量＜200copies/mL を達成，維持することができない場合，②ART開始24週経過後に，2回連続して200copies/mL以上の HIV-RNA量が確認された場合，③ウイルス学的抑制後，200copies/mL以上の HIV-RNA量が確認された場合」を挙げている．ウイルス学的治療失敗が認められた場合，服薬アドヒアランスや薬物動態に関する問題点について評価しなければならない．また，薬剤耐性により ART の効果が減弱している可能性を考慮し，HIV薬剤耐性遺伝子型検査の実施を検討する．特に HIV-RNA量＞1,000copies/mL の場合には検査を実施すべきとされ，500～1,000copies/mL の場合には検査がうまくいかない場合があるものの，実施を検討すべきとされている．治療失敗時の HIV薬剤耐

表5-10　情報収集お助けシート（JOS）

キードラッグ選択に必要な情報と評価	バックボーンドラッグ選択に必要な情報と評価
年齢，性別，妊娠の有無・可能性 生活パターン（食事・外食，職業，自動車運転の有無など）	人種，年齢，体重，セクシャルアクティビティ
HIV-RNA量，CD4数 • HIV-RNA＞10万 copies/mL，CD4＜200 cells/mm^3 の場合は注意	HIV-RNA量 • HIV-RNA＞10万 copies/mL の場合は注意
腎機能・肝機能の確認 • eGFR＜70mL/分，＜30mL/分の場合は注意 • 肝機能障害・肝硬変を有する場合は Child-Pugh 分類の確認	腎機能・肝機能の確認 • eGFR＜50mL/分，＜30mL/分の場合は注意 • 肝機能障害・肝硬変を有する場合は Child-Pugh 分類の確認
合併症の確認・評価（リスクも含む） • 心血管疾患 • 精神神経系疾患（心理カウンセリングの評価を含む） • 脂質異常症 • 消化性潰瘍，逆流性食道炎	合併症の確認・評価（リスクも含む） • 心血管疾患 • 骨障害 • 腎機能障害 • HBV 重複感染
併用薬（今後開始される可能性も含む） • 胃酸分泌抑制薬 • Mg，Al，Fe含有薬剤・サプリメント • CYP 関連薬 • その他	併用薬（今後開始される可能性も含む） • 腎毒性を有する薬
治療薬に関する患者の希望（服用回数，食事に関する要件など）	
治療薬の候補	

表5-11　一次予防薬が推奨される主な疾患

	発症高リスク患者	予防対象患者	第一選択薬	一次予防終了時期
ニューモシスチス肺炎	CD4数200/μL未満	CD4数 200/μL未満，または口腔咽頭カンジダの既往	スルファメトキサゾール・トリメトプリム配合剤 1 錠/日	CD4数200/μLを上回る状態が 3 ヵ月以上継続
トキソプラズマ脳炎	CD4数50/μL未満	CD4数100/μL未満で，血清検査にて抗トキソプラズマ抗体陽性	スルファメトキサゾール・トリメトプリム配合剤 2 錠/日	CD4数200/μLを上回る状態が 3 ヵ月以上継続
播種性非結核性抗酸菌（MAC）症	CD4数50/μL未満	CD4数50/μL未満（予防開始の際には，事前に播種性MAC症の可能性を除外する必要がある）	アジスロマイシン1,200mg/週，またはクラリスロマイシン800～1,000mg/日	CD4数100/μL以上を上回る状態が 3 ヵ月以上継続

（文献6より引用，一部改変）

性遺伝子型検査は，治療薬の服用期間中または服用中止後4週以内での実施が推奨されている．この検査は，検査の時点で優位な HIV 株のみを検出するものである．薬剤耐性株の増殖速度は野生株と比較し遅いため，治療薬服用中止後の検査実施では野生株が優位となり，薬剤耐性株を検出できない可能性がある．HIV の薬剤耐性獲得による治療失敗が考えられる場合，無効の ART を継続することにより耐性変異が蓄積されてしまう可能性があるため，過去の治療歴や HIV 薬剤耐性遺伝子型検査の結果を考慮した処方の変更が必要となる．

　HIV 感染症診断時に日和見感染症を併発していない場合であっても，CD4数が低値であれば，いくつかの日和見感染症に対して一次予防の開始が推奨されている（**表5-11**）．また，日和見感染症を併発していた場合において，その治療が終了した時点で CD4数が低値であれば，

二次予防の継続が推奨されている疾患もある[6].

実 践 編

症例　ART 開始後に抑制されていた HIV-RNA 量がリバウンドした症例

ART を開始し，HIV-RNA 量は順調に低下した．その後，HIV-RNA 量 60～820 copies/mL の低ウイルス血症が数ヵ月間認められたため，服薬アドヒアランスを確認しながら注意深く経過観察していた（図 5-7）．薬剤師を含む複数の職種による確認において，服薬率は 100％を維持しているとの自己申告であったが，HIV-RNA 量は低下せず，1,000 copies/mL を超えた時点で HIV 薬剤耐性遺伝子型検査を実施した．

　HIV 薬剤耐性遺伝子型検査の結果，逆転写酵素（RT）領域に薬剤耐性関連変異である M184V を認め，スタンフォード大学 HIV 薬剤耐性データベースによると[18]，服用中のエムトリシタビンは高度耐性と判定された（表 5-12）．ART の処方変更について検討していたが，その 2ヵ月後には，HIV-RNA 量が 20,000 copies/mL を超える大幅な上昇を認めた．再度 HIV 薬剤耐性遺伝子型検査を実施したところ，前回，RT 領域に認めた M184V のみならず，その他の薬剤耐性関連変異も検出されなかった．

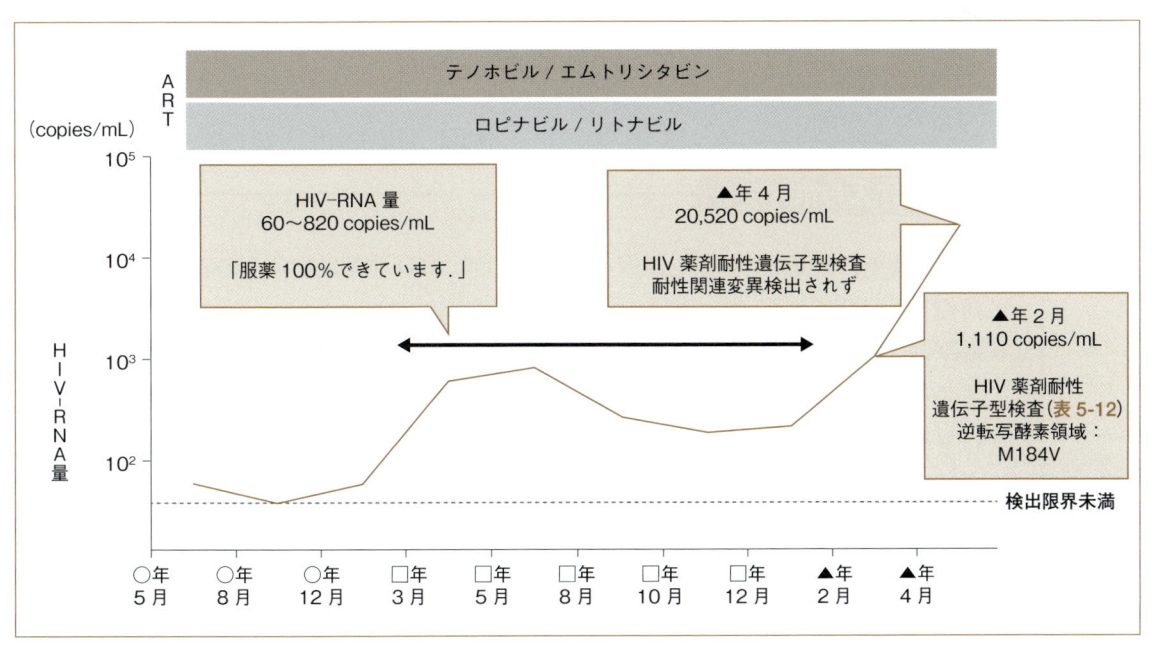

図 5-7　症例の経過

表5-12　HIV薬剤耐性検査（遺伝子型）の結果とスタンフォード大学薬剤耐性データベースによる薬剤耐性の判定

核酸系逆転写酵素阻害薬	判 定
ラミブジン	高度耐性
アバカビル	低度耐性
ジドブジン	感受性
スタブジン	感受性
ジタノシン	低度耐性の可能性
エムトリシタビン	高度耐性
テノホビル	感受性

検出された変異：M184V（逆転写酵素領域）.

　この結果は，HIV の薬剤感受性が改善したことを示しているものではないと考える．前述した HIV 薬剤耐性遺伝子型検査の特性を踏まえて症例の経過を考察すると，1回目の HIV 薬剤耐性遺伝子型検査は ART 継続期間中に実施したため，野生株は抑制され，RT 領域 M184V を保有する薬剤耐性株が検出された．その後の2回目の検査の際には，"ほぼ服薬されていない状態"であったために野生株が急速に増殖して優位となり，M184V は検出されなかったと推察された．実際に2回目の検査の後，患者本人より「少し前から，今飲んでいる薬は見るのも嫌になった」との訴えがあった．服薬アドヒアランス不良のまま処方を変更した場合，感受性は良好であっても治療失敗をくり返し，その後の治療薬選択に難渋することが想定される．このような症例には安易な治療薬変更を行うより，服薬アドヒアランス改善の取り組みが重要と考え，患者本人には，服薬アドヒアランス不良による薬剤耐性出現の可能性について改めて指導した上で，治療薬を変更した．ART を変更後，服薬アドヒアランスは改善し，HIV-RNA 量は検出限界未満まで低下した．本症例は，HIV 薬剤耐性遺伝子型検査で得られた結果より，M184V による薬剤耐性の問題のみならず，服薬アドヒアランスの問題に着目した対応が重要なポイントであったと考えている．

薬学的介入のポイント

- 個々の患者に最適な治療薬を選択するためには，ART 開始前に多くの情報を収集し，評価する必要がある．
- 薬剤師は医学的な要因のみならず，患者の生活スタイルや性的活動度などの要因も含めた評価を行い，医師による ART の処方設計を支援する．
- HIV 感染症診断時に日和見感染症の合併がなくても，CD4 数が低値の場合には一次予防を開始すべき疾患があることを知っておく．
- HIV 感染症治療薬の中には抗 HBV 活性を有する治療薬があるため，ART 開始前に HBV の重複感染を評価する必要がある（HIV 感染症治療の裏で HBV の薬剤耐性を惹起することは避ける）．
- HIV 感染症の領域においては，心血管疾患や骨障害などの非感染性疾患の管理も重

要視されており，薬剤師は感染性疾患におけるスペシャリストとしてのみならず，ジェネラリストとしての役割が求められる．

・HIV薬剤耐性遺伝子型検査の結果は，検査実施時点での服薬アドヒアランスの評価を加味して解釈することが重要である．

引用文献 ─────

1) Branson BM, et al：Detection of acute HIV infection：we can't close the window. J Infect Dis, 205：521-524, 2012.

2) 山本直樹ほか：診療における HIV-1/2 感染症の診断ガイドライン 2008, 日本エイズ学会誌, 11：70-72, 2009.

3) Rodriguez B, et al：Predictive value of plasma HIV RNA level on rate of CD4 T-cell decline in untreated HIV infection. JAMA, 296：1498-1506, 2006.

4) Mellors JW, et al：Prognosis in HIV-1 infection predicted by the quantity of virus in plasma. Science, 272：1167-1170, 1996.

5) Panel on Antiretroviral Guidelines for Adults and Adolescents：Guidelines for the use of antiretroviral agents in HIV-1-infected adults and adolescents. Department of Health and Human Services. Available at：〈http://aidsinfo.nih.gov/contentfiles/lvguidelines/AdultandAdolescentGL.pdf〉

6) Panel on Opportunistic Infections in HIV-Infected Adults and Adolescents：Guidelines for the prevention and treatment of opportunistic infections in HIV-infected adults and adolescents：recommendations from the Centers for Disease Control and Prevention, the National Institutes of Health, and the HIV Medicine Association of the Infectious Diseases Society of America. Available at：〈http://aidsinfo.nih.gov/contentfiles/lvguidelines/adult_oi.pdf〉

7) Johnson JA, et al：Minority HIV-1 drug resistance mutations are present in antiretroviral treatment-naïve populations and associate with reduced treatment efficacy. PLoS Med, 5：e158, 2008.

8) HIV感染症及びその合併症の課題を克服する研究班：「厚生労働行政推進調査事業費補助金（エイズ対策研究事業）」抗HIV治療ガイドライン, 2017.

9) Kellerman SE, et al：Prevalence of chronic hepatitis B and incidence of acute hepatitis B infection in human immunodeficiency virus-infected subjects. J Infect Dis, 188：571-577, 2003.

10) European AIDS Clinical Society：EACS Guidelines, version 8.1, 2016.

11) Libman H, et al：Initial evaluation of the HIV-infected adult. UpToDate®.

12) Sax PE：Acute and early HIV infection：Clinical manifestations and diagnosis, UpToDate®.

13) Grinspoon S, et al：Cardiovascular risk and body-fat abnormalities in HIV-infected adults. N Engl J Med, 352：48-62, 2005.

14) DAD Study Group：Class of antiretroviral drugs and the risk of myocardial infarction. N Engl J Med, 356：1723-1735, 2007.

15) Sax PE, et al：Abacavir-lamivudine versus tenofovir-emtricitabine for initial HIV-1 therapy. N Engl J Med, 361：2230-2240, 2009.

16) Post F, et al：Randomized comparison of renal effects, efficacy, and safety with once-daily Abacavir/Lamivudine versus Tenofovir/Emtricitabine, administered with Efavirenz, in antiretroviral-naïve, HIV-1 infected adults：48-week results from ASSERT study. J Acquir Immune Defic Syndr, 55：49-57, 2010.

17) Cohen C, et al：Rilpivirine versus efavirenz with two background nucleoside or nucleotide reverse transcriptase inhibitors in treatment-naïve adults infected with HIV-1（THRIVE）：a phase 3, randomized non-inferiority trial. Lancet, 378：229-237, 2011.

18) スタンフォード大学 HIV薬剤耐性データベース. Available at：〈http://hivdb.stanford.edu/〉

（國本 雄介）

5　サイトメガロウイルス

基　本　編

1　どんな検査をする？

　サイトメガロウイルス（cytomegalovirus：CMV）は，human herpesvirus 5（HHV-5）とも呼ばれ，ヘルペスウイルスの仲間である．多くは幼少期に感染するが，免疫正常者では潜伏感染として感染症を発症することはまれで，免疫不全者，特に移植患者や human immunodeficiency virus（HIV）感染者で問題となる．

　このサイトメガロウイルスに関する検査は主に下記が存在する[2-4]．ただし，2017年4月時点で保険算定可能な検査は，サイトメガロウイルス抗体およびサイトメガロウイルス pp65抗原検査に限られている．

- **サイトメガロウイルス抗体**：IgM抗体とIgG抗体を確認する検査の2種類が存在する．IgM抗体は感染初期や再感染・再活性化時に増加し，比較的最近の感染または増悪を示す指標となる．一方で，IgG抗体は潜伏感染を含めた感染成立の指標となる．検査方法としては，補体結合反応（complement fixation test：CF），酵素免疫抗体法（enzyme immunoassay：EIA）などが存在する．これらの検査の注意点としては，①CF法ではIgM抗体とIgG抗体の区別はできないこと，②IgG抗体価とIgM抗体価を測定した場合，グロブリンクラス別ウイルス抗体検査（サイトメガロウイルス：220点）はどちらか一方のみしか算定できない，といった点などが存在する．測定法により，判定基準は異なり，参考として一部の検査キットについて判定基準を**表5-13**にまとめた．

- **白血球サイトメガロウイルス pp65抗原（アンチジェネミア）**：リン酸化タンパク（phosphorylated protein：pp）65抗原に対するモノクローナル抗体を用いる．サイトメガロウイルスは白血球に感染したとき，早期にpp65抗原を発現するため，サイトメガロウイルス抗原陽性細胞を確認する．このため，白血球・好中球減少時には活用できないことは弱点の一つとなる．検体採取から検査開始まで6時間以上経過すると，感度が低下することにも注意が必要である．また，腸管感染症では，アンチジェネミアの感度は低いとされている．わが国ではC10/C11およびHRP-C7の2種の方法が行われている．通常，30,000〜50,000の細胞の中からpp65抗原陽性細胞数を光学顕微鏡で測定する．C10/C11法では，作製された2枚のスライドそれぞれの陽性細胞数が報告され，全体の白血球数は記載されない．HRP-

表5-13　サイトメガロウイルスIgM抗体とIgG抗体の判定基準

測定キット	測定法	判定基準	備考
IgM抗体			
CMV-G・アボット	CLIA法	Index 0.85未満：陰性 Index 1.00以上：陽性 Index 0.85以上1.00未満：判定保留	判定保留：適切な期間（例：2週間）内に再検査
バイダスアッセイキット CMV IgM	ELFA法	Index 0.70未満：陰性 Index 0.90以上：陽性 Index 0.70以上0.90未満：判定保留	判定保留：再試験でも判定保留の場合，10〜15日後に再検査
IgG抗体			
CMV-G・アボット	CLIA法	6.0 AU/mL未満：陰性 6.0 AU/mL以上：陽性	6.0〜15.0 AU/mL：妥当な期間（例：2週間）内に再検査
バイダスアッセイキット CMV IgG	ELFA法	4 U/mL未満：陰性 6 U/mL以上：陽性 4〜6 U/mL：再検査	

CLIA法：chemiluminescent immunoassay（化学発光免疫測定法）．
ELFA法：enzyme linked fluorescent assay（酵素蛍光法）．

C7法では1枚のスライドを作製し，全白血球あたりの陽性細胞数が報告される．このように報告形式は多少異なるが，2つの報告の相関性は高く，C10/C11法での平均陽性細胞数とHRP-C7法での陽性細胞数はほぼ等価と考えてよいとされている[4]．

- **サイトメガロウイルス培養（分離）**：信頼性の高い方法であるが，サイトメガロウイルスの増殖は遅く，結果判明まで数週間かかる．また，ウイルス量が少ない場合には感度が落ちる可能性がある．具体的にはヒト線維芽細胞に接種後の細胞変性効果（cytopathic effect：CPE）を確認する．結果判明までに2〜4週間程度の時間がかかるため，後述の先制攻撃治療に適した検査とは言いがたい．

- **サイトメガロウイルス培養（シェルバイアル法）**：ウイルス分離における，結果判明までの期間を改善した手法である．ヒト線維芽細胞に接種までの流れは変わらないが，CPE発現前のサイトメガロウイルス抗原をモノクローナル抗体で検出する．結果は1〜2日で判明する．

- **ポリメラーゼ連鎖反応（polymerase chain reaction：PCR）**：サイトメガロウイルスのDNAを検出する方法である．感度・特異度も高い．リアルタイムPCRは定量的な検査であり，ウイルス量と病勢や治療効果が相関する．ただし，明確なカットオフ値はなく，腎移植の場合では2,000〜5,000 copies/mL，とされている[1]．

- **病理学的検査**：感染症を疑う臓器から採取した検体を用いて，巨細胞核内封入体を検出する方法である．

2　いつ，どのタイミングで行う？

　基本的には，サイトメガロウイルスによる感染症を疑ったときに検査を行うことになる．ただし，サイトメガロウイルスは先制攻撃治療（preemptive therapy）の対象となるウイルスであり，先制攻撃治療を行う場合は，定期的な検査が必須となる．

　先制攻撃治療（preemptive therapy）とは，すでに感染しているが，明らかな症状のない患者に抗ウイルス薬を投与することを指し，予防（感染していない患者に使用）と治療（感染症を発

症した患者に使用）の間のような概念となる[5].

下記に先制攻撃治療を中心とした検査のタイミングを記載する.

a. 造血幹細胞移植[4]

基本的には，先制攻撃治療が中心となる[4, 6].　好中球減少時の感度は低いため，造血回復時から少なくとも移植後100日目まで週1回のアンチジェネミアまたはPCRを行うことが推奨されている.　さらに，高リスク患者（**表5-14**）では移植後100日以降もモニタリングを継続する.

b. 腎移植[1]

①**予防投与（90〜100日）**：予防投与終了後12週間は1〜2週に1回のアンチジェネミア
②**先制攻撃治療**：移植後3ヵ月は1〜2週に1回のアンチジェネミア

c. 心移植, 肝移植, 膵移植[7]

①**ドナー陽性 / レシピエント陰性の場合**：基本は3〜6ヵ月の予防投与とし，先制攻撃治療を行う場合は，移植後12週まで週1回のアンチジェネミアまたはPCR
②**レシピエント陽性の場合**：先制攻撃治療では，移植後12週まで週1回のアンチジェネミアまたはPCR

d. 肺移植, 小腸移植[7]

予防投与が基本となり，先制攻撃治療の対象とならない.　ただし，肺移植については，一定期間（6〜12ヵ月）の予防投与後は先制攻撃治療として定期的なモニタリングを推奨する報告がある[8].

e. HIV[9]

抗HIV治療ガイドライン（2016年3月発行7月改訂）では，抗HIV治療開始前には日和見合併症の有無を評価しておくことが重要であり，免疫不全の進行した症例（特にCD4数：$50/\mu L$未満）に抗HIV薬を開始する場合は抗HIV薬開始前にサイトメガロウイルス抗原を確認しておくことが記載されている.

表5-14　造血幹細胞移植におけるサイトメガロウイルス感染症のリスク分類

低リスク群	・自家造血幹細胞移植 ・患者/ドナーがともにCMV抗体陰性の移植
中等度リスク群	・患者あるいはドナーがCMV抗体陽性のHLA一致血縁者間移植
高リスク群	・患者あるいはドナーがCMV抗体陽性の非血縁者間移植 ・HLA不一致血縁者間移植 ・CD34陽性細胞移植 ・T細胞除去移植 ・抗胸腺細胞抗体投与例 ・GVHD合併例 ・全身ステロイド投与例 ・移植前にCMV抗原陽性化例

3 検査結果をどう評価する？

a. 各病態でどのような異常所見（異常値）を示すか

❶ 感染の既往の判断

　IgG抗体を使用することで判定できるが，潜伏感染という性質上，"陽性＝治療対象"に直結しない．スクリーニングとして，移植前のドナーやレシピエント，母子感染予防のための妊婦などで利用される．

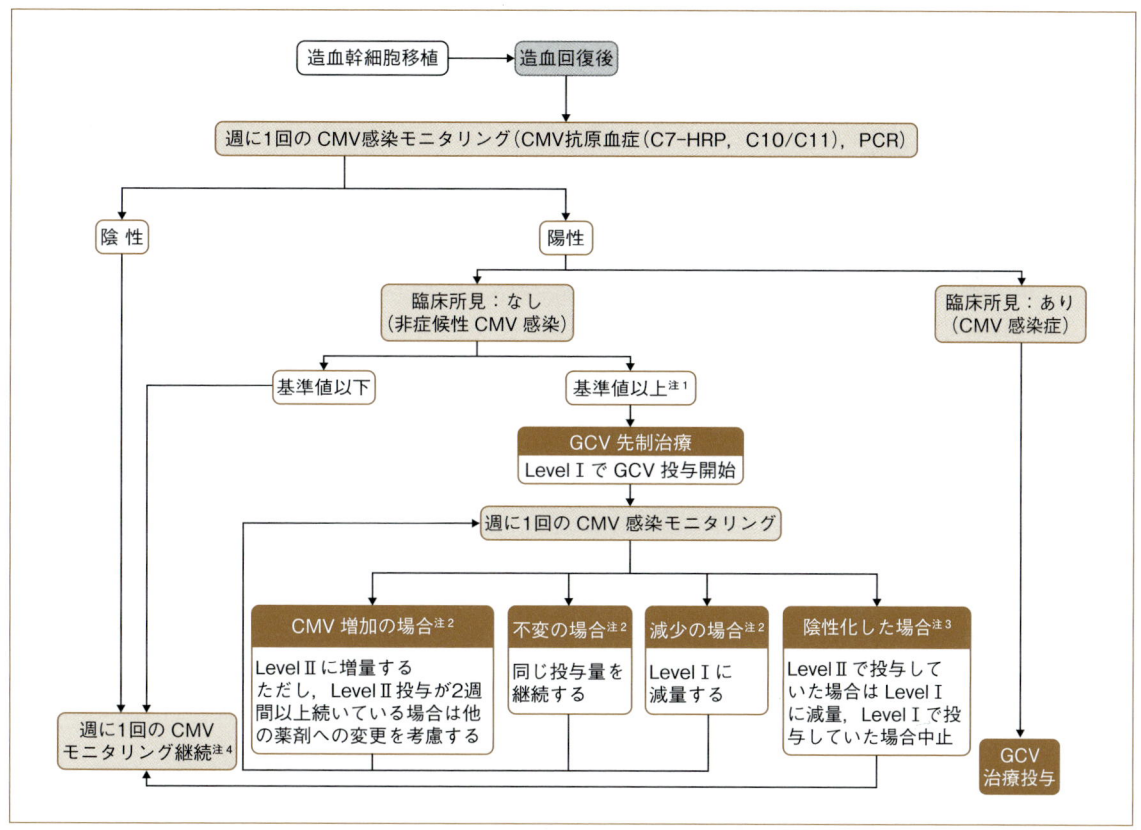

図5-8　サイトメガロウイルス感染対策のフローチャート

注1：陽性の基準
　　C10/C11法の場合　　低・中リスク群：2スライドで合計20個以上の陽性細胞
　　　　　　　　　　　　高リスク群：2スライドで合計3個以上の陽性細胞
　　C7-HRP法の場合　　低・中リスク群：10/50,000WBC以上の陽性細胞
　　　　　　　　　　　　高リスク群：2/50,000WBC以上の陽性細胞
　　PCR法の場合　　　　300 copies/mL（血漿）
　　　　　　　　　　　　PCR法の場合，測定系によって感度が異なることに注意する．
注2：CMV陽性細胞数の増加あるいは減少とは，前値を基準として50%を超える増加あるいは減少と定義する．ただし，CMV陽性細胞数の変動がC10/C11法で2スライドあたり5個未満の場合，C7-HRP法で3個未満の場合，またPCR法でウイルスコピー数の変動が500 copies/mL未満の場合は不変とみなす．
注3：CMV陰性化とは，CMV抗原陽性細胞の消失，PCR法で300copies/mL未満を指す．CMV抗原血症検査では，2回陰性を確認して投与を終了される場合が多い．
注4：Day100以上経過，GCV投与終了後2週間以上経過，慢性GVHDの合併なし，0.5mg/kg以上の（m）PSLの投与なし，アレムツズマブの投与なしの非血縁者間移植あるいはHLA不一致移植のすべてを満たす場合，モニタリングを終了する．ただし，後期CMV感染（症）が増加傾向にあり，高リスク群では，Day100以降もモニタリングを継続する．
・GCV投与量
　Level I dose：GCV 5mg/kg を1日1回あるいは6mg/kg/日を週5回投与する．
　Level II dose：GCV 5mg/kg を1日2回投与．

（文献4より引用）

表5-15　アンチジェネミアの感度・特異度

	感 度	特異度	陽性的中率	陰性的中率
造血幹細胞移植[*1]				
リファレンス：real-time PCR	55.4	95.5		—
臓器移植[*2]				
カットオフ：1細胞以上の場合	64	81	76	71
カットオフ：4細胞以上の場合	36	91	79	60

＊1：HRP-C7法での結果.
＊2：臓器移植：腎移植，肝移植，腎膵移植，肺移植を対象とした報告結果は20万個
　　　の多核白血球中の陽性細胞数.

❷ 感染症の診断

　サイトメガロウイルスによる主な感染症として，肺炎，腸炎，肝炎，網膜炎が知られている．これらの診断には，臓器特異的な症状＋臓器から採取した検体からのサイトメガロウイルスの検出（病理検査での核内封入体など）が必要である．ただし，網膜炎は特徴的な眼底所見により診断可能である．

❸ アンチジェネミアを指標とした抗ウイルス薬の開始基準（先制攻撃治療）

　明確な基準はなく，個々の施設または症例ごとに判断されているが，造血幹細胞移植での基準の目安を図5-8に示す．なお，海外ではPCRによるモニタリングを推奨されていることがあるが，わが国では保険診療上の問題からアンチジェネミアによるモニタリングが一般的である．

b. 評価の際の注意点

　各検査の注意点は，p.148「1 どんな検査をする？」を参照していただきたい．本項では，アンチジェネミアの感度・特異度について触れておく（表5-15）[10, 11]．感度は条件により不十分な場合もあるが，特異度は高い．

実　践　編

症例　経過その①：アンチジェネミア陽性化とガンシクロビル開始

36歳，男性．172cm，60kg．原疾患である急性骨髄性白血病の第二寛解期に非血縁者間の骨髄移植が行われた．移植後に発熱性好中球減少症や前処置に伴う粘膜障害などがみられたが，Day16（移植日をDay0としてカウント）には白血球の生着が確認された．その後，Day21から，週1回アンチジェネミア（ここではC10/C11法で記載）のモニタリングが行われた．外注のため，結果判明までに2日程度かかったが，Day21，28はいずれも陰性だっ

た．Day25頃よりみられた皮疹は徐々に増悪し，下痢も出現したことから，グレードⅡ（皮膚：ステージⅠ，消化管：ステージⅠ）の急性移植片対宿主病（graft-versus-host disease：GVHD）に対して，Day27よりプレドニゾロン静注15mg，12時間ごと（0.5mg/kg/day）が開始された．なお，このときのCD（*Clostridium difficile*）トキシン，グルタミン酸デヒドロゲナーゼ（glutamate dehydrogenase：GDH）は陰性のため，CD腸炎による下痢は否定的だった．

その後，Day35のアンチジェネミアは（2, 0）と初めて陽性化した．C10/C11法での高リスク患者のカットオフ値の目安は合計3個以上とされている（**図5-8**参照）[4]が，今回はグレードⅡ以上の急性GVHD症例のため，1個以上の陽性細胞数を治療開始の基準[12]とすることを医師に確認し，ガンシクロビル静注が開始となった．タクロリムスの使用や下痢の持続など腎機能低下の懸念はあるが，この段階でのクレアチニンクリアランスは90mL/分と良好のため，Day37から300mg（5mg/kg），12時間ごと（点滴時間：1時間）で開始となった．

先制攻撃治療を行う場合，基本編「2 いつ，どのタイミングで行う？」（p.149）に記載したようなモニタリング期間や検査頻度などを把握しておき，検査漏れがないように確認していきたい．アンチジェネミア陽性時の抗ウイルス薬の開始に関する明確な基準はないため，結果の評価は難しい場合があるが，各種ガイドラインや患者の経過をみながら，医師と相談していく．

症例　経過その②：ガンシクロビル開始後の血球減少

ガンシクロビル開始後も下痢は持続し，血小板数は問題なかったため，Day42に下部消化管の内視鏡検査が行われた．サイトメガロウイルス腸炎では，アンチジェネミアの感度は低いことからPCRの実施も検討されたが，この症例では実施しなかった．内視鏡後の病理検査の結果，サイトメガロウイルス腸炎でなく，急性GVHDによるものと診断された．このため，プレドニゾロン静注は30mg，12時間ごと（1mg/kg/日）に増量された．

ガンシクロビル開始後のアンチジェネミアはDay42に（47, 30）と上昇がみられたが，Day49には（20, 18）と低下がみられた．ガンシクロビル開始後の血球数は，Day52には白血球数 3,100/μL，好中球数 1,300/μL，血小板数 8.8万/μL まで低下していたが，維持療法として，300mg（5mg/kg），24時間ごと（点滴時間：1時間）に減量となった．しかし，その後も減少傾向が続き，Day59には白血球数 2,400/μL，好中球数 950/μL，血小板数 4.2万/μL まで低下したため，ホスカルネットへの変更を医師と相談した．

ガンシクロビルを使用する場合は，骨髄抑制に注意が必要となる．基本的には可逆的な有害事象であり，ガンシクロビルを中止することで回復するとされている．添付文書では，減量の目安として，好中球減少（500～1,000/mm^3）および血小板減少（5万/mm^{3}以下），休薬の目安として，好中球減少（500/mm^{3}未満）または血小板減少（2.5万/mm^{3}未満）と記載されている．今回は添付文書の基準を満たしていないが，好中球・血小板が経時的に減少していたことから，ガンシクロビルの継続について医師と検討している．ガンシクロビルを変更する場合はホスカ

ルネットが選択肢となるが，ガンシクロビル同様，腎機能に応じた用量調整が必要となる．

症例　経過その③：ホスカルネット開始とアンチジェネミア陰性確認

腎機能は問題なく，維持療法の投与量として，Day59よりホスカルネット6,000mg（90～120mg/kg）24時間ごと（点滴時間：2時間）に変更した．好中球，血小板は徐々に回復し，ガンシクロビル中止から10日程度で元のレベルまで改善した．アンチジェネミアの陰性化については，Day70および73の2回連続で陰性化が確認できたため，Day77でホスカルネットを終了した．ホスカルネット投与期間中に，薬剤性が疑われる低マグネシウム血症がみられたが，マグネシウムの投与で対応可能であった．

ホスカルネットは腎障害や電解質異常（低マグネシウム，低カリウム，低カルシウムの頻度が高い）に注意する．

今回は，明らかな感染症は証明されないサイトメガロウイルス血症の症例を記載した．先制攻撃治療が開始されるまでのモニタリングについては，一定の推奨が存在するが，明確な治療開始基準や終了基準に関する情報は多くない．また，比較的長期間の投与となることもあり，抗ウイルス薬の用量調整や有害事象の確認が重要であり，定期的なフォローが必要となる．

薬学的介入のポイント

- CMV は主に免疫不全者で問題となり，先制攻撃治療の対象となる限られたウイルスの一つである．
- わが国では保険診療上の理由からアンチジェネミアを指標に先制攻撃治療の開始を検討することが多いが，抗ウイルス薬の開始基準は明確でない．このため，個々の症例または施設ごとに先制攻撃治療の開始を検討していく必要がある．
- 抗ウイルス薬はガンシクロビルが中心となるが，骨髄抑制に注意する．代替薬はホスカルネットであるが，腎障害・電解質異常に注意する．両薬剤共に腎障害時には投与量を調整する必要がある．

引用文献

1) 日本臨床腎移植学会ガイドライン作成委員会 編：腎移植後サイトメガロウイルス感染症の診療ガイドライン2011, 日本医学館, 2011.
2) 細川直登 編：感度と特異度からひもとく感染症診療のDecision Making, 文光堂, 2012.
3) 幸田 力：サイトメガロウイルス（CMV）：ウイルス学的特徴と測定方法. 昭和学士会誌, 73：139-144, 2013.
4) 日本造血細胞移植学会：造血細胞移植ガイドライン―サイトメガロウイルス感染症, 第3版, 2014.
5) 河村一郎ほか：予防投与と先制攻撃治療と非論理的感性治療. Infection Control, 19：877-880, 2010.
6) Boeckh M, et al：Cytomegalovirus pp65 antigenemia-guided early treatment with ganciclovir versus ganciclovir at engraftment after allogeneic marrow transplantation：a randomized double-blind study. Blood, 88：4063-4071, 1996.

7) Razonable RR：Management strategies for cytomegalovirus infection and disease in solid organ transplant recipients. Infect Dis Clin North Am, 27：317-342, 2013.

8) Torre-Cisneros J, et al：Management of cytomegalovirus infection in solid organ transplant recipients：SET/GESITRA-SEIMC/REIPI recommendations. Transplant Rev (Orlando) , 30：119-143, 2016.

9) HIV感染症及びその合併症の課題を克服する研究班：「厚生労働行政推進調査事業費補助金(エイズ対策政策研究事業)」抗HIV治療ガイドライン, 2016.

10) Yakushiji K, et al：Monitoring of cytomegalovirus reactivation after allogeneic stem cell transplantation：comparison of an antigenemia assay and quantitative real-time polymerase chain reaction. Bone Marrow Transplant, 29：599-606, 2002.

11) Greanya ED, et al：The role of the cytomegalovirus antigenemia assay in the detection and prevention of cytomegalovirus syndrome and disease in solid organ transplant recipients：A review of the British Columbia experience. Can J Infect Dis Med Microbiol, 16：335-341, 2005.

12) Mori T, et al：Risk-adapted pre-emptive therapy for cytomegalovirus disease in patients undergoing allogeneic bone marrow transplantation. Bone Marrow Transplant, 25：765-769, 2000.

（望月 敬浩）

6 肺炎球菌・レジオネラ

基 本 編

1 どんな検査をする？

　肺炎球菌 (*Streptococcus pneumoniae*) はグラム陽性双球菌である．ヒトの気道にてその存在が認められ，環境中には存在しない．特に小児において保菌率が高く，3歳までに30～50％の健常児が保菌していることが明らかとなっている[1]．肺炎球菌は市中肺炎の起因菌として最も頻度が高く，20～40％と報告されている[2,3]．重篤な感染症として細菌性髄膜炎や化膿性関節炎，膿胸などがあり，肺炎球菌が血液や髄液などの無菌部位から検出された場合を侵襲性肺炎球菌感染症と呼ぶ[4]．

　レジオネラ (*Legionella pneumophila*) はグラム陰性桿菌である．土壌中や淡水中などの環境中にも生息しており，通常他の原生生物の細胞内に寄生している[5]．レジオネラは市中肺炎の起因菌として知られており，市中肺炎における起因菌としての頻度は4.0％とそれほど高くはないが，わが国での死亡率は9.2％[6]，欧米でも10％程度の死亡率を示しており[7,8]，極めて重篤な感染症である．ヒトにおける感染源は給水設備や冷却塔水，温泉施設などからの感染が報告されており，海外では冷却塔での事例が多いのに対し，わが国では温泉を含む入浴施設での集団感染事例が圧倒的に多い[9]．

- **直接鏡検査，培養検査**：肺炎球菌，レジオネラともに，極めて重篤な感染症の起因菌となっているために，臨床における診断的価値は高い．一般的に，起因菌を同定するための検査法のゴールド・スタンダードはグラム染色，細菌培養検査である．特に細菌培養検査は，細菌の同定のみならず，抗菌薬に対する感受性を明らかにする観点からも欠かせない．レジオネラは通常グラム染色では染まらないために，Gimenes（ヒメネス）染色を必要とする．
- **尿中，喀痰抗原検査**：肺炎球菌とレジオネラは特徴的に，尿中抗原を活用した迅速検査診断法が普及している．いずれの検査も尿中に排泄される抗原をターゲットとしたイムノクロマトグラフィ法を検出原理としている．肺炎球菌のターゲット抗原は莢膜多糖抗原であり，レジオネラはグラム陰性桿菌の細胞壁外膜の構成成分であるリポ多糖 (lipopolysaccharide：LPS) 抗原（血清型1に限る）である．BinaxNow シリーズを用いたいずれの抗原検査も，検体に綿棒を浸してテストパネルに挿入し試薬を滴下して静置する（肺炎球菌），テストスティックを尿中に挿入する（レジオネラ）だけで，所要時間は15～20分と短く，簡便性およ

び迅速性の点で大きな利点がある．また，2010年には喀痰中の肺炎球菌抗原検査キット（ラピラン®肺炎球菌）が発売され，喀痰，咽頭ぬぐい液などからの検出が可能となっている[10]．

- **遺伝子検査法**：近年は新しい遺伝子検査方法が開発され，今後の一般化が期待されている．中でも2011年に保険収載された遺伝子検査法としてLAMP（loop-mediated isothermal amplification）法がある[11]．LAMP法は喀痰中の菌の遺伝子を検出する迅速診断方法の一つであり，レジオネラに関しては栄研化学により試薬が発売されている．血清型1以外の血清型も検出できるために，非常に有効である．簡便性および迅速性は尿中抗原検査に劣るものの，数時間で結果を得ることが可能である．肺炎球菌に関してはまだ発売されていないが，2005年に他のレンサ球菌との鑑別の観点ですでに報告があり，有用性が証明されている[12]．

2 いつ，どのタイミングで行う？

　肺炎球菌，レジオネラによる肺炎は極めて重篤であるために，市中肺炎を疑った際には，まず起因菌として念頭におく必要がある．この際，喀痰のグラム染色，喀痰培養検査，血液培養検査，尿中抗原検査は必須である．また，肺炎球菌は細菌性髄膜炎の起因菌としても頻度の高いものであるために，血液培養検査，尿中抗原検査を行う．細菌性髄膜炎を疑う所見としては頭痛，嘔気・嘔吐，neck flexion test，jolt accentuation of headache，ケルニッヒ徴候，項部硬直など，さまざまなものが提唱されてきた[13]．この中で，例えば薬剤師が薬剤管理指導などの患者と面接中に可能なものとして，頭痛の有無の確認，neck flexion test，jolt accentuation of headacheがある（**表5-16**）．肺炎球菌，レジオネラともに，設備としてLAMP法が可能ならば実施するべきである．

3 検査結果をどう評価する？

　肺炎球菌性肺炎は市中肺炎の起因菌として最も頻度が高いことから，検査の結果が判明する前に抗菌薬の投与を開始するべきである．

a. 直接鏡検法, 培養法

　肺炎球菌はグラム染色により，グラム陽性双球菌を認めることで強く疑うことができる．細菌培養検査では抗菌薬に対する感受性を明らかにすることができるが，特に肺炎球菌性髄膜炎においては，その感受性結果の解釈に注意を要する．すなわち，細菌性髄膜炎の場合とその他の感染症（肺炎など）とでは，菌のペニシリンGに対する感受性を判断するためのブレイクポ

表5-16　細菌性髄膜炎を疑うための検査項目と基準の例

検査項目	検査陽性の基準
Neck flexion test	座った状態で，口を閉じたまま顎が胸につくかを確認し，つかない場合に陽性
Jolt accentuation of headache	1秒間に2〜3回首を横に振る（イヤイヤをさせる）ことで，頭痛が増強すれば陽性

イントが異なるためである．細菌性髄膜炎以外では感受性ありと判断される MIC は 2 mg/L 以下であるが，細菌性髄膜炎では，0.06 mg/L 以下となっている．これは，抗菌薬の髄液への移行性が小さいためと解釈される．

細菌培養検査における注意点としては，肺炎球菌は，自身の毒素の一つである pneumolysin の放出にもつながる自己融解（autolysis）を引き起こすことから，細菌培養で発育しないことがある[14]．

レジオネラの細菌培養についても，システイン含有の BCYE α 寒天培地などの特殊な培地を必要とする．つまり，疑いをもって培養しなければ，発見することはできない．したがって，肺炎球菌とレジオネラは，極めて重篤な感染症の起因菌にもかかわらず，（肺炎球菌のグラム染色を除き）通常の検査方法ではやや同定が困難な側面をもつ．

b. 尿中，喀痰抗原検査法

肺炎球菌性肺炎における尿中抗原検査法の製品である BinaxNow の感度，特異度はそれぞれ 77.7 ％，98.8 ％と報告されており，一定の診断的価値が認められているものの[15]，さらなる検査精度の改善が期待されている．2015 年には Uni-Gold™ が海外で発売されたが，BinaxNow を超える結果は得られていない[16]．

抗原検査法の問題点としては，前述のとおり小児などにおいて保菌が認められているために，肺炎球菌抗原陽性の結果のみでは，保菌か定着かを判断できない．また交差抗原性をもつ他の菌として，口腔内常在菌である *Streptococcus mitis* が知られている[17]．喀痰中の抗原検査も，尿中抗原検査と同様に保菌か定着かを判断することはできない．

レジオネラ血清型 1 による肺炎における BinaxNow の感度，特異度はそれぞれ 60 ～ 95 ％，99 ％以上と報告されており，血清型 1 型以外のレジオネラでは感度は 5 ％以下に低下することが知られている[18]．ヒトに感染を起こす血清型は 20 菌種と報告されており[19]，そのうち血清型 1 の検出頻度は複数の報告があるが，近年では 76.9 ～ 80.2 ％などの報告がある[20, 21]．

実 践 編

肺炎球菌やレジオネラといった感染症は，細菌性髄膜炎を含め極めて重篤な転機を辿ることが少なくない．そのため，適切に早期診断につなげられるように診療をサポートすることが，患者にとって最もメリットのある薬剤師の姿勢である．ここでは，臨床症状や検査結果をどのように評価し，患者が最もメリットのある医療を受けられるかを考察したい．

47歳，男性．体重68kg，身長181cm

病 歴：20XX年6月，食道癌ステージⅢの診断を受け，入退院をくり返しながらがん化学療法を受けていた．20XX年8月の外来がん化学療法室で薬剤師が面接を実施した際，今朝から発熱があり，頭痛がひどいために早く医師の診察を受けたいとの相談を受けた．

　早急に医師の診断を必要とするケースである．ひどい頭痛のある発熱がある際には細菌性髄膜炎を疑いたいが，医師や看護師などに患者の情報を伝達する際に，どれほどもっともらしいかを併せて伝え，それが具体的であればあるほど情報の信頼性が増す．本ケースでは，「頭を横にぶんぶんと振ってみて痛みは増強しますか？（前述のjolt accentuation of headache）」「口を閉じたまま顎を胸につけられますか？（前述のneck flexion test）」と尋ねると，両方とも陽性の所見が得られた．これらは，目の前で実際にやってみてやり方を正しく伝えることが重要である．この2つの所見を得るための時間は，あわせて10秒あれば可能である．これらの客観的な情報を医師などに伝えることで，少しでも早い診察，診断に結び付けることが可能である．さらにこれらの所見をとることで，同時に意識レベルの確認，従命指示の可否が可能であり（Glasgow coma scaleでE4V5M6，Japan coma scaleでJSC I-1），所見をとりながら簡易的に頻呼吸がないかを確認することも可能かと思われる．

　次に薬剤師として行っておくべきは，医師の診断後に迅速に抗菌薬を開始できるように，細菌性髄膜炎を想定した抗菌薬の選択，および投与量について情報を整理しておくこと，さらに必要な検査（ここでは細菌検索に関係するものを述べる）の漏れがないかを確認することである．必要な検査は前述のとおり，グラム染色や各種培養検査，抗原検査である．増菌していない血液検体で直接グラム染色，陽性所見が得られれば活用するべきだが，それはかなり重篤であり，感染症が進行して菌が極めて増殖している場合に限るため，頻度としては少ない．抗菌薬の選択にあたっては，『細菌性髄膜炎診療ガイドライン2014』[22]によると，本症例ではがん化学療法を受けているために免疫不全状態を有する場合と判断されるため，メロペネム＋バンコマイシン，またはセフタジジム＋バンコマイシン（バンコマイシンが使えない場合はリネゾリド）とされている（**表5-17**）．しかし，肺炎球菌尿中抗原が陽性とでているならば，前述の

表5-17　細菌性髄膜炎に対する抗菌薬選択と用法・用量

	細菌性髄膜炎診療ガイドライン2014	保険用量
バンコマイシン	30〜60mg/kg/日，8〜12時間おきに分割投与	2g/日
メロペネム	2g，8時間おきに	2g，8時間おきに
セフタジジム	2g，8時間おきに	4g/日
リネゾリド	600mg，12時間おきに	600mg，12時間おきに
アンピシリン	2g，4時間おきに	4g/日　ただし，化膿性髄膜炎については，一般に通常用量より大量を使用すると記載あり
ペニシリンG	400万単位，4時間おきに	400万単位，4時間おきに

とおり保菌の可能性があるとはいえ，グラム陽性菌に対して効果の劣るセフタジジムを使うことは適切とはいえないであろう．したがって，バンコマイシン4gとメロペネム6gが尿中抗原陽性をもとに経験的に始められた．

　結果的に神経内科コンサルトが早期になされ，髄液所見（p.60参照），血液培養検査，髄液培養検査，肺炎球菌尿中抗原検査を経て，すべての検体で肺炎球菌が検出されたことから，受診後3日目に肺炎球菌性の細菌性髄膜炎と診断された．この時点で発熱はまだ残っていたが，jolt accentuation of headache は消失傾向で頭痛が改善傾向にあり，食事摂取が9〜10割ほどあるなど，臨床所見が改善傾向にあった．ペニシリンGに対するMICは0.06mg/L以下であったことから，ガイドラインに基づきアンピシリン2g，4時間おきに変更された．細菌性髄膜炎診療ガイドライン2014では治療期間は10〜14日となっている．当該患者はがん化学療法中であったが，3日目には改善傾向が得られていたことも踏まえ，14日の標準的な治療期間内のみで治療を終了した．

症例2

62歳，男性．体重55kg，身長165cm

病 歴：20XX年11月，前日からの咳と喀痰喀出があり，夜間帯に発熱が出現した．配偶者付き添いで救急車にて夜間帯に救急を受診された．収縮期血圧123mmHg，心拍数111回/分（洞調律，不整なし），呼吸数36回/分，体温38.5℃，見当識障害（E4V4M6）を認め，静脈酸素飽和度93％と低下していた．胸部単純X線にて大葉性の浸潤影を認めたために，細菌性肺炎と診断され，入院の上セフトリアキソン2g×1が開始された．翌日午前には，十分な輸液があるにもかかわらず，心拍数135回/分，収縮期血圧78mmHgとショック状態となり，集中治療室へ移動となった．この時点で配偶者より，3日前に温泉へ出かけたとの情報を入手した．尿中レジオネラ抗原検査を実施すると陽性であったため，レボフロキサシン500mgが24時間おきで開始された．しかし，人工呼吸器管理，昇圧薬投与がなされたが，同日夕方に逝去された．

　レジオネラ感染症は劇症型の肺炎と一過性のポンティアック熱がある．特に肺炎は症例のとおり劇症型の転機を辿りやすい．市中肺炎では必ず尿中レジオネラ抗原検査を実施するべきであり，特に前述のリスクファクターに合致し，重症である場合には，エンピリックに抗菌薬（第一選択薬：静注用キノロン）を開始するべきである．この際，尿中抗原検査は感度がやや低いことから，検査結果が陰性であっても，その抗菌薬の中止には慎重になるべきである．ポンティアック熱の場合は，自然治癒することも多い．レジオネラの院内感染の事例は少ないが，日本ではレジオネラによる院内肺炎が3例ほど報告されている[23-25]．感染は起こさなくとも，医療施設の給水塔などから検出されたとの報告がいくつかある．

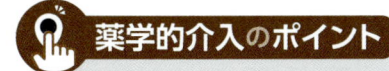

薬学的介入のポイント

- 肺炎球菌，レジオネラ菌による呼吸器感染を第一とした感染症は極めて重篤であるために，常にその可能性を念頭に置く．
- 検出や同定するための検査法が種々あり，それらの特性と時系列の有用性は理解しておかなければならない．
- どの検査法も，それだけで感染症を"否定"できるものはない．
- レジオネラ感染症は検査法と同じくらい，曝露歴が極めて大きな意味を持つ．
- 細菌性髄膜炎では抗菌薬を髄液中に移行させなければならないために，髄液へ移行する抗菌薬の種類と用法・用量を理解しなければならない．
- 白血球やCRPを用いなくても，抗菌化学療法は展開することができる．

引用文献

1) Otsuka T, et al：Individual risk factors associated with nasopharyngeal colonization with *Streptococcus pneumoniae* and *Haemophilus influenzae*：a Japanese birth cohort study. Pediatr Infect Dis J, 32：709-714 2013.

2) Bartlett JG, et al：Community-acquired pneumonia. N Engl J Med, 333：1618-1624, 1995.

3) Saito A, et al：Prospective multicenter study of the causative organisms of community-acquired pneumonia in adults in Japan. J Infect Chemother, 12：63-69, 2006.

4) 千葉菜穂子：わが国における侵襲性肺炎球菌感染症の実態とその予防としての肺炎球菌ワクチン．日化療誌, 59：561-572, 2011.

5) Mercante JW, et al：Current and emerging *Legionella* diagnostics for laboratory and outbreak investigations. Clin Microbiol Rev, 28：95-133, 2015.

6) 高柳 昇ほか：レジオネラ肺炎65例における重症合併症とその治療成績．日呼吸会誌, 47：558-568, 2009.

7) Benin AL, et al：Trends in legionnaires disease, 1980-1998：declining mortality and new patterns of diagnosis. Clin Infect Dis, 35：1039-1046, 2002.

8) Von Baum H, et al：Community-acquired *Legionella pneumonia*：new insights from the German competence network for community-acquired pneumonia. Clin Infect Dis, 46：1356-1364, 2008.

9) 倉 文明：レジオネラ症の最近の話題と動向，平成27年度生活衛生関係技術担当者研修会, 2015. Available at：〈http://www.mhlw.go.jp/file.jsp?id=332109&name=file/06-Seisakujouhou-10900000-Kenkoukyoku/0000113190.pdf〉（accessed 2016 Nov 27）

10) Izumikawa K, et al：Evaluation of a rapid immunochromatographic ODK0501 assay for detecting *Streptococcus pneumoniae* antigen in sputum samples from patients with lower respiratory tract infection. Clin Vaccine Immunol, 16：672-678, 2009.

11) 高野 弘ほか：LAMP（Loop-mediated isothermal amplification）法の原理と応用．医学検査のあゆみ, 60：211-231, 2014.

12) Seki M, et al：Loop-mediated isothermal amplification method targeting the *lytA* gene for detection of *Streptococcus pneumoniae*. J Clin Microbiol, 43：1581-1586, 2005.

13) Attia J, et al：The rational clinical examination. Does this adult patient have acute meningitis? JAMA, 282：175-181, 1999.

14) Petti CA, et al：*Streptococcus pneumoniae* antigen test using positive blood culture bottles as an alternative method to diagnose pneumococcal bacteremia. J Clin Microbiol, 43：2510-2512, 2005.

15) Farina C, et al：Urinary detection of *Streptococcus pneumoniae* antigen for diagnosis of pneumonia. New Microbiol, 25：259-263, 2002.

16) Athlin S, et al：The Uni-Gold™ *Streptococcus pneumoniae* urinary antigen test：an interassay comparison with the BinaxNOW® *Streptococcus pneumoniae* test on consecutive urine samples and evaluation on patients with bacteremia. Eur J Clin Microbiol Infect Dis, 34：1583-1588, 2015.

17) Domínguez J, et al：Detection of *Streptococcus pneumoniae* antigen by a rapid immunochromatographic assay in urine samples. CHEST, 199：243-249, 2001.

18) Mandell GL, et al, eds：Principles and practice of infectious diseases, 6th edition, pp 2711-2724, Churchill Livingstone, 2005.

19) 斎藤 厚 編：レジオネラ感染症ハンドブック，日本医事新報社，2007.

20) Maniwa K, et al：Retrospective study of 30 cases of *Legionella pneumonia* in the Kansai region. J Infect Chemother, 12：272-276, 2006.

21) Amemura-Maekawa J, et al：Characterization of *Legionella pneumophila* isolates from patients in Japan according to serogroups, monoclonal antibody subgroups and sequence types. J Med Microbiol, 59：653-659, 2010.

22) 「細菌性髄膜炎診療ガイドライン」作成委員会 編：細菌性髄膜炎診療ガイドライン 2014, 南江堂，2014.

23) Osawa K, et al：A case of nosocomial *Legionella pneumonia* associated with a contaminated hospital cooling tower. J Infect Chemother, 20：68-70, 2014.

24) Torii K, et al：A case of nosocomial *Legionella pneumophila* pneumonia. Jpn J Infect Dis, 56：101-102, 2003.

25) Yamamoto T, et al：Nosocomial *Legionella* infection. Nihon Rinsho, 61（Suppl 3）：100-105, 2003.

（尾田 一貴）

7 マイコプラズマ

基 本 編

1 どんな検査をする？

　マイコプラズマ肺炎の診断には，臨床像や画像所見とともに，血清や咽頭拭い液を用いた特異抗体の検出や，病原体の存在そのものを捉える抗原検査，培養検査，遺伝子検査などの検査法が活用される．

- **抗原検出法**：イムノクロマトグラフィ法を測定原理とし，咽頭拭い液中のマイコプラズマ抗原を検出する検査である．陽性判定でマイコプラズマ感染が疑われる．検査開始から約30分で効果判定が可能である．迅速性に優れるため，急性期の診断に推奨されている検査法で，数種類の診断キット製品が販売されている．

- **遺伝子検出法**：*Mycoplasma pneumoniae* に特異的な DNA を直接検出する検査法である．Polymerase chain reaction（PCR）法と Loop-Mediated Isothermal Amplification（LAMP）法があり，感度および特異度に優れ信頼性が高い．検出装置が必要になるため，一般の医療機関で実施することは難しい検査法でもあるが，確定診断ができる．

- **血清抗体価測定法**：血清中の特異抗体を検出する検査法である．受身凝集反応（particle agglutination：PA）法，補体結合反応（complement fixation：CF）法，酵素免疫測定（enzyme immune assay：EIA）法，寒冷凝集反応（cold agglutinin：CA）法などの方法がある．

- **受身凝集反応（PA）法**：主に IgM 抗体を測定する．単一血清では320倍以上，ペア血清では4倍以上の抗体価の上昇を認めた場合に，マイコプラズマ感染症と診断できる[1]．急性期と回復期の抗体価をペアで確認することが基本である．

- **補体結合反応（CF）法**：主に IgG 抗体を測定する．単一血清では64倍以上，ペア血清では4倍以上の抗体価の上昇を認めた場合に，マイコプラズマ感染症と診断できる[1]．CF法も急性期と回復期の抗体価をペアで確認することが基本である．

- **酵素免疫測定（EIA）法**：カード型のキットに患者血清や血漿を加え，特異 IgM 抗体を定性的に測定する．陽性となればマイコプラズマ感染が疑われる．

- **寒冷凝集反応（CA）法**：マイコプラズマが赤血球膜抗原の I 抗原と交差反応性があるため感染時には寒冷凝集素価が上昇する．ペア血清で測定し2管差以上の差があればマイコプラズマ感染の可能性がある．

表 5-18　『成人肺炎診療ガイドライン』による非定型肺炎と細菌性肺炎の鑑別基準

・鑑別項目

① 年齢 60 歳未満
② 基礎疾患がない，あるいは軽微
③ 頑固な咳嗽がある
④ 胸部聴診上所見が乏しい
⑤ 喀痰がない．あるいは迅速診断法で原因菌らしきものがない
⑥ 末梢白血球数が 10,000/μL 未満である

・鑑別基準

①～⑤の5項目中	3項目以上陽性	非定型肺炎疑い
	2項目以下陽性	細菌性肺炎疑い
①～⑥の6項目中	4項目以上陽性	非定型肺炎疑い
	3項目以下陽性	細菌性肺炎疑い

(文献4より転載)

・**培養法**：喀痰や咽頭拭い液から *M. pneumoniae* を分離培養する方法である．pleuropneumonia-like organism（PPLO）培地という特殊な培地を必要とすることや，培養・同定には数週間の期間が必要で，急性期の診断には向かない．診断には最も確実な方法であるが，一般的な検査方法ではない．

2　いつ，どのタイミングで行う？

　マイコプラズマ肺炎は，発熱や全身倦怠感，頭痛，痰を伴わない咳などの症状がみられる．咳は熱が下がった後も長期にわたって（3～4週間）続くことが特徴とされている．また，末梢白血球数やC反応性タンパク（CRP）は正常範囲内か軽度上昇を示すことも多く，画像所見や一般検査所見などからの鑑別は難しいことが多い[2,3]．

　早期に治療を開始するためには，早期に診断をつけることが必要になる．急性期の診断は，抗原検査とLAMP法，血清抗体価測定法のEIA法のいずれかで可能である．受診時に臨床像などから非定型肺炎を疑った場合には，喀痰または咽頭拭い液を採取し検査を実施する．血清抗体価測定法のPA法とCF法では，急性期と回復期での採血が確定診断には求められる．なお『成人肺炎診療ガイドライン』では，非定型肺炎と細菌性肺炎の鑑別基準が示されている[4]．『成人肺炎診療ガイドライン』による非定型肺炎と細菌性肺炎の鑑別基準を**表 5-18**に示す．この診断基準では，6項目中4項目以上が陽性の場合，マイコプラズマ肺炎の感度は86.3％，非定型肺炎全体の感度と特異度はそれぞれ77.9％，93.0％となる．一方，白血球数は短時間に判明利用できるとは限らず，白血球数を除いた5項目中3項目以上が陽性の場合は，非定型肺炎全体の感度は83.9％，特異度は87％とされている．なお，この診断基準を用いても非定型肺炎と細菌性肺炎の鑑別は困難なこともしばしばあり，このガイドラインの狙いは典型的な非定型肺炎を拾い上げ，マクロライドあるいはテトラサイクリン系抗菌薬で治療を行うことにある．

3　検査結果をどう評価する？

　マイコプラズマ肺炎の確定診断は，*M. pneumoniae* を直接分離・培養することであるが，特殊な培地が必要なことや時間がかかることなどから，臨床現場には向かない検査方法である．そのため，マイコプラズマ抗原や血清抗体を測定する方法や，マイコプラズマの遺伝子を検出する方法によって間接的に診断される．マイコプラズマの増殖と抗原および抗体の出現時期を図5-9に示す．抗原や抗体は時間の推移とともに変化するため，その解釈には注意が必要である．

　抗原検出法では，咽頭拭い液を検体とするため採取しやすく，感染早期から検出可能であるが，検体採取が正しく行われないと正確な結果が得られない．たとえ検査結果が陰性であっても，マイコプラズマ感染を否定することはできない．各種キット製品による違いもあるが，咽頭拭い液採取後はなるべく早く検査を実施することが望ましい．

　血清抗体価測定法では，患者の抗体価が上昇していることが必要である．したがって，IgG抗体を測定するCF法は，感染初期には抗体価が上昇していないことがある．一方，PA法とEIA法は IgM抗体を検出するため，感染初期にも診断が行えるとされているが，PA法はペア血清で確認することが基本である．EIA法は迅速診断キットが発売されており，5分程度で結果が得られるため，簡単に検査が行える利点がある．しかし，肺炎の病像形成から血流中にIgM抗体が検出されるのに3〜4日を要し，感染初期には偽陰性を示すことがある．成人の再感染例でも IgM抗体の上昇が得られないことがあり，偽陰性を示す可能性がある[5]．

　マイコプラズマに特異的な IgM抗体や IgG抗体は，マイコプラズマ感染が成立し産生されると，1年以上血中に存在することもあり[5]，単一血清による検査では抗体が検出されても既往感染の可能性が否定できない．血清抗体価（PA法・CF法など）による診断は，急性期の抗体が陽性であっても回復期の抗体価を測定し，その変動をみなければ確定診断ができないこともある．

　CA法は，ウイルス感染や膠原病などでも上昇するため，マイコプラズマに対する特異的な検査方法ではない．

　日本マイコプラズマ学会による『肺炎マイコプラズマ肺炎に対する治療指針』[6]では，小児・

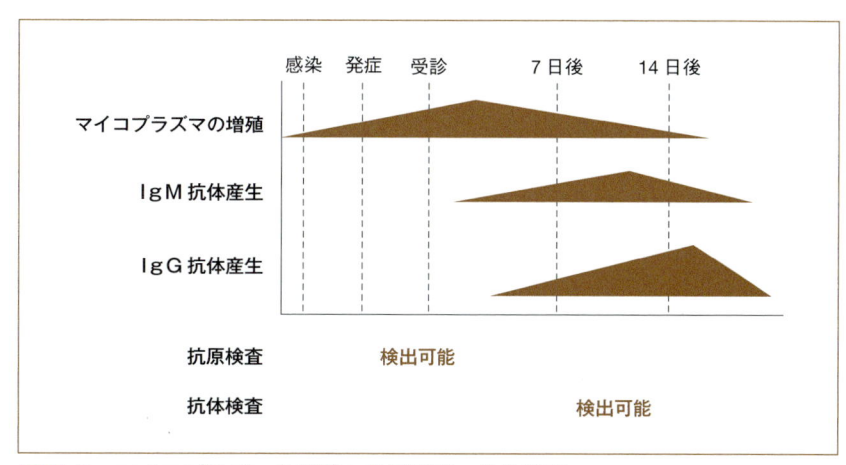

図5-9　マイコプラズマの増殖と抗原検査，抗体検査

成人とも急性期の迅速診断法として，LAMP法を用いた遺伝子診断およびイムノクロマトグラフィ法による抗原診断が有用であるとしている．LAMP法を用いた遺伝子診断法の培養法との一致率は，咽頭拭い液で95.6％，喀痰では98.5％であり，PCR法との一致率も97.8％と高い結果となっている．一方，マイコプラズマ抗原検出キットでは，感度は60〜75％程度，特異度は100％近いと報告されているが，成人でのエビデンスは十分ではないとしている．

　遺伝子検出法あるいは抗原検出法の感度，特異度は共に高いものの，検体採取が正しく行われないと正しい結果が得られない可能性があり，検出感度に影響があることには注意が必要である．

　マイコプラズマ感染症の診断には，種々の迅速診断キットが普及してきている．迅速に検査ができることは大きな利点であるが，感度，特異度ともに完全な検査方法ではない．検査結果だけでマイコプラズマ感染症と診断できるものではなく，各種検査方法の特性を理解し，判断することが重要である．

実　践　編

症例 1

24歳，女性．身長150cm，体重42kg．発熱，喀痰，咳嗽，鼻漏が出現．症状が改善しないため医療機関を受診したが，対症療法の方針で帰宅した．その後も症状が持続するため再受診となった．意識清明．つらい咳と全身倦怠感が強く食事も摂れないことから，本人の希望もあり市中肺炎として入院加療となった．

身体所見：体温38.8℃，血圧136/89mmHg，脈拍104回/分，呼吸数22回/分，SpO_2 96％（室内気），左上肺野に浸潤影あり．左上肺野にラ音を聴取．

アレルギー歴：なし

生活歴：飲酒・喫煙なし．ペット飼育なし．温泉施設の利用なし．海外旅行なし

[血液検査]

WBC 7,200/μL，CRP 0.01mg/dL，AST 20U/L，ALT 15U/L，LDH 1951U/L，SCr 0.49mg/dL

[微生物学的検査]

喀痰培養：

塗抹結果 GPC 3 +，GNC 3 +，GNR 3 +

抗酸菌塗抹（−）

培養同定　*Streptococcus* group G　1 +

　　　　　α-Streptococcus　　　 3 +

　　　　　Haemophilis sp.　　　 2 +

尿中レジオネラ抗原（−），尿中肺炎球菌莢膜抗原（−），A群β溶血レンサ球菌抗原（−），

インフルエンザA，B（−），マイコプラズマ抗原（＋）

意識は清明であるが，咳と全身倦怠感が強い．発熱があり呼吸数も多いが，WBCは7,200/μL，CRPは陰性で正常範囲内であった．微生物学的検査では，マイコプラズマ抗原が陽性であり，生活歴からもマイコプラズマ肺炎が疑われる．日本呼吸器学会が推奨する非定型肺炎と細菌性肺炎の鑑別（**表5-18**）でも，24歳，基礎疾患がない，頑固な咳，末梢白血球数が10,000/μL未満の6項目中の4項目に合致している．マイコプラズマ肺炎の可能性が高いと判断し，アジスロマイシン徐放製剤とアンピシリン/スルバクタムの点滴静注が投与開始となった．胸部X線では左上肺野に浸潤影が認められており，聴診所見もあることから細菌性肺炎の可能性も否定できず，注射用抗菌薬も投与となっている．

マイコプラズマ肺炎としての治療方針は妥当性が高いと考えられる．

本症例は，マイコプラズマ抗原検査で陽性となったが，検体の採取方法によっては偽陰性と

表5-19　肺炎マイコプラズマ肺炎の治療に使用する主な抗菌薬の用法・用量，投与期間（小児）

抗菌薬	投与経路	用法・用量
エリスロマイシンエチルコハク酸エステル	経口投与	25〜50mg/kg/日，1日4〜6回，14日間
クラリスロマイシン	経口投与	10〜15mg/kg/日，1日2〜3回，10日間
アジスロマイシン	経口投与	10mg/kg/日，1日1回，3日間
トスフロキサシントシル酸塩	経口投与	12mg/kg/日，1日2回，7〜14日間
ミノサイクリン	経口投与，点滴静注	2〜4mg/kg/日，1日2回，7〜14日間

ミノサイクリン添付文書には，小児の用法・用量は記載されていない．　　　　　（文献6より引用，一部改変）

表5-20　成人における肺炎マイコプラズマ肺炎治療の第一選択薬と投与期間

薬剤		投与経路	投与量
外来治療			
第一選択薬	クラリスロマイシン	経口投与	1回200mg，1日2回
	アジスロマイシン徐放製剤	経口投与	1回2g，1日1回（1日間）
	アジスロマイシン	経口投与	1回500mg，1日1回（3日間）
	エリスロマイシン	経口投与	1回200mg，1日4〜6回
第二選択薬	ミノサイクリン	経口投与	1回100mg，1日2回
	レボフロキサシン	経口投与	1回500mg，1日1回
	ガレノキサシン	経口投与	1回400mg，1日1回
	モキシフロキサシン	経口投与	1回400mg，1日1回
	シタフロキサシン	経口投与	1回100mg，1日2回
	トスフロキサシン	経口投与	1回150mg，1日2〜3回
入院治療			
第一選択薬	ミノサイクリン	点滴静注	1回100mg，1日2回
	アジスロマイシン	点滴静注	1回500mg，1日1回
	エリスロマイシン	点滴静注	1回300〜500mg，1日2〜3回
第二選択薬	レボフロキサシン	点滴静注	1回500mg，1日1回
	シプロフロキサシン	点滴静注	1回300mg，1日2回

（文献6より引用，一部改変）

なっていた可能性もある．たとえ抗原検査結果が陰性であっても，非定型肺炎と細菌性肺炎の鑑別，臨床像や血液検査値などから，マイコプラズマ肺炎の可能性を考慮することが求められる．

表5-19に小児，**表5-20**に成人の『肺炎マイコプラズマ肺炎に対する治療指針』における選択薬と投与期間を示した．マイコプラズマ肺炎治療の第一選択薬は，マクロライド系抗菌薬（MLs）の7～10日間投与（アジスロマイシンを除く）が推奨されている．小児においても MLs 系薬が推奨されている．『小児呼吸器感染症診療ガイドライン2011』や『JAID/JSC 感染症治療ガイド2014』でも同様である．本症例は入院症例ではあるが，本人の希望で入院となった経緯もあり，経口薬が選択された．

症例（同一症例）　入院後の経過（第3病日以降）

身体所見：体温 37.1℃，血圧 109/70 mmHg，脈拍 71回/分，SpO_2 95％（室内気）

　食事は十分に摂れていないが解熱傾向となってきた．咳と倦怠感はあるものの，臨床症状は改善傾向であったが，第3病日の夜間に再び体温38℃の発熱となった．

小児・成人ともに MLs耐性 *M. pneumoniae* 感染症の増加が報告されている[7]．『肺炎マイコプラズマ肺炎に対する治療指針』では，MLs感性株によるマイコプラズマ肺炎を MLs で治療すると，投与後48時間後には大多数（80％以上）の症例が解熱するが，MLs耐性株によるマイコプラズマ肺炎の大多数の症例（約70％）は解熱しない．したがって MLs の効果は，小児および成人ともに投与後2～3日以内の解熱でおおむね評価できるとしている．本症例は一度解熱したものの，第3病日に再発熱があったため，MLs耐性マイコプラズマを疑い PCR法を施行した結果，MLs耐性マイコプラズマであった．

本症例では PCR法により MLs耐性マイコプラズマを確認できたが，遺伝子検出法は一般の医療機関では実施できないこともある．患者のバイタルサインを確認し，十分な解熱が得られていない，あるいは再発熱したと判断したら，MLs耐性マイコプラズマの可能性も考慮し，早めに主治医と抗菌薬の変更を検討する．

MLs耐性マイコプラズマに対する治療は，小児では，トスフロキサシンまたはテトラサイクリン系抗菌薬の投与を考慮するとされている[6]．テトラサイクリン系抗菌薬は，一過性骨発育不全，歯牙着色，エナメル質形成不全などの副反応を有するため，8歳未満には原則禁忌である．使用する場合は臨床上の必要性を医師と相談し，年齢の確認や患者・患者家族への服薬説明を十分に行い，同意を得ることが必要である．

成人では，テトラサイクリン系抗菌薬，または，キノロン系抗菌薬の7～10日間の投与が推奨されている[6]．

本症例では，ガレノキサシン1回400mg，1日1回，10日間の投与に変更となり退院となった．

マイコプラズマ感染症は，検査法の進歩により臨床現場で調べられる迅速診断キットが普及してきている．迅速診断キットによる検査は，急性期の診断が可能になることや採血を必要としないなど有用性は高いものの，検体採取方法によるヒューマンエラーや精度の問題などから，必ずしも十分な検査法とはいえない．また，MLs耐性マイコプラズマも存在する．マイコプラズマ感染症は，検査結果だけで判断するのではなく，臨床症状と合わせて総合的に対応する

ことが大切である.

 薬学的介入のポイント

- マイコプラズマ感染症の診断方法には，抗体検査，抗原検査，遺伝子検査などがあり，それぞれの検査方法の特徴を理解する.
- マイコプラズマ感染症の急性期診断にはイムノクロマトグラフィ法による抗原検査が有用であるが，万能な検査法ではないことを理解する.
- 急性期の診断では，検査結果だけではなく，臨床症状や患者背景など総合的に判断する.
- 末梢血の白血球数やCRPは正常範囲内であることがある.
- マイコプラズマ肺炎の第一選択薬はマクロライド系抗菌薬とされる.
- マクロライド耐性マイコプラズマの存在を考慮し，マクロライド系抗菌薬投与後2〜3日以内の臨床症状（解熱状況）を評価し治療方針を検討する.

引用文献 ──

1) 栁原克紀ほか：培養法，抗原検出法，抗体検出法，遺伝子検出法. In：日本マイコプラズマ学会 編，最新マイコプラズマ学，pp 156-158, 近代出版, 2016.
2) 成田光生：小児マイコプラズマ感染症の診断. In：日本マイコプラズマ学会 編，最新マイコプラズマ学，pp 88-91, 近代出版, 2016.
3) 泉川公一ほか：成人マイコプラズマ感染症の診断. In：日本マイコプラズマ学会 編，最新マイコプラズマ学，pp 104-106, 近代出版, 2016.
4) 日本呼吸器学会呼吸器感染症に関するガイドライン作成委員会：成人肺炎診療ガイドライン2017, 杏林舎, 2017.
5) 成田光生：血清診断法の現状と問題点. IASR, 28：40-41, 2007. Available at：〈http://idsc.nih.go.jp/iasr/28/324/dj3245.html〉
6) 日本マイコプラズマ学会：肺炎マイコプラズマ肺炎に対する治療指針, 2014.
7) Yamazaki T, et al：Epidemiology of *Mycoplasma pneumoniae* infections in Japan and therapeutic strategies for macrolide-resistant *M. pneumoniae*. Front Microbiol, 7：693, 2016.

（堀　勝幸）

8 結核

1 どんな検査をする？

　結核感染症の検査は主にa：結核菌の検出検査，b：結核感染の判定検査，c：病巣探索検査（画像検査）の3種類に分類される．

a. 結核菌の検出検査

- **塗抹検査**：塗抹検査には，蛍光顕微鏡200倍で検鏡する蛍光法や光学顕微鏡により1,000倍で検鏡するチール・ネルゼン（Ziehl-Neelsen：Z-N）法がある（**図5-10**）[1]．鏡検における検出菌の記載法を**表5-21**に示す．
- **培養検査**：小川培地を用いた検査では8週間，MGIT（Mycobacteria Indicator Tube）などの液体培地を基礎とする自動検出機を用いた場合でも陰性の確定までに6週間の培養が行われている[1-3]．小川培地での結核菌の増殖を**図5-11**，MGITシステムと小川法の比較を**表5-22**に示す．
- **同定検査**：一般的には抗酸菌培養が陽性になった場合，結核菌群を同定可能な核酸増幅同定検査が実施される．結核菌群が陰性の場合，引き続いて *M.avium* complex（MAC）の核酸増幅同定検査を行うことも可能である．
- **薬剤感受性試験**：日本では比率法と呼ばれる感受性試験法を標準法として採用しており，ある一定の薬剤濃度を添加した対照培地（コントロール）のコロニーに対して，1％以上の耐性

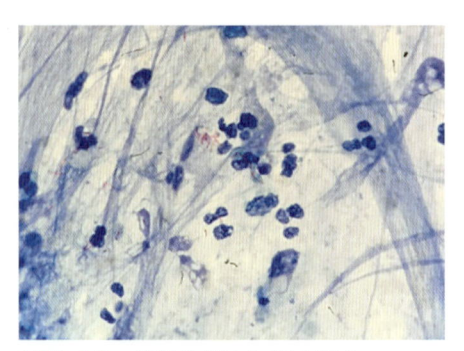

図5-10　塗抹検鏡2＋（Z-N法）
（JCHO四日市羽津医療センター細菌検査室提供）

表5-21　鏡検における検出菌の記載法

記載法	蛍光法（200倍）	Ziehl-Neelsen法（1,000倍）	備考*（ガフキー号数）
－	0/30視野	0/300視野	G0
±	1〜2/30視野	1〜2/300視野	G1
1＋	1〜19/10視野	1〜9/100視野	G2
2＋	≧20/10視野	≧10/100視野	G5
3＋	≧100/1視野	≧10/1視野	G9

＊：相当するガフキー号数.
（日本結核病学会編：結核診療ガイドライン, 改訂第3版, p43, 南江堂, 2015より引用）

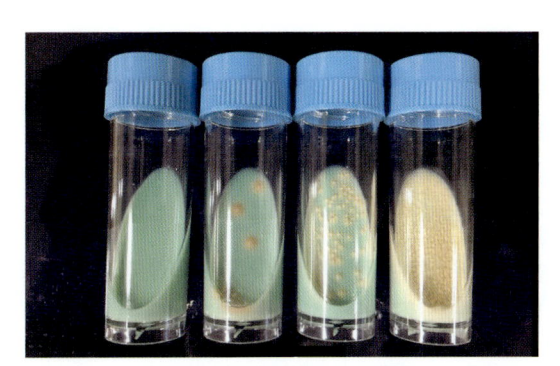

図5-11　小川培地での結核菌の増殖（左から－,
1＋, 2＋, 3＋）
（JCHO四日市羽津医療センター細菌検査室提供）

表5-22　MGITシステムと小川法の比較

	MGITシステム	小川培地
結核菌発育日数[4]	塗抹陽性検体（170株）：16.5日 塗抹陰性検体（170株）：28日	塗抹陽性検体（170株）：29.9日 塗抹陰性検体（170株）：48.5日
M.avium complex 発育日数[4]	塗抹陽性検体（33株）：6.8日	塗抹陽性検体（33株）：29.9日
	塗抹陰性検体（7株）：9.3日	塗抹陰性検体（7株）：41日
M.kansasii 発育日数[4]	塗抹陽性検体（17株）：13.7日	塗抹陽性検体（33株）：22.2日
検体中の菌数	計測不能	計測不能（コロニー数）
複数菌の確認	不可能	コロニーの観察により容易
結核菌, MAC の推定	不可能	コロニーの性状から可能
価格	高価	安価
その他	基本的に自動装置が必要	不要

（「日本結核病学会編：結核診療ガイドライン改訂第3版 p45, 南江堂, 2015」より許諾を得て転載）

がある場合，臨床的に耐性であると推定される．この方法は，結核菌に対して標準化された方法であり，非定型抗酸菌については使用しない．

• **核酸増幅法検査**：核酸増幅法は抗酸菌検出のみならず菌種を迅速に同定できる検査である．

b. 結核感染の判定検査

• **IGRA（interferon gamma release assay）検査**：IGRAとは末梢血を結核菌特異抗

原で刺激後，リンパ球から遊離されるインターフェロンγ（IFN-γ）を測定する体外結核診断技術（感度92.6％，特異度98.8％）である．過去に接種されたBCGに影響されないため，接触者検診や医療従事者の検診では，潜在性結核診断目的に使用され，活動性結核の補助診断にも有用である．また，免疫抑制状態においてツ反陰性者においても結核診断価値は高い[2]．IGRAには全血液中のIFN-γをELISAで定量するタイプと，IFN-γを産生するTリンパ球をカウントするELISPOTがある．前述のELISAタイプはQFT（**表5-23**）であり，ELISPOTタイプがT-SPOT（**表5-24**）である．

- **ツベルクリン反応**：結核菌培養抗原（PPD:Purified Protein Derivative）を皮内投与し，48時間後に接種部位の硬結および発赤を観察して感染を診断する方法である（**表5-25**）．しかし，わが国はBCG（Bacillus Calmette-Guerin）接種国であり，BCG接種者ではツベルクリン反応は陽転化するため，結核感染の有無をツベルクリン反応で判定するのは困難である．

表5-23　QFT-3Gの判定基準

陽性コントロール測定値（IU/mL）	QFT測定値A（IU/mL）	判定	解釈
不問	0.35以上	陽性	結核感染を疑う
0.5以上	0.1以上0.35未満	判定保留	感染のリスクの度合いを考慮し，総合的に判断する
	0.1未満	陰性	結核感染していない
0.5未満	0.35未満	判定不可	免疫不全などが考えられるので，判定を行わない

（「日本結核病学会編：結核診療ガイドライン，改訂第3版，p102，南江堂，2015」より許諾を得て転載）

表5-24　T-SPOTの判定基準

判定	陰性コントロール値	特異抗原の反応値：高いほう	陽性コントロール値
陽性	10spot以下	8spot以上	問わず
陽性・判定保留	10spot以下	6,7spot	問わず
陰性・判定保留	10spot以下	5spot	問わず
陰性	10spot以下	4spot以下	
判定不可	10spot超	問わず	問わず
	10spot以下	5spot未満	20spot未満

（「日本結核病学会編：結核診療ガイドライン，改訂第3版，p102，南江堂，2015」より許諾を得て転載）

表5-25　ツベルクリン反応の有意判定基準

		接触歴*	
		なし	あり
BCG接種歴	なし	硬結15mm以上または発赤30mm以上	硬結5mm以上または発赤10mm以上
	あり	硬結20mm以上または発赤40mm以上	硬結15mm以上または発赤30mm以上

＊：原則として喀痰塗抹陽性患者との接触とする．ただしそれ以外でも感染性と考えられる患者との接触を含む．
（日本結核病学会編：結核診療ガイドライン，改訂第3版，p100，南江堂，2015より引用）

また，生後1年以内のBCG接種例では10才以降にツベルクリン反応が陰性化することが多い．従来は4歳までの乳幼児にツベルクリン反応検査を実施し，陰性であった者に対してBCGを接種していたが，現在は結核予防法が改正（平成17年4月）され，ツベルクリン反応検査を廃止し，BCG接種を生後6ヵ月までに実施することとなっている．

c：病巣探索検査（画像検査）

主に肺結核の画像検査として胸部X線検査とCT検査，MRI検査が実施される．

2 いつ，どのタイミングで行う？

a．結核菌の検出検査

- **塗抹検査**：結核感染症の発症や潜在性結核感染症が疑われるときや結核化学療法の効果判定時に実施する．
- **培養検査**：塗抹検査が陰性でも培養検査が陽性となるケースがあるため，塗抹検査検体は培養検査をするのが一般的である．
- **同定検査**：抗酸菌培養が陽性になった場合，菌種同定検査を実施する．
- **薬剤感受性試験**：菌株ごとに同定検査を実施してから薬剤感受性試験を行う．未治療（初回）患者の場合，MGIT培養陽性でPZAを除く1次抗結核薬（INH，RFP，EB，SM）の感受性試験を実施する．この結果として何らかの耐性（特にINHとRFP耐性）が認められれば，2次抗結核薬（LVFX，TH：エチオナミド，PAS：アルミノニッパスカルシウム，CS：サイクロセリン）の感受性を測定する．

  既治療（特に脱落例，治療失敗例，慢性排菌例）の場合，MGIT培養陽性でPZAを含む1次抗結核薬（INH，RFP，EB，SM）の感受性試験と並行して最初から2次抗結核薬の感受性試験も実施する．PZAの感受性試験には固形培地では正確性がないため，液体培地が用いられる．
- **核酸増幅法検査**：結核症が疑われ，迅速な診断が必要である場合．特に塗抹検査陽性で結核菌群か否かを迅速に同定するために積極的に使用する．結核の診断には3日間の塗抹および培養検査を実施するが，核酸増幅法検査は3日間のうち1回のみ実施することが保険診療で認められている．良質な検体が得られない場合は，2日分または3日分を一緒に混ぜて測定する．死菌でも陽性となるため，治療経過判定には使用しない．

b．結核感染の判定検査

QFTとツベルクリン反応の比較を**表5-26**に示す．QFTとツベルクリン反応は主に，接触者検診，医療関係者の結核管理，結核発病リスク評価，結核補助診断に用いられる．小児と濃厚接触者検診での使用が見直されている．病院入職時のQFTを測定しベースラインとして使用することが勧められ，判定基準境界値付近の場合はQFTの複数回測定が望ましい．

表 5-26　QFT とツベルクリン反応の比較

	QFT	ツベルクリン反応
免疫応答	試験管内 IFN-γ 遊離を定量	生体の遅延型過敏反応を評価
抗原刺激	結核特異抗原に類似する合成ペプチド混合体	多価抗原混合物
BCG 接種の影響	受けない	受ける
非結核性抗酸菌感染の影響	受けにくい	受ける
ブースター現象	起こさない	起こる
判定	24 時間以内に可能	48 時間から 72 時間後に実施
	判定の再受診が不必要	判定の再受診が必要
	主観的誤差を生じない	主観的誤差を生じる
検査手技	採血, 保管, 搬送, 測定など複雑	皮内注射のみで簡便

c. 病巣探索検査（画像検査）

　肺炎疑い患者の胸部 X 線検査で肺の上葉や肺尖部に陰影がある場合は, 肺結核の診断のために胸部 CT 検査が実施される. また, 結核が疑われる場合では, 結核患者との濃厚接触者および接触者全員に胸部 X 線検査が施行され, 集団感染が疑われる場合は 2 年間の追跡調査が必要である.

3　検査結果をどう評価する？

a. 結核菌の検出検査

- **塗抹検査**：塗抹検査が陽性になるためには, 検体 1 mL あたり最低 5,000 ～ 10,000 CFU/mL の菌数が必要であり, 遠心により集菌した検体を用いる. 一般的には蛍光法が推奨されるが, 糸くずなどの抗酸菌以外のものが蛍光を発することがあるため, Z-N 法で確認することが推奨される[1]. 結核診断時の喀痰の抗酸菌検査では 1 日 1 回, 連続して 3 日間検査することが推奨されている. その理由としては, 陽性率の累積％は 1 回目の塗抹検査/培養検査は 64％/70％, 2 回目は 81％/91％, 3 回目は 91％/99％, 4 回目は 98％/100％という報告があり, 3 回目までにほぼ感度限界に達するためである[5].

- **培養検査**：液体培地を用いる方法は迅速性, 検出感度とも優れるが, 専用の機器を必要とする. MGIT の抗酸菌検出原理は, 丸底試験管の底部に溶存酸素に感受性をもつ蛍光化合物が包埋されており, 培地中の大量の酸素により蛍光は抑制されるが, 細菌増殖により活発な酸素消費が行われると, 紫外線の照射によりオレンジ色の蛍光を発することで, 菌の発育を感知するものである. 培養検査では N-アセチル-L-システイン・水酸化ナトリウム液による前処理を行うため, 時に結核菌も傷害されて検出されなくなることがある[1].

- **同定検査**：抗酸菌が検出されたら, まずは結核菌かどうかを同定するために, 核酸増幅同定検査を実施する. 結核菌が陰性であった場合は, 非定型抗酸菌（MAC：Mycobacterium avium complex）の核酸増幅同定検査を実施する. これらの方法で同定できなかった時, 培養菌から行う場合は DDH マイコバクテリア極東を用いるが, 固形培地による培養菌を必要とする[1,5].

- **薬剤感受性試験**：結核菌の薬剤感受性試験で耐性の結果が得られた場合は, 臨床的に効果が

ないと考え，他剤を選択する．

下記に使用される薬剤感受性試験方法[1]とその評価と活用を簡便に解説する．

①1%小川培地とその簡易法による比率法

鶏卵ベース培地で4～6週後に培地上のコロニー数を計測し，比率で1%以上を耐性とする．PZA（ピラジナミド）を除くすべての抗結核薬の感受性試験が可能である．本検査が可能な細菌検査室では，1%小川培地で培養陽性検体の感受性試験を実施する．PZAの感受性が必要な場合は，下記の②や③を実施する．

②バックテックMGITシステムによる比率法

MGIT培養陽性の検体を翌日から5日目まで直接検体として使用可能であり，迅速性に優れるが，INH（イソニアジド），RFP（リファンピシン），EB（エサンブトール），SM（ストレプトマイシン），PZAのみしか感受性試験ができない．本法で測定できない感受性は①または③を実施するため時間を要する．

③ブロスミックMTB-Iによる最小発育阻止濃度測定法

液体培地の菌液からINH，RFP，EB，SM，KM，RBT（リファブチン），LVFX（レボフロキサシン），CPFX（シプロフロキサシン）の最小発育阻止濃度を7～10日で定量的に測定できる．本法で測定できない感受性は①を実施するため時間を要する．

④ジェノスカラー®によるRFP，PZAおよびINH耐性遺伝子検査

耐性責任遺伝子を検出することで感受性試験とする方法で，培養検体のみでなく，塗抹陽性患者の喀痰からの直接検出が可能である．

薬剤感受性試験の注意点としては，結核菌数が少ない検体（10コロニー以下）の場合，比率法から耐性率の算出は不向きであり信頼性が乏しくなる．また，治療効果判定のために2～4週おきに培養検査を実施するが，治療効果がある場合でも治療早期（90日以内）では培養陽性となるケースが多いため，治療早期には再検査の必要はない．しかし，治療開始後120日以後の培養陽性の場合は，耐性化の可能性があるため，再度，感受性検査を実施する[1]．

- **核酸増幅法検査**：核酸増幅法は少量の遺伝子を人為的に増幅する方法のため，検体採取時や検査室内での交叉汚染による偽陽性や核酸の偏在や試薬調製ミスによる偽陰性もありうる．他の検査結果との総合判断（**表5-27**）が必要である．特に臨床材料からのTB-PCR陽性は死菌がありうることに注意したい．

  核酸増幅法にはリアルタイムPCR法によって，結核菌群を検出するコバスTaqMan®MTB（感度：90.6%，特異度：93.9%）があり測定には約3時間を要する[1, 6]．さらに *M.avium* および *M.intracellulare* を検出するコバスTaqMan®MAI（感度：98%，特異度：95%）がある[7]．他のTRC Rapid MTB（感度：89.8%，特異度：97.0%）[6]，Loopamp®結核菌群検出キット（感度：88.2%，特異度：93.9%）は測定時間が50分と短縮されている[1, 6, 8]．

b. 結核感染の判定検査

結核菌特異抗原（ESAT6およびCFP-10）は全ての結核菌に存在し，全てのBCG株とほとんどの非結核性抗酸菌（*M. kansasii, M. marinum, M. szulgai, M. flavescens*）には存在しないため，過去のBCG接種や非結核性抗酸菌感染の影響を受けずに結核診断が可能となる．これら

表5-27　核酸増幅法と他の検査所見の総合解釈

臨床材料からの核酸増幅法（結核菌群）	塗抹鏡検（抗酸菌染色）	培養（液体培地,小川培地）	分離菌からの遺伝子検査（結核）	検査結果の解釈
陰 性	陰 性	陰 性	―	結核菌群陰性
陰 性	陰 性	陽 性	陰 性	結核菌群以外の抗酸菌（非結核性抗酸菌）
陰 性	陽 性	陽 性	陰 性	
陰 性	陰 性	陽 性	陽 性	結核菌群陽性（菌量少数）
陽 性	陰 性	陽 性	陽 性	
陽 性	陽 性	陽 性	陽 性	結核菌群陽性
陽 性	陽 性	陽 性	陽 性	結核菌群陽性（菌量少数）と非結核性抗酸菌が混在の可能性あり
陽 性	陽 性	陰 性	―	死菌（結核菌群）の可能性あり
陽 性	陰 性	陰 性	―	死菌（結核菌群）の可能性（菌量少数）または菌量少数またはコンタミネーション

（日本結核病学会編：結核診療ガイドライン改訂第3版 p57 表11より転載）

のタンパクはいずれも抗原刺激性を有し，IFN-γ（interferon-γ）の産生を誘導するため，この反応を末梢血に適応して特異抗原刺激に応じて産生される IFN-γ量を評価することで，結核感染を判定する体外診断法が IGRA である．QFT-2G では2種の抗原（ESAT-6, CEP-10）に対する IFN-γ量を別々に測定していたが，QFT-3G では3種の抗原（ESAT-6, CEP-10, TB7.7）に対する個々の IFN-γ量を加算して判定している．QFT-2G では採血後12時間以内に抗原添加，培養処理を行う必要性があるため，一般臨床上の運用では採血時間，検体搬送時間などの制約があった．しかし，QFT-3G では抗原がすでに添加されているため，前述の制約が解消され感度・特異度も向上している[9-11]．

　判定基準で特筆すべきことは，判定保留を設定しているのは日本のみである．また，関節リウマチ（RA）や全身性エリテマトーデス（SLE）では血液中に大量に IFN-γが存在し，陰性コントロール値が高くなることがあるため，判定不可と判断される．米国において RA および SLE では，陰性コントロール値が8.0 IU/mL 以上の場合は判定不可とし，0.7-8.0 IU/mL かつ陰性コントロール値の25-50％の場合は陽性とされている[12]．しかし，この判定基準はわが国では採用されていないので注意したい．

　QFT-3G と T-SPOT の使い分けに関しては，感度・特異度に基づく検討はなされているものの，まだ一定の見解は出ていない．判定保留域では両者の結果が乖離する可能性が示唆されているため，単回測定結果で判断するには注意が必要である．

　QFT は結核診断の補助診断であることを忘れず，結核菌特異抗原に対する患者の細胞性免疫を反映しており，結核既感染と発病を区別できないことに留意したい．活動性結核患者と接して結核に感染した場合，QFT が陽性になるまで8週間は要する．免疫抑制状態にある患者では，QFT の反応性が低くなり，偽陰性となる可能性がある．

c. 病巣探索検査（画像検査）

　肺結核の好発部位は肺尖部であり，小葉中心性の粒状影や空洞性病変を伴うことが多く，胸

部X線検査およびCT検査で判断される．肺外結核の場合も，感染経路が肺から血行性または
リンパ管性であることが多いので，肺結核の有無を鑑別する．

実　践　編

症例 1

68歳，男性，現病歴：2型糖尿病（薬物治療あり），既往歴：陳旧性心筋梗塞，慢性閉塞性
肺疾患（薬物治療あり），アレルギー歴：なし．微熱，2週間前からの持続する咳嗽，体重
減少にて近医を受診．WBC 12,400/μL，CRP 9.8 mg/dL，胸部X線写真で左上肺野およ
び下肺野（上肺野＜下肺野優位）に浸潤影があり，肺炎と診断されレボフロキサシン錠
500 mg 1錠 1日1回 5日分を服用したところ肺炎症状は改善を認めたため，通院を自己判
断で終了していた．3週間後に再度，しつこい咳嗽が続いたため，近医を受診して胸部X
線検査にて右肺上葉に陰影を指摘され総合病院内科外来に紹介受診となった．
　胸部CT検査にて両側肺野（左優位）にびまん性粒状影あり．両側上葉に空洞性病変あ
り．喀痰の抗酸菌塗抹検査（Ziehl-Neelsen）にてガフキー3号相当，結核菌核酸増幅法検
査（TB-PCR）陽性が判明したため結核病棟（陰圧病室）へ入院となった．

本症例では細菌性肺炎が疑われ，ニューキノロン薬（NQ系薬）が投薬開始され，一時的に改
善し，結核感染症がマスクされた症例であった．結核診断前にNQ系薬が投与されていた場合，
死亡リスクが上昇すると報告されている[13]．NQ薬開始時において，可能な限り結核感染症の
否定は必要である．
　結核感染症の診断では，結核菌を排菌しているかどうかを判断することが必須であり，抗酸
菌塗抹検査かつTB-PCRが陽性で，自覚症状，画像診断所見がそろえば，活動性肺結核とし
て診断する．しかし，活動性結核でも多くの症例で抗酸菌塗抹検査が陰性の場合もある．結核
感染の疑いが強ければ，胃液培養や気管支鏡検査を積極的に行う．核酸増幅法と他の検査所見
の総合解釈（表5-27）に示したように，各種検査結果を総合的に判断しつつ，それでも判断で
きない場合は，さらに血沈，ツベルクリン反応，IGRAの結果も加えて判断をする．
　本症例の場合，近医ではTB-PCRが外部委託検査になるため，総合病院へ紹介となったが，
隔離した採痰ブースがあり，患者にはサージカルマスクを着用させ，採痰する医療スタッフは
N95マスクを着用し，抗酸菌塗抹検査とTB-PCRが可能であれば，検査結果が判明後に結核
病棟がある病院へ紹介入院させるべきである．地域での連携体制は地区の行政に相談しておく
とよい．

症例 1（続き）

本菌株を小川培地で培養して，ピラジナミド（PZA）を除く 1 次抗結核薬 [イソニアジド（INH），リファンピシン（RFP），エサンブトール（EB），ストレプトマイシン（SM）] と 2 次抗結核薬 [カナマイシン（KM），エチオナミド（TH），エンビオマイシン（EVM），パラアミノサリチル酸（PAS），サイクロセリン（CS），レボフロキサシン（LVFX）] の感受性試験を提出し，PZA は液体培地より別途感受性試験を提出した．すぐに結核標準療法（INH, RFP, EB, PZA）が開始された．

　結核菌に対する抗結核薬感受性試験で注意すべき基本は，抗結核薬開始直前の喀痰の結核菌株を感受性検査に提出することである．抗結核薬開始後の検体では，正確な結果が反映されない可能性がある．感受性検査では，小川培地（固形培地）の菌株から 1 次（PZA を除く）および 2 次抗結核薬の感受性検査を行い，さらに PZA 専用感受性検査を行う場合と，バックテック MGIT（液体培地）の菌株から PZA を含む 1 次抗結核薬の感受性を測定することが一般的である．PZA の抗菌活性は pH に大きく左右され，酸性領域の pH 5.0 および 5.5 で高くなる．しかし結核菌は培地の pH を酸性側に傾けると発育が悪くなり，薬剤感受性試験を正しく測定することが難しいとされている[14]．

症例 1（続き）

結核標準療法開始 2 週間後の喀痰抗酸菌塗抹検査でガフキーは 1 号相当となり，WBC 6,800/μL, CRP 2.8 mg/dL と改善を認め，熱型および臨床症状も徐々に改善傾向を呈した．抗結核薬の感受性検査結果では，1 次および 2 次抗結核薬のすべてに感受性ありが判明した．治療開始 50 日後の 3 日連続の喀痰の抗酸菌塗抹検査は陰性であったが，TB-PCR は陽性であった．この時点での，肺結核の臨床症状はなく，明らかな画像所見の改善を得ていたため死菌と判断され（**表 5-27** 参照），治療は糖尿病があるため 9 ヵ月継続予定で退院となった．

　本症例では退院前の 3 連痰の検査で，ガフキー陰性だったが TB-PCR が陽性となった．肺結核の自覚症状，感染兆候（採血検査・画像検査）はなく，院内 DOTS（直接服薬確認療法）にて服薬コンプライアンスは良好であること，そして薬剤感受性検査結果も良好であることから，死菌の可能性が高く，退院可能と判断された．治療期間は糖尿病があるため，標準期間の 6 ヵ月よりも長く，9 ヵ月が設定された．副作用などで治療期間の延長があると，時に 1 年以上も要することもあるが，その後，退院前の 3 連痰の培養（4 週・6 週・8 週）の陰性が確認できた．

症例 2

　28 歳，女性．外科外来勤務看護師
　1 週間前に外科外来に抗がん薬投与前診察で受診した，72 歳男性大腸癌の患者の診察に

同席し問診した．対象患者は咳が長らく続いていたので，内科受診し，結核疑いにて喀痰塗沫培養検査でガフキー3号，TB-PCR で陽性と診断された．

対象職員を問診して濃厚接触または潜在性結核感染症（latent tuberculosis infection：LTBI）の対象かどうかを判断する（目安：8時間以上の同室）．そして8週間後に IGRA および胸部X線写真検査を実施し，その後は半年ごとに合計2年間フォローアップを行う．LTBI の治療には INH（5 mg/kg/日）を6ヵ月服用する．具体的方策としては，雇用時に IGRA を実施して入職者の IGRA ベースラインとして使用することが勧められている．また，結核感染リスクの高い部署ではこれらの数値が LTBI のスクリーニングとして利用価値がある．

薬学的介入のポイント

- 結核の感染経路は空気感染であり，大半が肺結核であり，肺外結核の場合でも肺結核の存在を検査する必要性がある．
- 抗酸菌塗抹検査は活動性結核の診断に迅速で安価な検査であり，3日間連続検査が推奨され，そのうち1回を TB-PCR を測定し，結核化学療法の経過評価にも使用できる．
- 抗酸菌核酸増幅法は菌種同定に有用であるが，非定型抗酸菌や結核菌の死菌による陽性例に注意する．
- 抗酸菌核酸増幅法では，通常は TB-PCR を測定し，陰性であれば MAC-PCR を測定する．陽性の場合には死菌の影響があるため結核化学療法の経過評価には使用できない．
- 結核菌に対する感受性検査では小川培地では PZA（ピラジナミド）を除くすべての抗結核薬の感受性試験が可能であるが，液体培地（MGIT）では INH（イソニアジド），RFP（リファンピシン），EB（エサンブトール），SM（ストレプトマイシン），PZA のみしか感受性試験ができない．
- QFT は過去に接種された BCG に影響されないため，接触者検診や潜在性結核診断目的に使用され，活動性結核の補助診断や免疫抑制状態のツ反陰性者の結核診断に有用である．陽性になるまで8週間は必要であり，結核既感染と発病を区別できないことに留意したい．
- 5歳まではツベルクリン反応を中心に使用し，中学生まではツベルクリン反応と IGRA の両方を併用することが推奨されている．

引用文献

1）日本結核病学会編：結核診療ガイドライン，改訂第3版），南江堂，2015.
2）青野昭男ほか：MGIT 抗酸菌システムと従来法との比較. 日臨微生物誌, 8, 269-273, 1998.
3）小林寅喆ほか：Mycobacteria Indicator Tube（MGIT）を用いた自動抗酸菌検出装置の検出能力に関する検討. 感染症誌. 73, 172-178, 1999.

4) Al Zahrani K, et al：Yield of smear, culture and amplification tests from repeated sputum induction for the diagnosis of pulmonary tuberculosis. Int J Tuberc Lung Dis. 5 (9) , 855-860, 2001.

5) 小栗豊子：抗酸菌検査のポイント. 臨検. 52, 1097-1103, 2008.

6) 御手洗　聡：LAMP法を使った結核迅速診断キット. 複十字. 339, 11-13, 2011.

7) 小野原健一ほか：自動抗酸菌検出法「TRC Ready MTB/MAC」を用いた結核菌群(結核菌)および*Mycobacterium avium complex* (MAC)検出の検討. 医学検査. 64, 483-488, 2015.

8) 小林昌弘ほか：Loopamp PURE DNA 抽出キットを用いた Loopamp 結核菌群検出試薬キットの有用性の検討. 日本臨床微生物学雑誌. 25, 106-110, 2015.

9) 原田登之：QFTからみた結核感染免疫の動態. 結核. 86 (7) , 743-749, 2011.

10) 藤原　宏ほか：クオンティフェロン®TB-3G検査の臨床的意義と評価. 臨床検査. 56 (4) , 392-398, 2012.

11) 原田登之：結核検査法の新動向. SRL 宝函. 34 (1) , 45-47, 2013.

12) Centers for disease Control and Prevention：Up-dated guidelines for using interferon gamma release assays to detect Mycobacterium tuberculosis infection – United states, 2010. MMWR Recomm Rep 25. 59 (RR-5) , 1-25, 2010.

13) van der Heijden YF, et al：Fluoroquinolone exposure prior to tuberculosis diagnosis is associated with an increased risk of death. Int J Tuberc Lung Dis. 16 (9) , 1162-1167, 2012.

14) 青野昭男ほか：Pyrazinamide 薬剤感受性試験法の評価. 日本臨床微生物学雑誌, 25 (4) , 50-55, 2015.

（片山 歳也）

9 *Clostridium difficile*

基 本 編

1 どんな検査をする？

 Clostridium difficile infection（CDI）の主な検査方法としては，糞便検体を用いた Glutamate dehydrogenase（GDH）抗原検出法, Toxin A/B 検出法, Nucleic acid amplification test（NAAT）法，および分離培養法がある．

- **GDH抗原検出法**：*C. difficile* が特異的に産生する酵素である GDH をイムノクロマト法などの抗原抗体反応により検出する．GDH の検出感度は，近年改善されてきてはいるが，偽陰性の存在が指摘されている．

- **Toxin A/B検出法**：*C. difficile* が産生する Toxin A および B をイムノクロマト法などの抗原抗体反応により検出する．本検出法は，迅速性の点では優れているものの，単独では感度および陽性適中率が不十分である．そこで，GDH 抗原検出法を組み合わせることで感度および陽性適中率を改善させた方法が有用とされる．現在，わが国においては，Toxin A/B 検出法に GDH 抗原検出法を組み合わせた迅速診断キットが *C.DIFF* QUIK CHEK コンプリート®（アリーア メディカル），GE テスト イムノクロマト-CD GDH/TOX®「ニッスイ」（日水製薬）の 2 種類発売されている（2017 年 8 月現在）．これらの迅速診断キットは，臨床現場で汎用されている．ただし，迅速診断キットは，感度が十分ではないとの報告も存在する[1]．迅速診断キットのみの検査，診断では，*C. difficile* の病原性を過小評価する可能性があり，より正確な CDI の検査，診断法が求められている．

- **NAAT法**：近年，感度および特異度がより高く，かつ迅速に結果が得られる検査法として，リアルタイム PCR 法を利用することで毒素産生遺伝子を検出する NAAT 法が開発された．NAAT 法は，米国においてすでに広く利用されており，わが国においても BD マックス™ CDIFF（日本ベクトン・ディッキンソン）が上市され，さらに Xpert® *C. diffficile*（セフィエド）が上市予定となっている．ただし，両キットとも保険収載は申請中となっている（2017 年 8 月現在）．前者は Toxin B 遺伝子を，後者の米国で上市されているキットは Toxin B 遺伝子に加え Binary Toxin 遺伝子，毒素産生を抑制する遺伝子 tcdC Δ117 欠損部を検出できる[2]．

- **分離培養法**：高感度な検査診断法といえるが，特別な設備や検査が必要となることや，結果が得られるまで 48〜72 時間と長時間必要である．よって，本法で全例検査することは現実

的に困難な場合が多い.

- **その他**：内視鏡による偽膜の確認も広く知られているが，偽膜形成が50％程度であるため，結果の解釈は注意する必要があり，ルーチンの検査には推奨されていない．また，犬の嗅覚により CDI を鑑別できる[3]など新たな知見の報告もあり，今後新規の検査方法が登場するかもしれない.

2 いつ，どのタイミングで行う？

　CDI は，ほとんどの例で下痢を伴い，1日3回以上が基準となるが，20回以上におよぶこともある．院内で生じる下痢にはさまざまな要因があるが，入院48時間以降の下痢を伴う感染性腸炎で治療が必要な場合は CDI が想定され，先に述べた検査を実施する．基本的に，下痢などの消化器症状が生じていない場合は，どの検査方法も実施するべきではない．検査に用いる糞便検体は，Bristol Stool Form Scale などの客観的指標により評価し，Bristol Stool Form Scale が5（やや柔らかい便），6（泥状便），および7（水様便）の性状の検体を用いることが推奨されている．ただし，CDI は，発熱，イレウスを生じる場合があり，抗菌薬投与歴といった CDI のリスク因子を有し，かつ末梢白血球数が15,000/μL を超える場合には，下痢症状を呈していなくとも CDI を鑑別する必要がある[4]．すべての抗菌薬が CDI のリスク因子となり得るが，**表5-28**に示すように抗菌薬の種類によって発症頻度に差があるとされる[5]．また，

表5-28　抗菌薬とCDIの関連

種　類	CDIとの関連
クリンダマイシン	非常に好発
アンピシリン	
アモキシシリン	
セファロスポリン	
フルオロキノロン系	
その他のペニシリン系	やや好発
スルホンアミド系	
トリメトプリム	
ST合剤	
マクロライド系	
アミノグリコシド系	珍しい
バシトラシン	
メトロニダゾール	
テイコプラニン	
リファンピシン	
クロラムフェニコール	
テトラサイクリン	
カルバペネム系	
ダプトマイシン	
チゲサイクリン	

（文献5より引用）

CDIのリスク因子は，抗菌薬投与歴以外に，胃酸抑制薬投与中，ICU入室歴，免疫機能低下，外科手術後などが報告されている．加えて，65歳以上の高齢者もリスク因子とされ，若年者と比較すると10倍ものCDI発症のリスクであるとされる．ただし，小児，特に1歳未満では保菌率は高いものの，ほとんどの場合に無症候で発症はしない．この原因をヒトで明らかにした報告はないが，ウサギにおいて生後間もないうちはToxin Aの受容体発現量が低いことが報告[6]されており，小児における毒素の受容体発現量の低さが原因の一つと考えられている．また，CDIの治療を受けた患者の1〜2割程度において再発するとされているため，過去のCDI発症歴を確認することも重要である．

3 検査結果をどう評価する？

GDH抗原検出法とToxin A/B検出法を同時に検出する迅速診断キットとNAAT法を組み合わせたCDIの診断アルゴリズムが，日本臨床微生物学会より示されている（**図5-12**）[7]．

GDH抗原陽性かつToxin陽性であればCDIと考えられる．GDH抗原陰性かつToxin陰性であればCDIは否定的といえる．ただし，糞便検体でのToxin検査は感度が十分でないことから，GDH抗原検出法とToxin A/B検出法を同時に検出する迅速診断キットの結果のみではToxin産生株と非産生株の区別ができない．よって，GDH抗原陽性かつToxin陰性の場合の検体に対してNAAT法を加えて行うことで，Toxin産生株か否かを判別することが有用である．Toxin産生遺伝子が陽性であれば，病態も考慮した上でCDIと判断する．Toxin産生遺伝子が陰性であれば，Toxin非産生株と考えられ，CDIは否定的である．この場合CDIの治療薬は不要で，下痢の原因としてほかの要因を考慮する必要がある．

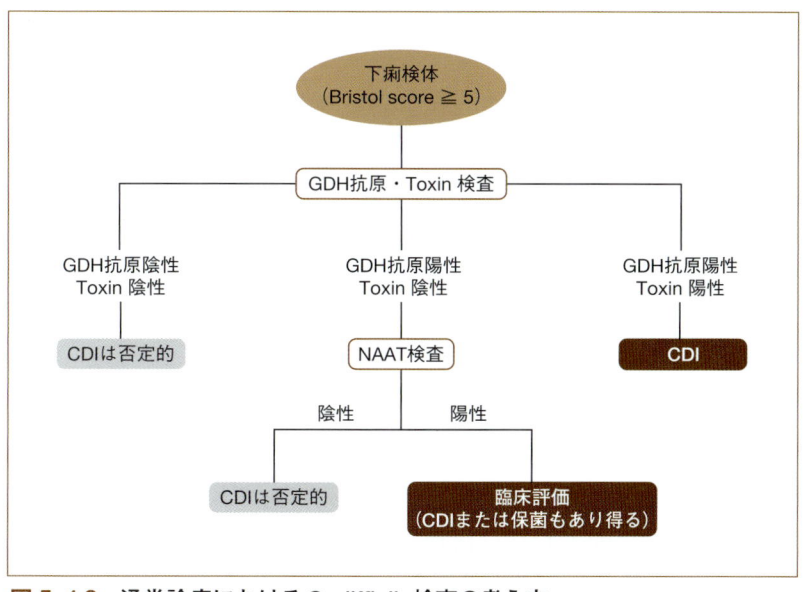

図5-12　通常診療における*C. difficile*検査の考え方

（文献7より引用，一部改変）

実　践　編

症例

68歳，女性，体重53kg.
蜂窩織炎の入院加療中，クリンダマイシン（CLDM）1回300mg 1日3回で経口投与を開始，7日間経過し，蜂窩織炎は経過良好であったが，前日から1日3～5回の水様便の下痢を呈していた．この時点で，発熱はなくWBCも正常値だった．

　入院患者における下痢は，その原因が多岐にわたる．経腸栄養や緩下剤などの薬剤，潰瘍性大腸炎などの炎症性腸疾患，食事，腸管病原性の細菌やウイルスといったさまざまな要因が考えられる．CDIは，抗菌薬投与開始後4～9日目での発症が多い．ただし，周術期の単回使用でも発症することもあれば，抗菌薬投与終了後8週間経過後に発症する場合もある．本症例は，抗菌薬投与開始7日目で下痢症状があり，CDIの可能性が強く疑われる．また，使用されている抗菌薬がCDIの発症の頻度が高いとされるCLDMであること，および65歳以上の高齢者であることもCDIをさらに疑う要因となる．よって，患者の便検体を用いて，GDH抗原検出法とToxin A/B検出法を組み合わせた迅速診断キットでの検査を実施することが妥当な状況である．

症例　（同一症例）

迅速診断キットの結果は，GDH抗原陽性，Toxin A/B陽性だった．また，3ヵ月前と6週前の2回CDIの発症歴があり，その際2度ともメトロニダゾール（MNZ）の点滴治療を受けていた．

　迅速診断キットの結果からGDH抗原陽性，Toxin A/B陽性であるため，CDIという診断が妥当である．また，本迅速診断キットの結果は，治療開始後も50％において6週間以上検査陽性が持続するため，診断目的のみに行い，治療効果判定や隔離解除目的に使用すべきではないことに留意すべきである．

　治療の原則は，可能な限り投与中の抗菌薬を中止することである．本症例では，蜂窩織炎の標準的な抗菌薬投与期間である7日間[8]をすでに経過し，かつ経過良好であることから，CDI発症への対応としてCLDMを中止すべきである．CDIの治療薬は，重症度なども考慮して選択する（表5-29）[9]．本症例では，経口投与が可能であること，および2回目の再発例であることから，VCMの経口投与（1回125～500mg 1日4回　10～14日間）を選択することが妥当である．VCMには，注射薬と経口薬の2つの剤形が存在するが，注射薬による点滴静注では腸管内へVCMが移行しないため，CDIに対して有効ではない．そのためCDIの治療におけ

表5-29 CDIに推奨される治療薬

初発かつ中等症まで
第一選択
- MNZ経口1回250mg 1日4回
  または経口1回500mg 1日3回 10～14日間
- MNZ点滴静注1回500mg 1日3回 10～14日間
第二選択
- VCM経口1回125mg 1日4回 10～14日間

1回目の再発例（中等症まで）
- 初回と同じ治療薬

重症例または2回目以降の再発例
- VCM経口1回125mg～500mg 1日4回 10～14日間
  （VCMが適応となる重症例：高齢者，WBC＞15,000/μL，ICU入室，低Albなど）

（文献9より著者作成）

　るVCMは，必ず経口薬を選択しなければならない．加えて，プロバイオティクスの使用も有用とされる．ただし，プロバイオティクスは一定の効果は認められているが，現時点ではエビデンスが不十分であり今後の検討が必要との報告も存在する．本症例では，CLDMが中止され，かつVCMの経口投与が1回125mg 1日4回，14日間実施された．VCM開始後，すみやかに下痢症状は軽快し，CDIは治癒となった．そして，CDI患者に対しては，原則接触感染対策を行う必要がある．本患者に対しても接触感染対策を行った．また，*C. difficile*は芽胞形成菌であり，アルコール消毒薬で死滅しないため，処置後は必ず流水による手洗いを徹底することも肝要である[10]．

　再発や難治例に対しては，先に述べた標準的な治療薬以外にも治療法がいくつか存在する．2回目以降の再発例では，VCMのTapering療法やパルス療法の有用性が報告されており，難治例に対する実施を検討することも有用かもしれない[11]．海外では，難治例に対するチゲサイクリン（TGC）の有用性が報告されている[12]．重症例や，経口治療が無効であった例にTGCの使用を考慮するとされているが，有効性に疑問を呈する報告[13]もあり，その使用には注意が必要である．また，再発，難治例では糞便移植療法（fecal microbiota transplantation：FMT）が有用との海外における報告がある[14]．ただし，FMTの実施においては，倫理上などの問題点も多く，現状わが国におけるコンセンサスは得られていない．近年，再発抑制効果が期待されるフィダキソマイシンのわが国における臨床試験が進行している．フィダキソマイシンは，RNAポリメラーゼ阻害作用を機序としたマクロサイクリック系の経口抗菌薬で，狭域な抗菌スペクトラムで腸内細菌叢への影響が少なく，毒素産生および芽胞形成の抑制効果があり，MNZやVCMと比較して再発が少ないことが報告されている[15, 16]．今後，再発例に対する薬剤選択になり得る可能性がある．さらに，近年再発抑制を目的としたToxin Bに対する抗体療法としてベズロトクスマブの有用性が報告されている．ベズロトクスマブは，Toxin Bに高親和性に結合するヒトモノクローナル抗体で，CDIの再発抑制効果が期待できる[17]．米国ではすでに承認されており，わが国では承認申請中である（2017年8月現在）．

以上のように，再発，難治性の CDI に対する治療法の選択肢は増えているが，わが国では保険適用外である場合も含まれており，その利用には十分注意する必要がある．

薬学的介入のポイント

- 下痢症状があり，抗菌薬使用などのリスク因子を有する場合は CDI を考慮する．
- CDI の検査の種類，特徴，および実施アルゴリズムを理解する．
- 下痢症状などの病態とともに検査結果を評価する．
- 可能な限り抗菌薬の中止を考慮する．
- CDI に対する治療薬を理解する．
- CDI に対する VCM 投与は，必ず注射薬ではなく経口薬を選択する．
- *C. difficile* は，芽胞形成菌であるためアルコール手指消毒薬は効かない．

引用文献

1) 上田安希子ほか：糞便中 *Clostridium difficile* Toxin A および Toxin B 同時検出試薬の有用性に関する比較検討．日臨微生物誌, 21：51-58, 2011.
2) 塩田有史ほか：迅速自動化遺伝子検査システムを用いた *Clostridium difficile* の毒素遺伝子検出．感染症誌, 88：.347, 2014.
3) Bomers MK, et al：Using a dog's superior olfactory sensitivity to identify *Clostridium difficile* in stools and patients：proof of principle study. BMJ, 345：e7396, 2012.
4) Chotiprasitsakul D, et al：A superior test for diagnosis of *Clostridium difficile*-associated diarrhea in resource-limited settings. Jpn J Infect Dis, 65：326-329, 2012.
5) Leffler DA, et al：*Clostridium difficile* infection. N Engl J Med, 372：1539-1548, 2015.
6) Eglow R, et al：Diminished *Clostridium difficile* toxin A sensitivity in newborn rabbit ileum is associated with decreased toxin A receptor. J Clin Invest, 90：822-829, 1992.
7) 日本臨床微生物学会：クロストリジウム・ディフィシル遺伝子検査の運用フローチャート．Available at：<http://www.jscm.org/m-info/182_2.pdf>
8) 日本感染症学会, 日本化学療法学会；JAID/JSC 感染症治療ガイド・ガイドライン作成委員会：JAID/JSC 感染症治療ガイド 2014, pp190-191, 2014.
9) 日本感染症学会, 日本化学療法学会；JAID/JSC 感染症治療ガイド・ガイドライン作成委員会, 腸管感染症ワーキンググループ：JAID/JSC 感染症治療ガイドライン 2015—腸管感染症—, 日化療会誌, 62：40, 2016.
10) Wullt M, et al：Activity of three disinfectants and acidified nitrite against *Clostridium difficile* spores. Infect Control Hosp Epidemiol, 24：765-768, 2003.
11) 医薬品医療機器総合機構（PMDA）：重篤副作用疾患別マニュアル, 偽膜性大腸炎, 2008.
12) Britt NS, et al：Tigecycline for the Treatment of Severe and Severe Complicated *Clostridium difficile* Infection. Infect Dis Ther, 3：321-331, 2014.
13) Brinda BJ, et al：Use of tigecycline for the management of *Clostridium difficile* colitis in oncology patients and case series of breakthrough infections. J Hosp Infect, 95：426-432, 2017.
14) van Nood E, et al：Duodenal infusion of donor feces for recurrent *Clostridium difficile*. N Engl J Med, 368：407-415, 2013.
15) Zhanel GG, et al：Fidaxomicin：A novel agent for the treatment of *Clostridium difficile* infection. Can J Infect Dis Med Microbiol, 26：305-312, 2015.
16) Yamagishi Y, et al：Antimicrobial activity of fidaxomicin against *Clostridium difficile* clinical isolates in Aichi area in Japan. J Infect Chemother, pii：S1341-321X（17）30093-30094, 2017.
17) Wilcox MH, et al：Bezlotoxumab for Prevention of Recurrent *Clostridium difficile* Infection. N Engl J Med, 376：305-317, 2017.

（塩田 有史）

10 梅毒

1 どんな検査をする？

　梅毒は梅毒トレポネーマ（*Treponema pallidum*：TP）による感染症である．TP はスピロヘータの一種で，直径 $0.1 \sim 0.2 \mu$m，長さ $6 \sim 20 \mu$m でらせん構造をなす．活発な運動性を有し，染色法や暗視野顕微鏡で肉眼的に観察できる．一方，乾燥や温度変化に弱く，*in vitro* での培養はできない[1]．

　梅毒の診断には，病変からの TP の検出と梅毒血清学的検査が，神経梅毒の診断には脳脊髄液検査がある．

- **TP の検出**：病変から直接 TP を検出する方法で，検出方法には暗視野法，墨汁法，パーカーインク法，病理組織学的検査などがある．TP の検出には専用の機器や，手技や判定に技術を要するため，現在は血清学的検査が主流となっている．

- **梅毒血清学的検査**：梅毒の診断に最も有用な検査で，自己抗体をみる脂質抗原法と，TP を抗原とする TP 抗原法がある．

  - **脂質抗原法（serological tests for syphilis：STS法）**：TP 感染による細胞破壊でミトコンドリアのリン脂質（カルジオリピン）の自己抗体（カルジオリピン抗体）が産生される．脂質抗原法は，この自己抗体を測定する検査である．梅毒の病勢をある程度捉えることができるが，長期罹患や反復性梅毒では，陰性化に長期間を要するものや完全には陰性化しないこともある．細胞が破壊される疾患である，SLE などの自己免疫疾患やウイルス感染，肝疾患，悪性腫瘍などで陽性（生物学的偽陽性）となることがあり，疾患特異度はやや低い．

    　脂質抗原法はかつて補体結合反応を原理とするワッセルマン（Wasserman）反応，綿状沈降反応を原理とするガラス板法の Venereal Disease Research Laboratory（VDRL）テストやカードテスト法の Rapid Plasma Regain（RPR）カードテストなどが行われていた．しかし，検査過程で感染リスクや目視判定などの問題点があり，近年では自動分析機による自動化法であるラテックス凝集法が普及している[2]．脂質抗原法自動分析化キットは複数発売されており，それぞれ相関性はあるとされているが，単位や陽性反応境界線が異なるため注意が必要である[3]．

- **TP抗原法**：TP抗原法は，TP抗原をプローブとして TP に特異的な抗体を測定する検査法である．TP抗原法はその検査原理から，感度，特異度が共に高く偽陽性は極めて少ないため，梅毒の確定診断において重要である．しかし，治療後も陽性を示し続けてしまうため，病勢の判断や治療効果の判定には適さない．

  TP抗原法には *Treponema pallidum* hemagglutination test（TPHA），*Treponema pallidum* latex immune assay（TPLA），fluorescent treponemal antibody-absorption test（FTA-ABS）などがある．TP抗原法も自動化が進み，複数の自動化キットが販売されている．
- **脳脊髄液検査**：神経梅毒の診断を行う場合には，脳脊髄液検査にて細胞数，タンパク，FTA-ABS などを測定する．

2 いつ，どのタイミングで行う？

　TP は主に粘膜の接触を伴う性行為や類似行為によって微細な傷から侵入し，局所感染が成立する．その後，血行性に散布され全身症状が生じる．胎児が母体内で胎盤を通して感染したものを先天梅毒と呼び，それ以外を後天梅毒と呼ぶ．梅毒は一般的には感染成立後数週間の潜伏期間を経て，局所症状（第1期梅毒）から始まり，数ヵ月の潜伏期間を経て多彩な全身症状（第2期梅毒）を呈するようになり，その後，症状の寛解と増悪をくり返しながら進行し，数年の経過で晩期症状として心血管症状や肉芽腫様の皮下結節を呈するようになる．しかし，感染したとしてもすべての患者が顕症梅毒となるわけではなく，無症候性の潜伏梅毒となる場合も多い（**図 5-13**）[4-7]．

- **第1期梅毒**：局所に硬い丘診ないし浸潤性局面（初期硬結）を生じ，徐々に中央がびらん潰瘍化（硬性下疳）する．多くは無痛性であり，数週間で自然消退する．この時期では梅毒血清反応が陽転化していない可能性もある．
- **第2期梅毒**：TP が血行性に全身に播種され，皮膚や粘膜の発疹や，臓器梅毒の症状がみられる．皮膚症状は多彩で梅毒性バラ疹，丘疹性梅毒，梅毒性乾癬，扁平コンジローマ，膿疱性梅毒，梅毒性脱毛などが起こる．
- **晩期梅毒**：感染後無治療のまま数年を経て，後期潜伏梅毒患者の30％がゴム腫や，大動脈瘤や動脈炎，脊髄癆を呈するとされるが，抗菌薬が汎用される近年の日常診療で遭遇することはまれである．
- **潜伏梅毒（無症候梅毒）**：梅毒血清反応は陽性を示すが顕性症状を呈さない状態である．早期潜伏梅毒（感染後1年以内）と後期潜伏梅毒（1年以上）があり，25％は第2期梅毒に再度移行する．
- **神経梅毒**：神経梅毒とは中枢神経系に TP が感染して起こる疾患である．TP は感染早期から中枢神経系に浸潤するが，炎症反応を起こさずに排除され，明らかな臨床症状を呈さない場合も多い．第1期梅毒，第2期梅毒で生じる早期神経梅毒，それ以降の晩期神経梅毒に分類される．早期神経梅毒は主に脳脊髄液，脳血管や髄膜に病変を形成し，感染後数週間から数年で発症する．第1期梅毒と第2期梅毒の症状とともに出現することもあり，その大多数は無症候性である．症候性の場合は，髄膜炎や脳梗塞，眼症状や脳神経症状がみられる．後

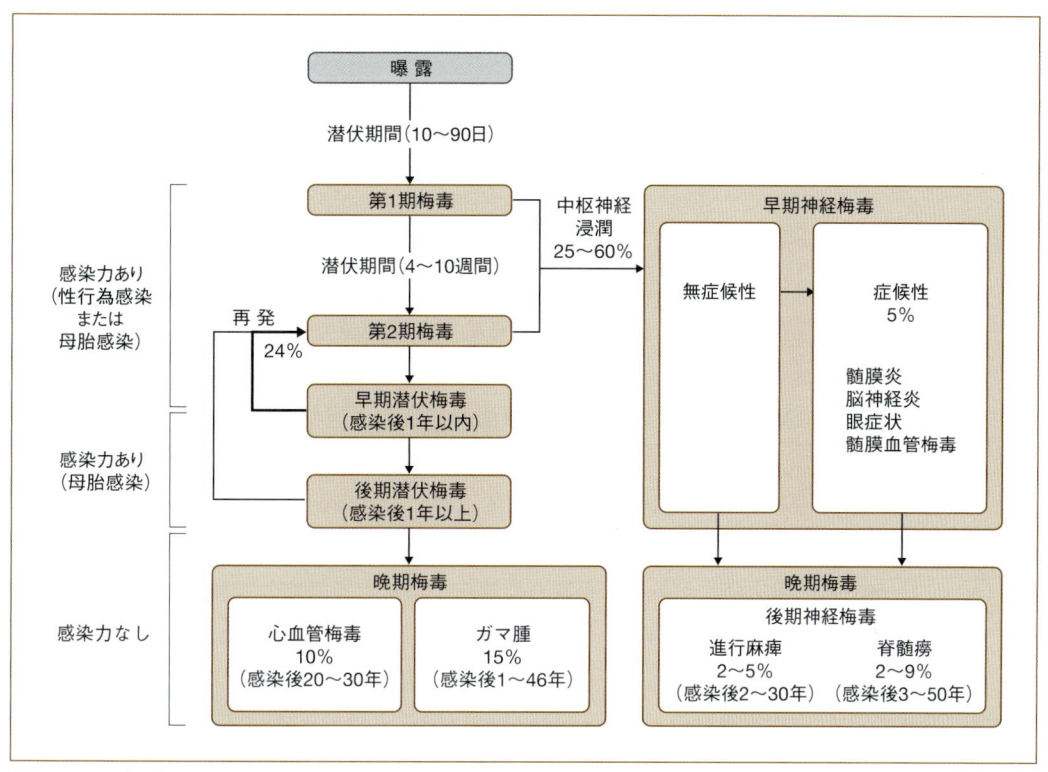

図 5-13　梅毒の臨床経過　　　　　　　　　　　　　　　　　　　　　　（文献4より転載）

期神経梅毒では主に脳実質や脊髄に病変をきたし，進行麻痺や脊髄癆の原因となる.

a. TPの検出

　TPの数が多い，未治療の初期硬結，第2期疹である扁平コンジローマ，粘膜疹，第1期・第2期の腫脹したリンパ節から，直接鏡検による検出が可能である．しかし，検出は顕症梅毒でないと実施できない上，バラ疹など直接鏡検が難しい皮疹もある.

b. 梅毒血清学的検査

　TPに感染すると約3〜6週の早期より脂質抗原法が陽性化し，それより2〜3週遅れてTP抗原法が陽性となる．最近では1〜3週で陽性となるものがある．しかし，感染まもない症例では，偽陰性となる空白期間（window period）が存在するので，臨床的に梅毒が疑われる場合は，感染機会から一定期間経過後に再検査を行うことが大切である.

c. 脳脊髄液検査

　脳髄液検査は，神経症状や眼症状を有する患者，活動性のある晩期梅毒（大動脈炎，ガマ腫）の所見，治療の失敗，HIV感染患者の後期潜伏梅毒，もしくは罹患期間不明の梅毒患者で推奨されている．第1期梅毒や第2期梅毒の患者では，神経症状や眼症状がない限り，通常は行われない[4].

3　検査結果をどう評価する？

a. TP の検出

TP の検出の感度は低いため，直接鏡検より梅毒血清学的検査が重要視されている．

b. 梅毒血清学的検査

抗体価を，倍数希釈法では 2^n 倍（1倍未満，1倍，2倍，4倍，8倍……）の非連続値で，自動化法では小数点第1位まで記載する0から始まる連続値で示される．基準値（正常値）は陰性である．抗体価上昇の判断区分を**表5-30**に示す[8]．抗体価の高低と病態の重症度・病期は必ずしも相関しない．脂質抗原法と TP抗原法の結果についての解釈を**表5-31**に示す[3]．注意が必要な現象に，抗原・抗体のどちらか一方が過剰のために抗原抗体反応が抑制される，地帯現象（zone phenomenon）が，このうち抗体過剰による抑制の前地帯（prozone）現象によって偽陰性となることがある．特に HIV と梅毒の混合感染の場合，梅毒血清抗体価が異常値を示すことがある．臨床症状から梅毒を疑った場合このことを考慮し，検体を希釈して再度検査を行うことも必要である．

治療の効果判定は脂質抗原法が用いられる．性感染症ガイドラインでの治癒判定は，病期に応じた十分な治療を行った結果，定量値が8倍以下に低下することを確認するとしている[9]．また，1期・2期梅毒は治療後6，12ヵ月後（HIV陽性者の場合には3，6，9，12，24ヵ月後），潜伏梅毒は6，12，24ヵ月後（HIV陽性者の場合には6，12，18，24ヵ月後）に定量値が4倍以

表5-30　梅毒血清反応の種類と抗体値上昇の判定区分の一例

検査法		抗体値*			
脂質抗原法	ガラス板法	0	1〜4	8〜16	32≦
	RPR カード法	0	1〜8	16〜32	64≦
	ラテックス凝集法	0〜<1	1〜<10	10〜<40	40≦
TP抗原法	TPHA	0	80〜320	1,280	5,120≦
	TPLA	0〜<20	20〜<900	900〜<3,500	3,500≦
	FTA-ABS	—	20〜80	320	1,280≦
抗体価が高いか低いかの目安		陰性（正常）	低い	中等度	高い

＊：血清希釈倍数．ただし RPR カード法，ラテックス凝集法と TPLA は独自の単位． 　　　　　（文献8より転載）

表5-31　脂質抗原法と TP抗原法の結果の解釈

脂質抗原法	TP抗原法	結果の解釈
－	－	非梅毒 まれに梅毒感染初期
＋	－	生物学的偽陽性 まれに梅毒感染初期
＋	＋	梅毒 梅毒治療後
－	＋	梅毒治療後 TP抗原法の偽陽性

（文献3より転載）

下の低下があることを確認するとしているものもある[10].

c. 脳脊髄液検査

脳脊髄液検査で単核球優位の細胞数 5/mm^3 以上（HIV感染者は 20/mm^3 以上），タンパク陽性45mg/dL以上は梅毒の所見と判断できる．FTA-ABS は特異度が低いが感度が高いため，陰性例では神経梅毒を除外できる可能性が高い．

梅毒と診断した際には，淋病，クラミジア，A・B・C型肝炎，HIV感染症など，他の性感染症の合併を確認することが重要である．また，梅毒は感染症法の第5類感染症に指定されており，診断した場合7日以内に全例届け出ることが義務づけられている．届出基準は梅毒の臨床症状があり検査にて診断された場合，臨床症状がなくても RPR が16倍もしくは自動化法16.0 R.U. 以上の場合と定義されている[11].

実 践 編

症例 1

40代，男性．
既往歴：特記事項なし
現病歴：2週間前から手掌，四肢，体幹に瘙痒を伴わない大小の紅斑（**図5-14**）が出現したため受診．問診にて男性間性交渉者（MSM）と聴取された．梅毒による皮疹の可能性が高く RPR，TPLA検査施行．また，他の性感染症（HIV感染症・B型肝炎・C型肝炎など）の可能性もあるため，血液検査と髄液検査を施行した．
［血液検査］
RPR 73.3 R.U.，TPLA 1507.0 T.U.
HCV抗体（−），HBs抗原（−），HBs抗体 12.2 mIU/mL，HBe抗体（−），HBc抗体 5.8 S/CO
HIV-1/2スクリーニング検査法（ELISA法）（＋），
HIV-1/2確認検査法（ウエスタンブロット法）（＋）
［髄液検査］
細胞数 ＜1/mm^3，多形核球比率 0％，総タンパク 28mg/dL，
RPR（−），TPLA（−），FTA-ABS（−）

採血により RPR，TPLA ともに陽性となったため梅毒と診断．神経梅毒は否定的であった．そのため，梅毒の治療を開始した．梅毒の治療には殺菌的に働き耐性の報告のないペニシリンが第一選択となる．海外ではベンザチンペニシリン筋注を1回もしくは1週間ごとに3回投与

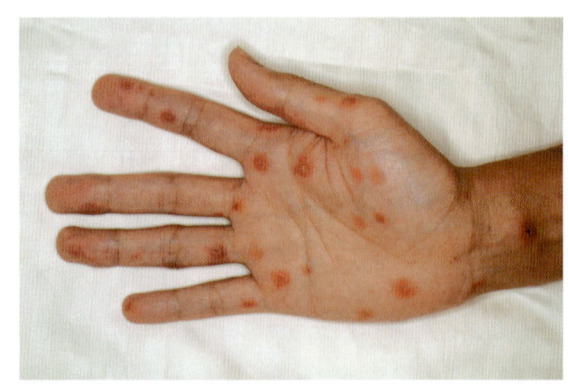

図5-14　手掌の紅斑

表5-32　梅毒の治療方法

病　期	推奨治療	治療期間
第1期梅毒 潜伏梅毒[*1]	[推　奨] ベンジルペニシリンベンザチン 　　　　　　　　　　　　　1日120万単位　分3	2〜4週間
第2期梅毒 潜伏梅毒[*1]	アモキシシリン[*2]　　　　1日1,500mg　　分3 [代　替] （ペニシリンアレルギーの場合）	4〜8週間
第3期梅毒以上 潜伏梅毒[*1]	ミノサイクリン塩酸塩またはドキシサイクリン塩酸塩 　　　　　　　　　　　　　1日200mg　　　分2 （妊婦の場合） アセチルスピラマイシン　1日1,200mg　　　分6	8〜12週間
神経梅毒	ベンジルペニシリンカリウム 1日1,200〜2,400万単位 分6（200万〜400万単位/回）	10日〜2週間

＊1：潜伏梅毒ではRPRテストで16倍以上の場合，治療を開始し投与期間は感染時期を推定し，その期の治療に準じるか，感染後1年以上や感染時期不明の場合は8〜12週とする．
＊2：ペニシリンの排泄抑制のためアモキシシリンにプロベネシドを併用することもある．またわが国のHIV患者の梅毒治療にアモキシシリン3.0gとプロベネシドの併用，2〜4週間で効果を示したとの報告もある．

（文献9をもとに著者作成）

が推奨されているが，わが国ではペニシリンアレルギーによるショック死が発生したため，筋注が使用できない．そのため，わが国の治療ガイドラインは海外と異なる．『性感染症 診断・治療ガイドライン』（日本性感染症学会）での梅毒の治療方法について**表5-32**に示す[9]．

　本症例はアモキシシリン1日1,500mg 分3，2週間投与にて治療を行った．アモキシシリン開始時にはアレルギー聴取を行い，ペニシリンアレルギーのないことを確認する．治療開始後にはショックや下痢・腎障害・発疹・頭痛などの副作用についての観察する必要がある．一方で，治療開始後数時間でTPが破壊されるため39℃前後の発熱，全身倦怠感，悪寒，頭痛，筋肉痛，発疹の増悪するJarisch-Herxheimer現象が出現することがあり，副作用との鑑別が必要である．また，この反応で流産・早産になることがあるので注意が必要である．

症例（同一症例）

[治療終了1ヵ月後の血液検査]

RPR 8.6 R.U.,　TPLA 872.0 T.U.

[治療終了6ヵ月後の血液検査]

RPR（−）,　TPLA 103.0 T.U.

　治療終了1ヵ月後，皮疹は徐々に消退してきている．検査値ではRPRが約1/8に低下したが，RPR・TPLA共に陰性化に至っていない．しかし，前述したとおり，梅毒の治癒と判断できる．また，HIV感染症についても確定診断されたため薬物療法（ART）が開始された．治療終了6ヵ月後，皮疹は消退し，検査値ではRPRは陰性，TPLAは陽性であり，梅毒治療後と考えられる．

症例（同一症例, 梅毒感染 3 年後）

HIV感染症治療で定期通院中．ARTの副作用もみられず，特記すべき症状はなし．

[血液検査]

RPR 500.0 R.U.,　TPLA ＞30,000.0 T.U.

HCV抗体（−）,　HBs抗原（−）,　HBs抗体 14.3 mIU/mL,　HBe抗体（−）,　HBc抗体 6 S/CO

HIV-RNA量：検出限界以下，　CD4数 560/μL

　検査結果より梅毒の再感染が確認された．潜伏梅毒で感染時期が不明なためアモキシシリン1,500 mg 分3，プロベネシド750 mg 分3，8週間投与を行った．梅毒は濃厚な性的接触がなくても感染リスクがあるため，再感染も頻度が高く定期的な検査を実施していくことが重要である[12]．特に近年は梅毒の報告数が増加しており，社会的・行政的にも問題となってきている．早期診断・早期治療が患者本人の疾患の進行およびその後の感染拡大を防ぐためにも重要である．

薬学的介入のポイント

- 梅毒検査では TPHA で感染の有無を RPR で活動性・治療効果を判断する．
- 梅毒の疑いがある場合には，他の性感染症（淋病，クラミジア，A・B・C型肝炎，HIV 感染症など）についても確認する．
- 梅毒治療の第一選択薬はペニシリン系となる．
- 治療中は，副作用や Jarisch-Herxheimer 現象について観察を行っていく．
- 近年は梅毒の報告数が増加しており，早期診断・早期治療が求められている．

引用文献 ―――

1) 白井浩平ほか：梅毒とHIVのすべて. MB Derma, 242：91-96, 2016.
2) 山根誠久：臨床検査ひと口メモNo.202. モダンメディア, 56：32-35, 2010.
3) 尾上智彦：梅毒の診断と検査法について. 日性感染症会誌, 26：23-26, 2015.
4) 柳澤如樹ほか：現代の梅毒. モダンメディア, 54：14-20, 2008.
5) 青木 眞：性感染症. レジデントのための感染症診断マニュアル, 第3版, pp 853-1002, 医学書院, 2015.
6) 斎藤万吉：HIVと梅毒. Prog Med, 35：1869-1872, 2015.
7) 石地尚興：梅毒. 臨床と微生物, 43：21-25, 2016.
8) 熊坂一成：梅毒血清学的検査. In：三橋知明ほか編：臨床検査ガイド, pp 883-885, 文光堂, 2015.
9) 日本性感染症学会：性感染症 診断・治療ガイドライン2016. 日性感染症会誌, 27：46-50, 2016.
10) 織田錬太郎ほか：梅毒検査はTPHAで感染の有無を, RPR定量で活動性や治療効果の判定を行う. 治療, 96：532-533, 2014.
11) 太田雅之ほか：梅毒血清反応. 内科, 118：568-571, 2016.
12) 塩塚美歌ほか：HIV感染者に対する梅毒検査および梅毒感染の現状. 感染症学会誌, 90：798-802, 2016.

（関根 祐介）

11 カンジダ・アスペルギルス

基 本 編

1 どんな検査をする？

　カンジダ属，アスペルギルス属による深在性真菌症の診断法には，培養検査，顕微鏡検査（鏡検），病理組織学的診断など病変部の菌の存在を示す確定診断法と，菌の関与を示唆する補助的診断法がある．補助的診断法には血清診断と遺伝子診断があり，画像診断もこれに含められる（表5-33）．深在性真菌症では，早期診断・治療が重要であるが，臨床的に確定診断法を行うことが困難な場合，または明確な結果が得られない場合には，補助的診断法と臨床情報を組み合わせて暫定的に診断することになる．ここでは，カンジダ症，アスペルギルス症の補助的診断として臨床現場でよく用いられる血清診断法（β-D-グルカン測定，特異抗原検出）について概説する．

- **β-D-グルカン（BDG）**：BDGは，ほぼすべての真菌が保有する細胞壁構成多糖成分の一つである．したがって，BDGを測定することは，抗原検出法のように病原真菌の特定の属に特異的というわけではなく，深在性真菌症の検査として位置づけられている．

『深在性真菌症の診断・治療ガイドライン』[1]では，カンジダ感染の血清診断においてBDGを測定することを強く推奨しており，アスペルギルス症でも病態によっては有用の場合があるとしている．BDGは真菌症のスクリーニング法として国内のみでなく国外でもその有用性が注目されている．米国感染症学会（IDSA）のガイドライン[2]では，BDGの測定は侵襲性真菌感染症において培養検査の補助的診断として米国食品医薬品局（FDA）により承認され

表5-33　深在性真菌症の診断

確定診断	培養検査 顕微鏡検査（鏡検） 病理組織学的診断	
補助的診断	血清診断	特異抗原検出 特異抗体検出 β-D-グルカン測定
	遺伝子診断 画像診断	

（文献1より引用，一部改変）

ている検査法，欧州臨床微生物学会（ESCMID）のガイドライン[3]でも，カンジダ症，侵襲性カンジダ症，慢性播種性カンジダ症のいずれにもおいても BDG 値を測定することが推奨されている.

- **特異抗原**：カンジダ菌体の細胞壁構成成分の一つであるマンナン抗原をスクリーニングすることでカンジダ属の補助診断として利用でき，アスペルギルス属の細胞壁構成成分であるガラクトマンナン（GM）抗原をスクリーニングすることでアスペルギルス属の補助的診断として利用できる.

2　いつ，どのタイミングで行う？

a. カンジダ症

抗細菌薬治療にもかかわらず，発熱や炎症所見高値が続く患者や真菌感染症が疑われる患者では BDG の測定を行う. 治療開始後の BDG の測定は必須ではないが，臨床効果の目安の一つとして有用なことが多いため適宜測定する.

カンジダ血症の治療終了の目安は血液培養陰性から最低2週間継続する必要があるため，治療開始後の定期的な血液培養は必要であり，臨床症状の改善がみられない場合には特に培養検査は必要となる.

b. アスペルギルス症

臨床症状，炎症所見，画像診断よりアスペルギルス症が疑われた場合は，BDG，アスペルギルス抗体，アスペルギルス抗原の血清学的検査を行い，適宜，肺生検による病理的検査，喀痰，気管内採痰，BALF などの培養検査を行う.

3　検査結果をどう評価する？

a. 検査結果の評価

❶ BDG

カンジダ属やアスペルギルス属の細胞壁の主成分として多く含まれており，これらによる侵襲性病変のある患者においては BDG の血中濃度は高くなり，カンジダ症，アスペルギルス症の補助診断として用いられる. 『深在性真菌症の診断・治療ガイドライン』[1]では，カンジダ血症が疑われる場合，BDG が陽性，またはカンジダの監視培養が2ヵ所以上陽性であればエンピリックセラピーを開始するとしている[1,4]. しかし，真菌のコロナイゼーション，皮膚真菌症，食道カンジダ症，慢性肺アスペルギルス症などの非侵襲性病変，クリプトコッカス症では一般に BDG は上昇しにくく，また，接合菌症ではまったく上昇しないため注意が必要である.

カンジダ症と診断された患者において治療前と治療後で BDG 値が減少することは治療成功と相関し，治療の失敗は増加傾向にあるという研究報告[5]もある. 臨床ではこの血中濃度の測定により深在性真菌症の早期診断のみならず，その推移をみることで治療効果の指標として利用されている. ただし，治療効果判定に BDG の推移は有用ではあるが，相関しないこともま

れではなく，陰性化を抗真菌薬治療終了の評価としては用いない．また，BDGは半減期が長いことから，臨床症状が改善してもしばらくは陽性を示すことがあり，陰性化まで抗真菌薬治療を継続する必要はない．

❷ カンジダ抗原（マンナン抗原），カンジダ抗体（マンナン抗体）

カンジダ菌体の細胞壁構成成分の一つであるマンナン抗原とそのマンナン抗体をスクリーニングする方法があり，ESCMID ガイドライン[3]ではカンジダ血症の診断法として，BDGと同等の推奨レベルとしている．しかし，国内での抗体検査は保険適用外であり，感染後の抗体産生には時間を要すること，抗体産生能が低下している免疫不全患者に対して偽陰性を示す可能性があること，常在菌であることより健常者に対しては偽陽性を示すことがあるといった問題から，『深在性真菌症の診断・治療ガイドライン』[1]では，有用となる病態は限られるとしている．

❸ アスペルギルス抗原（GM 抗原），アスペルギルス抗体（抗アスペルギルス沈降抗体）

発熱や咳嗽などの臨床症状と画像診断によりアスペルギルス症が疑われた場合，血清診断で陽性を認めれば，エンピリックセラピーを開始する[1]．アスペルギルス症の血清診断には，アルペルギルス属の菌体成分をGM抗原のほかに，アスペルギルス抗体として検出する方法があり，疾患において使い分けが必要である．GM抗原が陽性となる侵襲性アスペルギルス症は，好中球減少などのリスク因子をもつ易感染患者に好発し，極めて感染が急速に進行することから，抗体産生をもたらすような免疫応答は通常起こらず，一般に感染を受けていても抗体のレベルは上昇しないためGM抗原を用いることが適切であるとされている[1,6]．一方，肺アスペルギローマや慢性壊死性肺アスペルギルス症のような慢性アスペルギルス感染症では，侵襲病変の少ない場合，原則としてGM抗原は検出されにくく抗アスペルギルス沈降抗体を検出することが臨床診断として参考とされている．ただし，罹患期間が短い場合や寛解例では抗体陰性となることがある上に，抗体検査は国内では一般的に臨床現場では行っていない．

b. 検査キット

❶ BDG

現在，国内の臨床現場で使用可能なBDG測定キットは2種類存在しており，**表5-34**にそれぞれの特徴を示す．どちらもカブトガニから精製される血液凝固系カスケードのG因子をBDGが活性化する原理を利用したものだが，それぞれのキットで測定方法，検体前処理法，

表5-34　BDGキット

測定法	MK法	ワコー法
測定原理	カイネティック比色法	比濁時間分析法
カットオフ値	20pg/mL	11pg/mL
主反応時間	30分	90分
感度	◎（75.0%）	△（41.7%）
特異度	○（91.6%）	◎（98.9%）
測定キット製品	ファンギテック G テスト MK Ⅱ「ニッスイ」	β-グルカンテストワコー

（文献1，7より引用，一部改変）

標準品，主剤原料が異なり，MK法ではカットオフ値が20pg/mL，ワコー法では11pg/mLと設定が異なっているため注意する．MK法は比較して感度が高く，ワコー法は特異度が高い[1, 7]．

　血液内科領域などの免疫不全患者においては，偽陰性により治療が遅れることは予後を悪くすることに直結するため，特異度より感度を重視した測定法を選択する必要がある．一方，免疫能が保たれている患者においては，感度だけではなく，特異度も重視した検査を行うことが望ましいが，通常BDG測定法は，外注では採用されている検査法のみでの測定が一般的である．

❷ カンジダ抗原

　国内で販売されているマンナン抗原の検出キットとして，酵素免疫抗体法（ELISA）を利用したユニメディ®カンジダがある．*Candida albicans* マンナン抗原に対するポリクローナル抗体をプローブとしており，*C. albicans* や *C. tropicalis* などの菌種に対して良好な反応を示す[8]が，*C. parapsilosis* や *C. krusei*，*C. glabrata* などには比較的反応が乏しい傾向にあり，菌種間で感受性が異なる[9]．近年では ELISA と同等以上の感度，特異度を有しつつ，手技の簡便性，迅速性，経済性を改善したフロースルー型酵素免疫法（EIA）を原理としたカンジダマンナン抗原の検出キットも市販されている[9, 10]．

❸ アスペルギルス抗原

　アスペルギルス抗原の測定キットは ELISA を利用したプラテリア™アスペルギルス Ag EIA がある．血清 GM カットオフインデックス（COI）は当初 1.5 以上を陽性と判定することが推奨されていたが，ヨーロッパの報告[11]で血液内科領域における侵襲性アスペルギルス症患者を対象として COI 0.5 以上を陽性と判定したところ，特異度は7％程度低下するものの，20％以上の感度の向上が得られており，現在はわが国においても COI 0.5 以上を陽性としている．ただし，血液内科領域以外における慢性肺アスペルギルス感染症で同様の COI を安易に応用することは，治療の対象とならない症例も含まれてしまうことから注意して評価する必要がある．

c. 偽陽性

　BDG，GM抗原の測定では，それぞれ各種因子により偽陽性を示すことがあり注意を要する．表5-35に主な要因について示す．BDG，GM抗原の値が臨床状態や他の検査データと合致しない場合，これらの要因を考慮した上で評価する必要がある．

表5-35　血清診断法の結果に影響を及ぼす要因（偽陽性）

血清診断法	要因
BDG 測定法	• 環境中の β-D-グルカンによる汚染 • セルロース素材の透析膜を使用した血液透析 • 血液製剤（アルブミン製剤，グロブリン製剤など）の投与 • β-D-グルカン製剤の使用 • 溶血検体 • 高グロブリン血症
プラテリア™ アスペルギルス Ag EIA	• クラブラン酸／アモキシシリン水和物の投与患者 • *Bifidobacterium* spp. の腸管内定着 • 大豆，種子，牛乳，食物繊維などを原料とした輸液製剤や食品 • クリプトコッカス症患者

（文献1より引用）

❶ BDG

　血液透析患者や開胸・開腹手術などで大量のガーゼを使用した患者では，透析膜やガーゼに混入している BDG が溶出することで測定値が高く示される可能性があり，血液製剤の製造過程でセルロース膜が使用されている薬剤を投与された患者でも同様に偽陽性を認めることがある．このような問題点があり，近年では，透析膜をセルロース膜ではなく，BDG測定に影響しないポリスルホン膜を使用する施設が多く占めており[12]，また偽陽性を示さないグロブリン製剤として献血ベニロン®-Ⅰ が報告されている[13]．溶血検体や高濃度のγ-グロブリン含有検体では，BDG によらない非特異的な混濁が生じる（非特異的反応）ため，測定値が高値を呈することもある[14]．このように BDG 値測定における偽陽性には，真菌以外の BDG によるものと非特異的反応によるものがあるため，臨床所見や経過と合致しない値が測定された場合，採血手技や宿主の状態なども考慮して判定する必要がある．

❷ アスペルギルス抗原

　クラブラン酸・アモキシシリン水和物の抗菌薬の投与患者は偽陽性を呈するという報告[15]がある．抗菌薬はほかにタゾバクタム・ピペラシリン水和物（TAZ/PIPC）の使用が偽陽性の要因として報告されていた[16]が，現在は製造工程改良により臨床上問題ないレベルまで軽減されている．また，大豆，種子，牛乳などに多く含まれており，食物繊維としても種々の食物に添加されている．それを原料とした輸液製剤や食品などの摂取や，*Cryptococcus neoformans* のガラクトキシロマンナン抗原との交差反応を示す[17]ため，クリプトコッカス症患者，新生児では腸内細菌叢を形成する *Bifidobacterium* spp. の腸管内定着[18]などでも偽陽性を示す．これらの要因以外に，抗真菌薬の投与による感度低下も報告[19]されている．

実 践 編

症例　抗真菌薬開始前

73歳，男性．原疾患は下咽頭癌．

アレルギー歴：なし

既往歴：糖尿病，胸部大動脈瘤

内服薬：プラバスタチン，アムロジピン，硝酸イソソルビド，ボグリボース，ファモチジン
　咽頭癌に対して放射線化学療法を施行していたが，味覚障害，嚥下機能の低下あり，中心静脈栄養を開始．その6日後に39℃台の発熱，全身悪寒あり，血液培養提出後にエンピリックセラピーとして TAZ/PIPC を開始したが，3日間投与後も発熱を継続して認めている．

［採血データ・バイタル］

体温 39.2℃，CRP 14.7mg/dL，WBC 10,820/μL

表5-36　カンジダ血症のリスク因子

• 広域抗菌薬	• 腎不全/透析	• 広範囲熱傷
• 中心静脈カテーテル留置	• 悪性腫瘍	• 重症急性膵炎
• 完全静脈栄養	• 低栄養	• 消化管穿孔腹膜炎
• ステロイド・免疫抑制薬	• 長期ICU入室	• 糖尿病
• がん化学療法	• 人工呼吸器装着	• 臓器移植
• 消化器手術	• H_2ブロッカー，PPI	• 腟カンジダ症
• 年齢＞65歳	• 重症度	• カンジダ属の保菌

（文献20より引用）

表5-37　臨床経過による抗真菌薬の選択

初期治療 ➡		第二選択
F-FLCZ	*C. glabrata*, *C. krusei* 検出 または3〜5日後効果なし	キャンディン系薬，L-AMB
キャンディン系薬	真菌性眼病変あり	F-FLCZ，VRCZ，L-AMB
	3〜5日後効果なし	ITCZ，VRCZ，L-AMB
	C. parapsilosis 検出	F-FLCZ，VRCZ
	C. guilliermondii	VRCZ，L-AMB

F-FLCZ：ホスフルコナゾール，VRCZ：ボリコナゾール，ITCZ：イトラコナゾール，
L-AMB：アムホテリシンB脂質製剤　　　　　　　（文献1, 20より引用，一部改変）

　抗細菌薬治療にて炎症所見，発熱の改善がない場合は真菌感染症の可能性を考慮し，カンジダ感染症のリスク因子の評価を行う必要がある．**表5-36**に侵襲性カンジダ血症のリスク因子を示す[20]．

　この場合，広域抗菌薬であるTAZ/PIPCの効果は乏しく，侵襲性カンジダ症のリスク因子は中心静脈カテーテル留置，悪性腫瘍，がん化学療法，65歳以上，H_2ブロッカー，糖尿病，広域抗菌薬があてはまり，カンジダ血症の可能性を強く疑う必要がある．血液培養の実施，BDGの測定を行い，抗真菌薬のエンピリックセラピーを考慮する．

症例　抗真菌薬投与時

BDG 598pg/mL，血液培養：Yeast-like fungi

　血液培養より酵母様真菌検出，BDG陽性．真菌の培養には時間を要するため，エンピリックによる抗真菌薬治療が開始となった．抗真菌薬の選択については**表5-37**に概要を示す．リスク因子となる中心静脈カテーテルは抜去され，ホスフルコナゾール（F-FLCZ）が開始された．重症例ではキャンディン系薬も選択されるが，カンジダ血症であれば20％前後で眼病変を証明することがあり[20, 21]，眼病変の可能性がある場合は硝子体への移行性がよいF-FLCZやボリコナゾール，アムホテリシンB脂質製剤（L-AMB）を選択する必要がある．今回F-FLCZ 800mgを1日1回2日間負荷投与し，その後400mgを1日1回で治療が開始された．

症例　抗真菌薬開始後

血液培養の真菌は，その後 *C. parapsilosis* と同定された．F-FLCZ を開始し，5日目からは38℃を超える発熱もなく経過，臨床症状も安定しており，治療開始5日後の血液培養では陰性化していたため，その後 F-FLCZ を2週間継続して投与終了となる．

仮にエンピリックでキャンディン系薬を開始していた場合は，*C. parapsilosis* の感受性は一般的に低いことから，感受性試験の結果や臨床効果などを評価し，アゾール系薬への変更を考慮する．また，*C. glabrata* や *C. krusei* が同定した場合は，逆にアゾール系への感受性は一般的に低いため，治療効果がない場合は F-FLCZ をキャンディン系薬や L-AMB へ変更する必要がある．

深在性真菌症の確定診断には，培養検査にて真菌の菌種を確定する必要があるが，感度や検出に要する時間などが問題であり，臨床現場において補助診断を組み合わせることはほぼ必須といえる．補助診断を行うタイミングや，検査の特性，偽陽性・偽陰性などを正確に把握することで，適切な抗真菌薬の選択や変更・中止を提案できるようにしたい．

また，国内では十分に普及されていないが，患者の血液から直接カンジダ属の菌種を迅速かつ高精度に同定できるデバイス (T2Candida®)[22] や，MALDI-TOF MS を利用した，より多様な菌種を迅速に検出できる質量分析機器[23] などの新しい検査の開発もされており，今後の国内での普及が期待されている．

薬学的介入のポイント

- 血清診断はあくまでも補助的診断法として用いるべきものであり，この結果のみに基づいて臨床判断を行わず，深在性真菌症の診断には宿主のリスク因子，臨床症状，炎症所見，画像所見，血清診断，真菌学的検査（培養検査，鏡険），病理組織学的診断などを併せて総合的に行う必要がある．
- おのおのの検査の精度には限界があり，特に深在性真菌症を発症したハイリスク患者では，いくつかの血清診断を組み合わせ，定期的に測定することで診断の精度を高める工夫や，各検査法の特徴をよく理解し，得られた結果の評価を行うことが必要である．
- BDG の推移は治療効果の目安の一つとしてもよいが，治療終了の指標とはせず，血流感染の場合，血液培養陰性から2週間は継続して投与する．
- 測定キットにより感度，特異度，カットオフ値などの設定が異なり，宿主の免疫状態や重症度によって使い分ける必要がある．
- BDG，アスペルギルス抗原はさまざまな因子により偽陽性になりやすいため，注意して評価する．

引用文献 ────

1) 深在性真菌症のガイドライン作成委員会 編：深在性真菌症の診断・治療ガイドライン 2014, 協和企画, 2014.

2) Pappas PG, et al：Clinical practice guideline for the management of candidiasis：2016 update by the Infectious Diseases Society of America. Clin Infect Dis, 62：e1-e50, 2016.

3) Cuenca-Estrella M, et al：ESCMID guideline for the diagnosis and management of *Candida* disease 2012：diagnostic procedures. Clin Microbiol Infect, 18：9-18, 2012.

4) Takesue Y, et al：Combined assessment of β-D-Glucan and degree of Candida colonization before starting empiric therapy for candidiasis in surgical patients. World J Surg, 28：625-630, 2004.

5) Jaijakul S, et al：(1,3)-β-D-Glucan as a prognostic marker of treatment response in invasive candidiasis. Clin Infect Dis, 55：521-526, 2012.

6) 山口英世：病原真菌と真菌症, 改訂4版, 南山堂, 2007.

7) Yoshida K, et al：Clinical viability of Fungitell, a new $(1\rightarrow3)$-β-D-glucan measurement kit, for diagnosis of invasive fungal infection, and comparison with other kits available in Japan. J Infect Chemother, 17：473-477, 2011.

8) 吉田耕一郎ほか：ELISAを用いたカンジダマンナン抗原検出キットの臨床的有用性の検討. 感染症誌, 76：536-541, 2002.

9) Fujita S, et al：Evaluation of a newly developed down-flow immunoassay for detection of serum mannan antigens in patients with candidaemia. J Med Microbiol, 55：537-543, 2006.

10) 塩見和雄ほか：フロースルー型EIA法によるカンジダマンナン抗原検出試薬の基礎的検討. 臨床と微生物, 32：415-420, 2005.

11) Maertens JA, et al：Optimization of the cutoff value for the *Aspergillus* double-sandwich enzyme immunoassay. Clin Infect Dis, 44：1329-1336, 2007.

12) 中井 滋ほか：わが国の慢性透析療法の現況（2008年12月31日現在）. 日本透析医学会雑誌, 43：1-35, 2010.

13) 比留間 潔：国内および国外静注用免疫グロブリン製剤の性状の比較研究. Prog Med, 30：2425-2429, 2010.

14) 吉田耕一郎ほか：アルカリ処理─発色合成基質カイネティック法による血漿中$(1\rightarrow3)$-β-D-グルカン測定における非特異反応出現とその対策. 感染症誌, 78：435-441, 2004.

15) Zandijk E, et al：False-positive results by the platelia *Aspergillus* galactomannan antigen test for patients treated with amoxicillin-clavulanate. Clin Vaccine Immunol, 15：1132-1133, 2008.

16) Walsh TJ, et al：Detection of galactomannan antigenemia in patients receiving piperacillin-tazobactam and correlations between *in vitro*, *in vivo*, and clinical properties of the drug-antigen interaction. J Clin Microbiol, 42：4744-4748, 2004.

17) Dalle F, et al：*Cryptococcus neoformans* galactoxylomannan contains an epitope (s) that is cross-reactive with *Aspergillus* galactomannan. J Clin Microbiol, 43：2929-2931, 2005.

18) Mennink-Kersten MA, et al：Bifidobacterial lipoglycan as a new cause for false-positive platelia *Aspergillus* enzyme-linked immunosorbent assay reactivity. J Clin Microbiol, 43：3925-3931, 2005.

19) Marr KA, et al：Antifungal therapy decreases sensitivity of the *Aspergillus* galactomannan enzyme immunoassay. Clin Infect Dis, 40：1762-1769, 2005.

20) 竹末芳生 編：兵庫医科大学マニュアル 真菌症における診断と治療の実際, pp 25-26, 医療ジャーナル社, 2015.

21) Oude Lashof AM, et al：Ocular manifestations of candidemia. Clin Infect Dis, 53：262-268, 2011.

22) Neely LA, et al：T2 magnetic resonance enables nanoparticle-mediated rapid detection of candidemia in whole blood. Sci Transl Med, 182：182ra54, 2013.

23) 大楠清文：質量分析技術を利用した最近の新しい同定法. モダンメディア, 58：113-122, 2012.

（田久保 慎吾・高橋 佳子）

12 疥癬

基 本 編

1 どんな検査をする？

疥癬は，ヒゼンダニ（*Sarcoptes scabiei*）が皮膚の最外層である角質層に寄生し，人から人へ感染する疾患である．非常に多数のダニの寄生が認められる角化型疥癬（痂皮型疥癬）と，少数寄生であるが激しい痒みを伴う普通の疥癬（通常疥癬）がある（**表5-38**）．近年わが国では，病院，高齢者施設，養護施設などで集団発生の事例が増加している[1]．

疥癬に関する検査は主にダーモスコピー検査と顕微鏡検査がある．ただし，疥癬における
ダーモスコピー検査は保険算定できない．また，疥癬により好酸球増多，IgE 高値を示すこ
ともあるが結果は不定のため血液学的検査は確定診断には使えない．

- **ダーモスコピー検査**：ダーモスコープによりヒゼンダニを確認した場合に疥癬と診断できる[2~4]．雌のヒゼンダニ成虫の大きさは，長径 0.33 ～ 0.45 mm，短径 0.25 ～ 0.35 mm，雄は長径 0.2 ～ 0.24 mm，短径 0.15 ～ 0.2 mm と雄の方が小さい[5]．疥癬トンネルの先端部に顎体部と前二対の脚が黒褐色で，その後方に続くほぼ透明な円形の胸腹部として観察される．闇雲にダーモスコープを使っても見つけられず，まずは疥癬トンネルを探すことが肝要である．
- **顕微鏡検査**：疥癬トンネル，「新鮮な」丘疹，結節などから皮膚をメス刃や小さなピンセットでこそぎ取る．角化型疥癬では肥厚した角質を採取し，スライドガラスに 20 ～ 40 ％の水酸化カリウム（KOH）を 1 ～ 2 滴たらしカバーガラスをのせ，低倍率で鏡検する．

鏡検により，虫体，虫卵，虫卵の抜け殻，糞塊のいずれかを認めた場合は，疥癬と診断できる．KOH 処理により糞塊が溶解するため，KOH は使用すべきではない[6]との総説もみら

表5-38　通常疥癬と角化型疥癬

	通常疥癬	角化型疥癬
ヒゼンダニの数	数十匹以上	100万〜200万
患者の免疫力	正常	低下している
感染力	弱い	強い
主な症状	赤いブツブツ（丘疹，結節），疥癬トンネル	厚いあか（垢）が増えたような状態（角質増殖）
痒み	強い	不定
症状が出る部位	顔や頭を除いた全身	全身

れるが，まずは，虫体，虫卵を探すことが第一であり，KOH 使用については特段問題はないと考えられる．クロラゾールブラック E 染色では糞も染色可能である．15 % の KOH を含有している真菌染色用試薬のズームブルー® でも虫体や虫卵の観察は十分可能である．

2　いつ，どのタイミングで行う？

検査は疥癬が疑われた段階で実施する．疥癬患者との濃厚な接触歴や角化型疥癬患者との接触歴（間接的接触も含む）などの疫学的情報は本疾患を疑う重要な要素となる．初感染では症状が出るまでに 3 〜 6 週間かかることがある一方で，再感染では 1 〜 3 日程度と短い[7]ため，疥癬の既往歴も症状とあわせ重要なポイントとなる．また，先述したように，疥癬は通常疥癬と角化型疥癬に分けられ，臨床症状にも違いがあるため，それぞれの特徴から疑うことが検査実施の第一歩となる．

具体的には，通常疥癬では，皮膚症状として融合傾向を示さない小さい赤い丘疹がみられる．ただし，見た目には目立つ症状だが特異的ではない．また，激しい痒みを伴い，特に夜間に痒みが強くなるために眠れないという訴えも多い．しかし，高齢者などでは痒みを訴えない場合もあり，こちらも非特異的症状である．

一方，角化型疥癬は，全身衰弱者や，重篤な基礎疾患を有する人，ステロイドや免疫抑制薬などにより免疫能が低下している人や高齢者に発症する．加えて，重篤な全身性皮膚疾患や，通常疥癬に対し，誤ったステロイド外用をしている人にも発症する場合がある．皮疹は，灰色から黄白色で，厚く重積した角質増殖が手，足，臀部，肘頭部，膝蓋部などの摩擦を受けやすい部位のほか，通常疥癬では侵されない頭部，頸部，耳介部を含む全身に認められる[8]．ヒゼンダニの数が多く，周囲に容易に感染が拡大するリスクが高いものの，本人は痒みがないことがあるので注意が必要である．

3　検査結果をどう評価する？

a.　各病態でどのような異常所見（異常値）を示すか

ダーモスコープでは虫体，鏡検では虫体，虫卵，虫卵の抜け殻，糞塊のいずれかを認めた場合に確診となる．通常疥癬は低倍率の鏡検で一視野に幼虫や虫卵は多数見つかることがあるが，雌成虫は 1 匹であり，多数の雌成虫を認める場合は角化型疥癬と考えられる．

b.　評価の際の注意点

角化型疥癬では，虫体の量が多く，ほぼ鏡検で確定できるが，通常疥癬ではヒゼンダニの数が少なく，採取部位によっては鏡検で虫体，虫卵が認められないことがある．疥癬の皮疹であっても顕微鏡検査でヒゼンダニを検出できるのは 10 〜 70 % と幅がある[9〜11]ため，複数部位を検査する必要がある．また，"虫体や虫卵が認められない＝疥癬は除外"とはならず，疑わしい場合は経過観察の上，複数回再検の必要もある．

ヒゼンダニを効率よく見つけるためには疥癬トンネルを見つけ，その先端を検査する．高齢

者では手掌足蹠のしわの上に末広がりになる水尾型の鱗屑を後方に配した皮疹（水尾徴候）として認められることもあり，これを見逃さず検査する．なお，体幹の丘疹からの検出率は低い．

疥癬トンネルの好発部位は，手や指が63.1％と他の部位に比較し顕著に多く，次に多い肘頭が10.9％，足は9.2％，陰部8.4％，臀部4％，腋窩は2.4％である[12]ことを考えると，まずは指に疥癬トンネルを探しに行くとよいことがわかる．

また，皮疹を認める疾患は多数あり，集団発生した場合は感染性の疥癬が強く疑われるが散発例では，接触皮膚炎，薬疹，脂漏性湿疹などの疥癬以外の疾患も鑑別に挙がる．類天疱瘡や紅皮症と思えても疥癬の場合があり，丁寧な診察と経過観察が大切である．

実 践 編

症例 1　通常疥癬

77歳女性，体重63kg．アレルギー歴特になし．小脳脳幹梗塞後遺症で慢性期（維持期）病棟入院中の患者．寝たきりで拘縮も強く，痒みがあっても自分では手で掻くことができない．発語はないが医療スタッフからの「かゆいですか？」という問いかけに対してはうなずき，反応できる．

ある時期，病棟で入院患者が数人，疥癬の診断を受けた．本症例も同一病棟に入院しており，疥癬と診断された患者との直接の接触はなかったものの似たような小さな紅斑丘疹を体幹に認めており，本人も痒みは訴えている．病院内での発生状況，臨床症状から疥癬が疑わしく，担当医に疥癬の検査を提案した．検鏡の結果，ヒゼンダニの虫体，虫卵は認められず確診には至らなかった．薬剤使用歴を確認すると2週間前より痒みの訴えがあったことからクロタミトンクリームをすでに使用していた．

通常疥癬では患者に寄生しているヒゼンダニの数は少ないため検出率がそれほど高くないことに加え，クロタミトンクリームを塗ったりするとますます検出率が低くなる．そこで，まずはクロタミトンクリームの使用を中止し，リンデロンV®軟膏とヒルドイドソフト®軟膏を1：1に混和した軟膏の使用を提案すると同時に1週間後再検を医師に提案した．

一般的にステロイド外用剤は疥癬を悪化させるため使用は控えるとされるが，通常疥癬の疑い例に対しては，必ず1週間後に再評価するなど，その後のフォローができる条件付きでの使用も許容される．これは，老人性乾皮症など疥癬以外の皮疹や痒みであれば症状が緩和すること，疥癬であれば悪化するため検査によりヒゼンダニが検出しやすくなるという次の診断につながる治療となる．

1週間後，皮疹の赤みは少し薄くなったものの，著効は得られなかった．鏡検ではまたしても空振り．3度目の正直で，再度1週間後再検を提案し，それまではステロイド軟膏を継続してもらった．

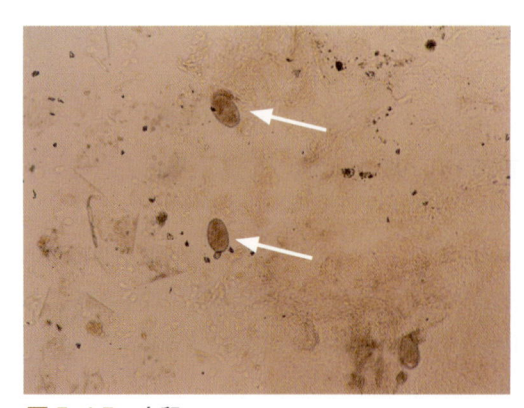

図5-15　虫卵

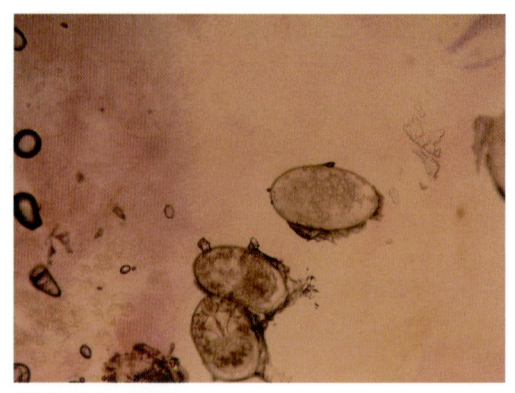

図5-16　幼虫

　さらに1週間後，皮疹は依然としてあり，鏡検では虫卵（図5-15）と幼虫（図5-16）が確認され，この段階で疥癬の診断が確定したため，ステロイド軟膏は中止し，イベルメクチン錠（3mg）を4錠，1週後に再度4錠服用するよう提案し実施となった．外用剤としてはスミスリン®ローションの使用を提案し，イベルメクチン服用日に塗布し，2週間の治療を提案し実施となった．

　幸い，上記疥癬治療により皮疹は改善傾向を示し，完全にきれいになるまでは1ヵ月以上を要したが，痒みも軽減していき治癒した．

　通常疥癬の治療経過（ナチュラルコース）としては新たな紅色丘疹の出現がなければ感染はコントロールされている．ヒゼンダニが死滅した後もアレルギー症状としての痒みを長期間訴えることがあるが，その場合は抗ヒスタミン薬やステロイドの使用でフォローアップする．

症例2　角化型疥癬

75歳，男性．体重54kg．脳梗塞の診断で入院中に呼吸状態が悪化し人工呼吸器を装着．既往として他院にて3年くらい前に好酸球増多症とも診断されていた．20年前に肺気腫，半年前に肝硬変と診断されていた．ここ最近は間質性肺炎と診断された後，プレドニゾロン5mg/日服用を継続していた．

　上記患者のケアにあたっていた看護師数人が皮膚の痒みをほぼ同時期に訴えた．患者の皮膚は角質の増殖と落屑を伴っており（図5-17，18），本人は痒みなどを訴えることはできない状態であったが，疥癬が強く疑われ，担当医に疥癬の検査の提案をした．鏡検では成虫が各視野で複数見られ，虫卵の抜け殻も確認でき（図5-19），角化型疥癬と診断された．

　治療は，症例1と同様の処方を提案し実施となった．この時，患者はNGチューブを留置しており，簡易懸濁法で対応していた．イベルメクチンを経管投与する場合は，水に難溶性であり，簡易懸濁法では沈殿物に有効成分の9割以上が残るとされ[13]，NGチューブから投与する場合はシリンジを水平にして投与すると有効成分のほとんどがシリンジ内に残ってしまうため，垂直にして投与することを病棟スタッフに周知した．

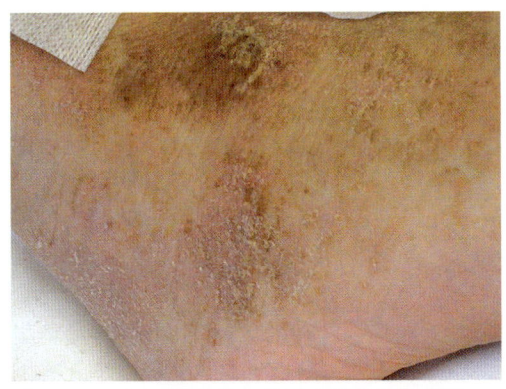

図5-17　足の黄白色の落屑を伴う角質増殖

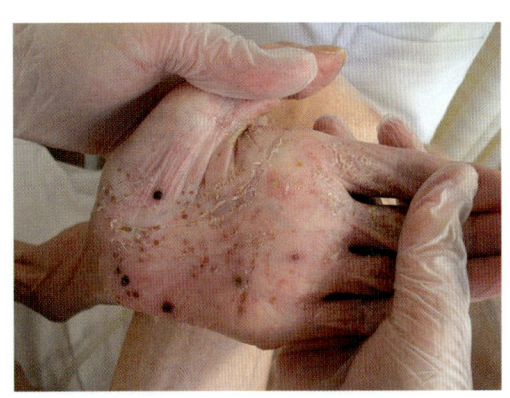

図5-18　手掌

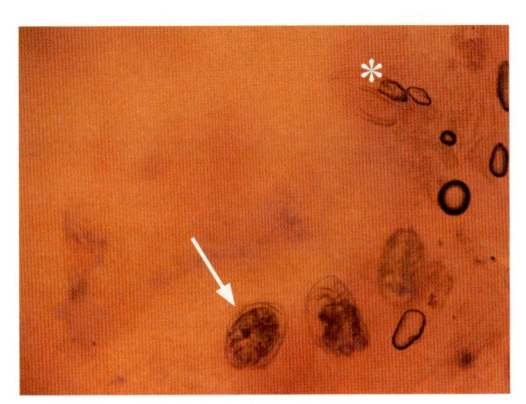

図5-19　虫卵（➡），抜け殻（＊）

　患者の角化型疥癬の診断が確定後，同一病棟の看護師が次から次へと痒みを訴え始めた．確定診断後は，患者を個室隔離し，感染対応は取られたが，医療スタッフも人である．ただでさえ，「ダニ」という言葉を聞いただけでムズムズするところに，周りに「痒い，痒い」と訴える同僚がいればなおさら自分も痒くなるという心情は理解できなくもない．しかし，あくまで疥癬の痒みはヒゼンダニの虫体や糞などに対するアレルギー症状であり，初感染では痒みが出るまでに1ヵ月近くかかるのが一般的であり，落ち着いて対応することが肝要である．集団ヒステリーを起こさないよう，日頃から医療スタッフに対し，正しい知識を周知しておくことも大切となる．最終的に角化型疥癬と診断された患者1人に対し，スタッフの接触者32人，そのうち8人が疥癬の診断を受けた．

　また，担当医から患者が疥癬であったことを伝えられた家族も，以前より痒みの訴えはあったらしく，皮膚科を受診したところ疥癬と診断された．

薬学的介入のポイント

- 疥癬が疑われたら早期に皮膚科を受診勧奨する.
- 角化型疥癬を疑った場合には，その感染力の高さから隔離を含む早期感染対応を実施する.
- 通常疥癬では角化型疥癬と違い，他者への感染リスクはそれほど高くないため，焦る必要はない.
- 治療効果の評価にあたり，瘙痒感はヒゼンダニ死滅後もしばらく続くことがあり，痒みの残存は治療失敗を意味しない. 漫然とした疥癬治療薬の使用は控える.
- 疥癬疑い例に対するステロイド軟膏の使用は許容されるが，フォローアップおよび再評価を必ず行う.
- 現在使用可能な疥癬治療薬は比較的安全なものが多いが，副作用のモニタリングをしっかり行う.
- 角化型疥癬は臨床状態が悪い患者に多く，NG チューブを留置したり，胃ろう造設をしている場合，イベルメクチンを投与する際には薬効を期待するため，その手技などをスタッフにしっかり情報提供する.

引用文献

1) 国立感染症研究所：疥癬とは, 2015 年 2 月 12 日改訂. Webpage URL：⟨http://www.nih.go.jp/niid/ja/kansennohanashi/380-itch-intro.html⟩
2) 和田康夫：疥癬虫の生態から学ぶ検出法. MB Derma, 101：51-56, 2005.
3) 吉住順子ほか：ダーモスコピーを使ってみよう！疥癬. J Visual Dermatol, 6：262-263, 2007.
4) 山田信夫ほか：疥癬トンネルの拡大像. 皮膚臨床, 39：681-682, 1997.
5) 吉田幸雄ほか：図説人体寄生虫学, 改訂 8 版, 南山堂, 2011.
6) Chosidow O：Clinical practices. Scabies. N Engl J Med, 354：1718-1727, 2006.
7) Bennett JE, et al：Mandell, Douglas, and Bennett's principles and practice of infectious diseases, 8th edition, pp 3250-3254, Saunders, 2014.
8) 日本皮膚科学会感染診療ガイドライン策定委員会：疥癬診療ガイドライン（第 3 版）. 日皮会誌, 125：2023-2048, 2015.
9) 田尻明彦ほか：老人の疥癬. 皮膚病診療, 9：274-278, 1987.
10) 石井則久ほか：疥癬の統計的観察. STD, 70：19-21, 1989.
11) Lettau LA：Nosocomial transmission and infection control aspects of parasitic and ectoparasitic diseases. Part III. Ectoparasites summary and conclusions, Infect Control Hosp Epidemiol, 12：179-185, 1991.
12) 大滝倫子ほか：疥癬はこわくない, p37, 医学書院, 2002.
13) 大谷真理子ほか：簡易懸濁法の器具および手技がストロメクトール®錠の投与量に及ぼす影響. 医療薬学, 38：78-86, 2012.

（山田 和範）

第 6 章

画像検査の見方と考え方
―医師と薬剤師との共通言語―

1 肺炎・膿胸・アスペルギルス症の胸部画像検査

基本編

1 何がわかる？

　胸部画像は胸部単純X線，胸部コンピュータ断層撮影（computed tomography：CT），陽電子放出断層撮影（positron emission tomography：PET）など数多くの検査を含む．肺，心臓，肋骨，気管など胸腔内および周囲臓器の構造評価や病変を見つけるために行われる．

　胸部画像は先天性疾患，悪性腫瘍，外傷，心不全などさまざまな疾患に用いる．感染症分野では肺野（肺炎など），縦隔リンパ節（結核性リンパ節炎など），胸腔（膿胸）に存在する疾患で撮影される．胸部画像は疾患の有無のみに限らず微生物の推定にも用いられる．本項では胸部単純X線と胸部CTについて解説したい．

2 検査に関係する疾患の基本事項

　すべての疾患において「背景」（＝特定の感染症を起こしやすいリスク）を押さえることが重要である．

a. 肺炎

　咳嗽と発熱があれば肺炎を疑いたくなるが，一般外来において咳嗽で受診する患者のうち，真の肺炎は5％程度である[1]．咳嗽の患者全員に画像検査を行うべきではなく，患者の基礎疾患，症状，身体所見から肺炎を疑う場合に検査を行う．

　肺炎を起こしやすい患者背景について考える．気道には入り込んだ病原体を排除するためのさまざまな防御機構が備わっており，異物が体内に侵入した場合にも速やかに排除できる免疫が存在している．肺炎を起こす患者では，これらの防御機能の破綻がみられることが多い．以下の3つに分けてリスクを考えるとよい．

①**粘膜のバリア障害**：気道の表面は粘膜に覆われており，入り込んだ異物は線毛によって排出される．粘膜や気道構造の破綻や線毛の機能異常がある場合は肺炎のリスクが増える．具体的には，肺癌や慢性閉塞性肺障害，インフルエンザなどのウイルス感染後などがある．

②**気道への垂れ込み増加，咳反射低下**：高齢や意識障害などで気道に異物が多量に入り込む

状況があれば，誤嚥性肺炎が起こりやすい．多量飲酒や睡眠薬なども誤嚥性肺炎のリスクになる．

③ **免疫機能低下**：抗がん薬による好中球減少，ステロイド投与などの細胞性免疫障害，脾臓摘出などの液性免疫障害は肺炎のリスクである．肝障害や腎障害，糖尿病なども広義の免疫不全に含まれる．

肺炎の症状について考える．肺炎の場合，発熱や悪寒とともに喀痰や咳嗽の増加といった下気道症状が主体である．咽頭痛や鼻汁といった上気道の症状を伴う場合はウイルス性と判断してよい．ただし，レジオネラやマイコプラズマのような非定型肺炎の場合，下痢や咽頭痛など肺外症状を伴いやすい．レジオネラでは意識障害，頭痛，腹痛，下痢，相対的徐脈，低ナトリウム血症，肝酵素上昇，マイコプラズマでは皮疹，咽頭痛などがみられる[2]．

身体所見では，呼吸数やSpO_2とともに血圧，脈拍，意識状態といったバイタルを観察することが重要である．呼吸器症状とともに頻脈や呼吸数増加や意識障害を認めた場合は肺炎である可能性が高い．

b. 膿胸

胸腔内に炎症がおよび膿性胸水が貯留した状態が膿胸である．膿胸を起こすメカニズムは3つあり，胸膜下の膿瘍や肺炎が胸腔内へ波及，隣接臓器から波及（食道や横隔膜下），外傷や術後が主な原因となる．頻度でみた場合，肺炎に伴う胸水が最も多く40～60％を占め，胸部手術（20％），外傷（4～10％）が続く．そのため，膿胸を起こしやすい患者背景は肺炎と重なる．それに加え，食道癌や内視鏡的食道拡張術後，胸部手術後，胸腔ドレーン抜去後，肝膿瘍や腹膜炎に随伴する発熱や胸痛では膿胸を念頭におく．術後に発症した黄色ブドウ球菌膿胸の写真を **図6-1** に示す．

膿胸では，体重減少や発熱といった非特異的症状に加え，胸の重い感じや胸痛，呼吸苦，膿性痰を伴った咳などの症状がみられる．経過は早いものから遅いものとさまざまであり，誤嚥に伴う嫌気性菌や結核性胸膜炎では経過が長く，臓器特異的な症状を伴いにくい．

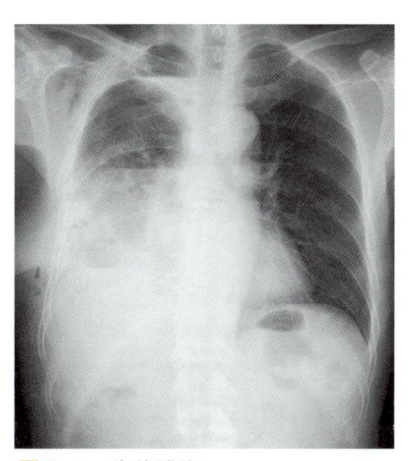

図6-1　術後膿胸
右肺に液面形成があり胸水貯留を考える．

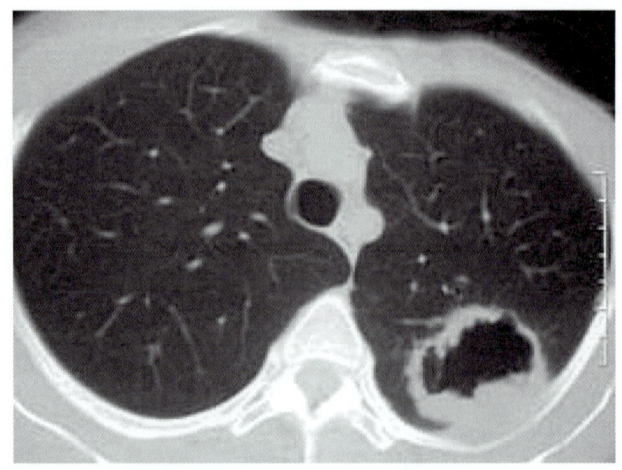

図 6-2　単純性肺アスペルギローマの胸部CT
右肺空洞病変．内部に菌塊を認める．

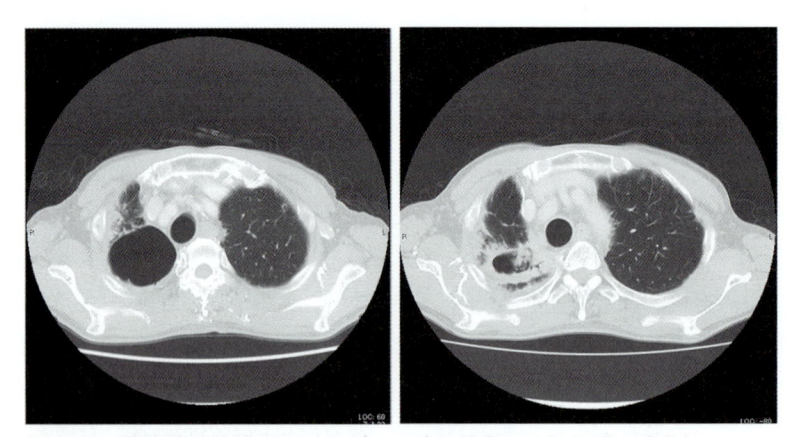

図 6-3　慢性進行性肺アスペルギルス症の胸部CT（1年間の変化）
空洞病変から壁肥厚と菌塊形成に移行．

c. アスペルギルス感染症

　アスペルギルス症は宿主の免疫状態により臨床像が異なるため，患者背景を理解することが病態を理解する上で必要となる．肺アスペルギルス症は単純性肺アスペルギローマ（simple pulmonary aspergilloma：SPA），慢性進行性肺アスペルギルス症（chronic progressive pulmonary aspergillosis：CPPA），侵襲性肺アスペルギルス症（invasive pulmonary aspergillosis：IPA），アレルギー性気管支肺アスペルギルス症（allergic bronchopulmonary aspergillosis：ABPA）の4パターンに分類される．

　SPA は1つの空洞の中に真菌球を形成し，長期にわたり変化がみられない病態を指す．結核治癒後，肺嚢胞などもともと空洞性病変がある患者に発生する．自覚症状に乏しく，検診などで偶然発見されることが多い（図6-2）．

　CPPA も肺に基礎疾患を有する患者（陳旧性肺結核，肺非結核性抗酸菌症，肺分画症，肺癌，肺嚢胞など）に起こるが，SPA と異なるのは症状を伴うこと，進行性である点である．数ヵ月

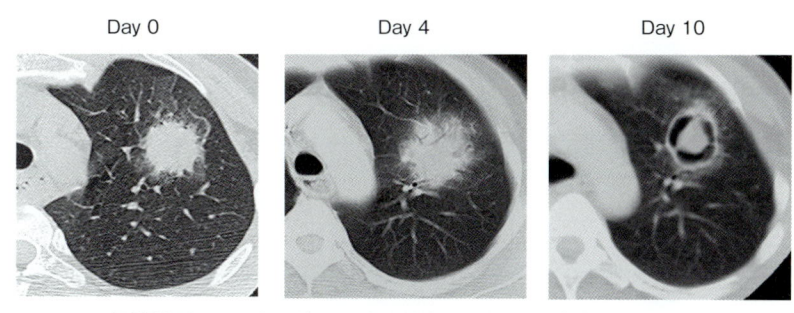

図6-4　侵襲性肺アスペルギルス症の胸部CT継時的変化

（文献5より転載）

から年の単位で緩徐に進行し肺の破壊が進む（**図6-3**）．症状では1ヵ月以上続く咳嗽（78％），喀痰（血痰，喀血など），倦怠感（28％），発熱（11％），体重減少（94％），呼吸困難（50％）などを認める[3]．

　IPAは白血病や造血幹細胞移植，CD4の低いHIV患者などの高度の免疫不全状態でみられる病態である．固形癌の化学療法で好中球減少が7日以上遷延することはまれであり，IPAの90％を上記疾患が占める[4]．臨床症状は発熱，全身倦怠感などの全身症状と咳嗽，喀痰，血痰，呼吸困難などの呼吸器症状である．免疫抑制が強い場合数日から週の単位で急速に進行するため，早期診断が鍵となる．早期診断に有用な検査は胸部CTや血清マーカーである．IPAの場合，培養が陽性になることは少なく，気管支鏡など侵襲的に採取した肺組織の培養でも感度は50％程度とされ，血液培養が陽性になることもまれである．

　胸部CTは早期から陽性所見が出やすく，時間経過とともに画像が変化する．**図6-4**に継時的変化を示すが，早期には浸潤影の周囲に淡いスリガラス陰影を伴うHalo signが特徴的であり，次第に一部が空洞化する．早期にHalo signを同定し，治療開始することが生存率改善に役立つとされる．

3 検査特性

　感染症診療で用いることの多い胸部単純X線と胸部CTについて考えたい．胸部単純X線のメリットは簡便かつ安価である点，搬送するのに困難な重症患者でも行える点，反復して行えるため治療効果判定に有用な点が挙げられる．一方，デメリットとして，小さい病変や淡い陰影は見にくいこと，構造を立体的に捉えることができないことが挙げられる[6]．近年，多くの病院でCT検査の敷居が低くなり，気軽にCTを撮影できるようになっているが，胸部単純X線は胸部画像診断の最も基本となる検査であり，優先して行うべきである．ではどのような症例でCTが必要か考えたい．

　感染症でCTを撮影する意義があるのは，単純X線では判別できない小さな病変や淡い病変を呈する場合，非感染症疾患との鑑別が必要な症例である．前項で挙げた好中球減少患者のIPAがよい例である．IPAの初期は小さく淡い陰影であり，胸部単純X線では正常に見えるこ

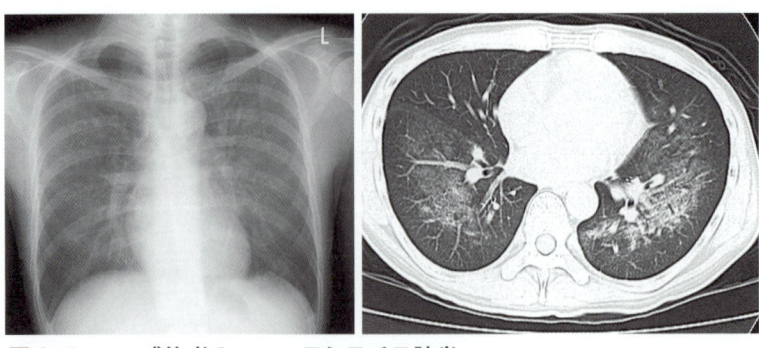

図 6-5　HIV感染者のニューモシスチス肺炎
両側肺野のスリガラス陰影.

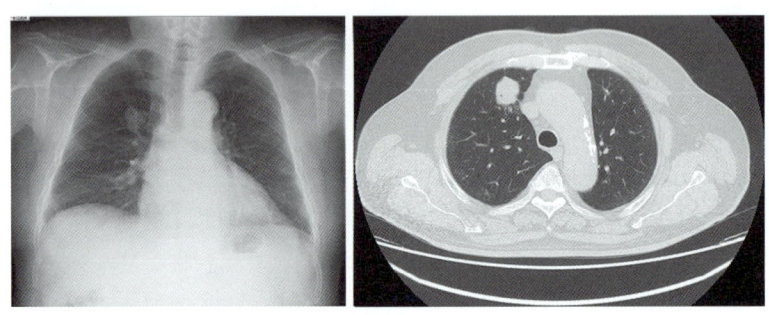

図 6-6　結節影（肺クリプトコッカス症）
右肺の結節影を認める.

とが多い. HIV患者に発症するようなニューモシスチス肺炎（pneumocystis pneumonia：PCP）もスリガラス陰影が一般的であり，胸部単純X線では正常に見えることがある（**図6-5**）. 慢性的経過の結節影（**図6-6**）は，鑑別疾患が感染症，非感染症いずれも幅広いため，胸部CTの撮影の適応である. 肺癌，転移性悪性腫瘍，リンパ腫，結核，非結核性抗酸菌症，ノカルジア，放線菌，クリプトコッカス感染症，アスペルギルス感染症など多くの鑑別疾患が挙がる. 腫瘤の部位や胸膜の巻き込み，娘結節，リンパ節腫大の有無などから悪性腫瘍か感染性かの判断がある程度可能である. まとめると，免疫不全患者の遷延する発熱，全身症状の乏しいまたは慢性経過の結節影では胸部CTのよい適応である. 感染症診療のすべてに共通する「患者背景」を把握し，どの「微生物」を想起して検査を行うかがここでも活きてくる.

実　践　編

　患者背景や臨床所見，画像から原因菌を推定することもある程度可能である. 肺炎の症例をもとに考えたい.

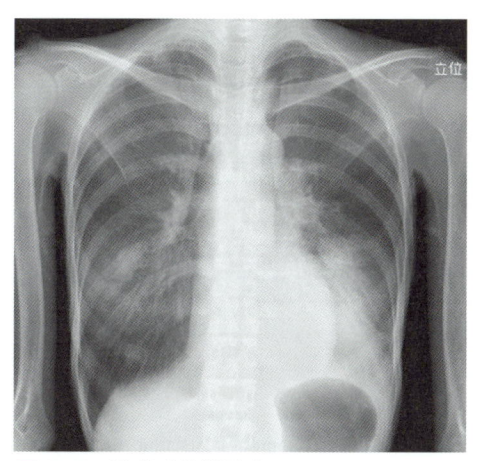

図 6-7　肺炎球菌性肺炎
左大動脈弓のシルエットサイン陽性所見.

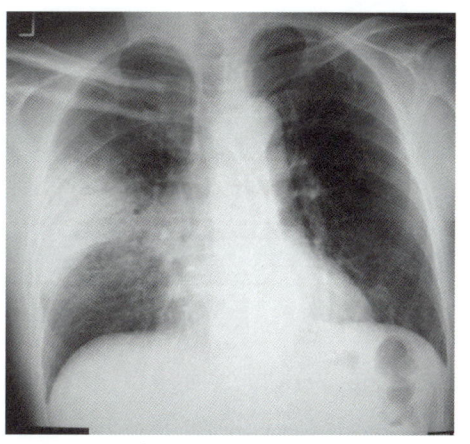

図 6-8　レジオネラ肺炎
右肺の大葉性肺炎.

症例

慢性 C 型肝炎，肝硬変で治療中の 74 歳，男性．2 日前から発熱と乾性咳嗽があり近医で感冒薬の処方を受けるが改善せず，昼頃から呼吸苦，意識障害が出現し救急車で来院した．体温 40.0℃，呼吸数 20 回/分，SpO₂ 88 %，胸部聴診上右下肺野で coarse crackles 聴取，心雑音なし，頸静脈怒張なし，意識レベル JCS Ⅰ-2，項部硬直なし，その他神経所見異常なし．採血検査で AST 85IU/L，ALT 76IU/L，LDH 320IU/L，CK 657IU/L.

　肝硬変がベースにある患者が発熱，呼吸不全，意識障害で来院したケースである．2 日で急速に進行しており，理学的所見から右肺炎を疑う．このように急速に進行する重篤な肺炎では，肺炎球菌，レジオネラを第一に考える．肺炎球菌性肺炎は基礎疾患がなくても発症するが，免疫不全や固形腫瘍，糖尿病，心疾患，慢性閉塞性肺疾患患者などではリスクが高い[7]．肝硬変があることからクレブシエラも鑑別に挙がる．レジオネラは細胞性免疫不全や肝硬変がリスクとなり，神経学的異常や下痢などの腹部症状といった肺外症状を示すことが多い．**図 6-7** と**図 6-8** に肺炎球菌性肺炎とレジオネラ肺炎の画像を示す．画像はいずれも大葉性肺炎であり鑑別は難しいが，本症例は軽度の肝障害と CK 上昇，項部硬直を伴わない意識障害があることからレジオネラの可能性を考える．次に喀痰のグラム染色を参考にする．肺炎球菌では白血球とともにグラム陽性双球菌をみることにより診断が可能である．レジオネラの場合はグラム染色では菌を認めない．本症例ではグラム染色で白血球を多数認めるものの明らかな病原体は認めなかった．レジオネラ尿中抗原が陽性であることから，レジオネラ肺炎を疑った．抗菌薬はセフトリアキソンに加えレボフロキサシン静注で初期治療を開始した．このように，肺炎の病原体を考える際は，患者背景，臨床症状，検査値，画像，グラム染色を最大限に活用しあわせ技で判断する．余談であるが,キノロン系抗菌薬は結核菌も感受性をもつため,結核症例であっても一時的に症状は改善する．キノロン系抗菌薬を使う前に結核の可能性が除外できているかを確認する癖をつけよう.

薬学的介入のポイント

- 患者背景，微生物の特徴を踏まえ，どのような症例で胸部CTが積極的に勧められるか理解する．
- 微生物推定には患者背景，症状，臨床所見，画像，グラム染色のあわせ技で行う．
- キノロン系抗菌薬を使う前に結核が除外できているかを考えよう．

引用文献 ───

1) Metlay JP, et al：Does this patient have community-acquired pneumonia? Diagnosing pneumonia by history and physical examination. JAMA, 278：1440-1445, 1997.

2) Cunha BA：The atypical pneumonias：clinical diagnosis and importance. Clin Microbiol Infect, 12（Suppl 3）：12-24, 2006.

3) Denning DW, et al：Chronic cavitary and fibrosing pulmonary and pleural aspergillosis：case series, proposed nomenclature change, and review. Clin Infect Dis, 37（Suppl 3）：S265-S280, 2003.

4) Patterson TF, et al：Invasive aspergillosis. Disease spectrum, treatment practices, and outcomes. I3 Aspergillus Study Group. Medicine（Baltimore）, 79：250-260, 2000.

5) Caillot D, et al：Increasing volume and changing characteristics of invasive pulmonary aspergillosis on sequential thoracic computed tomography scans in patients with neutropenia. J Clin Oncol, 19：253-259, 2001.

6) Syrjälä H, et al：High-resolution computed tomography for the diagnosis of community-acquired pneumonia. Clin Infect Dis, 27：358-363, 1998.

7) Kyaw MH, et al；Active Bacterial Core Surveillance Program of the Emerging Infections ProgramNetwork：The influence of chronic illnesses on the incidence of invasive pneumococcal disease in adults. J Infect Dis, 192：377-386, 2005.

（倉井 華子）

2 心内膜炎の心臓超音波検査

基 本 編

1 何がわかる？

　心臓超音波検査（ultrasound cardiography：UCG）は，①心臓の大きさ・形，心臓の壁の厚さ・動き方，②血液の流れる速度・方向を調べる検査である．

　感染症の分野で UCG が用いられる状況はいろいろある．例えば，重症敗血症に伴う臓器障害の有無をチェックしたり，感染症がきっかけで起こった心不全の評価として心機能をチェックすることもあるだろう．しかし，最も重要かつその解釈が難しい場面はいわゆる心臓の感染症である感染性心内膜炎とその周辺（ペースメーカーのリード感染など）の診断における UCG の役割とその解釈であろう．よって，本項では，感染性心内膜炎における UCG に関して解説したい．

2 検査に関係する疾患の基本事項

a. 感染性心内膜炎の診断基準を確認する

　多くの方はすでにご存じかと思うが，まずは感染性心内膜炎の診断基準である Modified Duke Criteria を確認したい（**表6-1**）[1]．ここに記載されている UCG での陽性所見は，診断基準の major criteria（主要項目）に属している重要所見とされている．心臓の感染症であるので，その感染による影響が画像でみつかることは重要である．では感染性心内膜炎による UCG ではどのような所見に注目したらよいだろうか？ どのような所見があったら感染性心内膜炎が疑われるだろうか？ 診断基準にある「3つの所見」の有無に注目する．それは，①疣贅，②膿瘍形成，③人工弁の新たな部分的離開である．ここをしっかり確認したい．

b. 感染性心内膜炎の診断に UCG 所見は必須ではないという知識をもつ

　少し横道にそれるが，この診断基準をみて何か気がつかないであろうか？ 気づかれた方もいらっしゃるかと思うが，実は感染性心内膜炎の可能性（"Possible diagnosis"）だけではなく確定診断（"Definite diagnosis"）にも疣贅といった UCG 所見は必須ではないということを知っていることは重要である．UCG 所見がはっきりしないだけではなく，実際の臨床現場では，「この診断基準を満たさないから心内膜炎ではない」という言い方ができるほどクリアカットでは

表6-1　感染性心内膜炎診断のための Modified Duke Criteria

Major criteria
1. 血液培養陽性：以下のいずれかを満たす
①典型的病原体が，異なる2回の血液培養で陽性 　Viridans streptococcus, *Streptococcus bovis*, HACEK group, 　*S. aureus*；or community acquired enterococci（Primary focus なし） ②感染性心内膜炎を起こす微生物が血液培養で持続して陽性となる 　・12時間以上空けて採取した血液培養が少なくとも2回陽性 　・3セットすべて，もしくは4セットの大部分が陽性（最初と最後のサンプルの 　　採取は少なくとも1時間は空ける） ③*Coxiella burnetii* の血液培養1回陽性か，antiphase IgG titer ＞1：800
2. 心内膜病変の証拠
①新しい心雑音（心雑音の変化だけでは不十分） ②心臓超音波検査での陽性所見（疣贅，膿瘍形成，人工弁の新たな部分的離開）
Minor criteria
1. 心内膜炎の素因となる心臓異常（心疾患や IV drug use などのリスクファクター）
2. 発熱＞38℃
3. 血管性病変 　①点状出血や Splinter hemorrhage は除外 　②Janeway's lesions は入る
4. 免疫学的病変 　①リウマチ因子陽性，糸球体腎炎，Osler's nodes, Roth's spots
5. 微生物学的所見 　①血液培養陽性だが大項目を満たさないもの 　②抗体価検査で IE を起こしうる病原体の急性感染の証拠あり
診断の方法
確定診断（Definite diagnosis） 　・2major　　・1major＋3minor　　・5minor
感染性心内膜炎の可能性（Possible diagnosis） 　・3minor　　・1major＋1minor

（文献1より引用，一部改変）

ないという姿勢が重要である．例えば，皆さんの目の前の患者は，培養結果が出る前で全身状態が悪い場合や，UCG で疣贅かも？ といったあいまいな検査結果の状態にいる場合も多いだろう．よって，実際の現場で UCG 所見の解釈で大切な知識は，「必ずしもこの基準を満たさなくても，はっきりするまでは最悪のシナリオである感染性心内膜炎として対応する」ということで，そのようにせざるを得ない場合も多々ある．このような状況も含めると感染性心内膜炎はそれなりの頻度であるため，薬剤師はいつでも迅速かつ適切に対応できるようにしておくことは重要である．

3 検査特性

　UCG といっても種類があり，それぞれの検査特性を熟知して判断する必要がある．一般的に使用される UCG は，経胸壁心エコー（transthoracic echocardiogram：TTE）と呼ばれるもので，簡便で非侵襲的な検査であるが，疣贅の診断に対する感度・特異度は**表6-2**のようになり，

表6-2　疣贅の診断に対する各心エコーの感度と特異度

	感度	特異度
経胸壁心エコー（TTE）	44〜63%	91〜98%
経食道心エコー（TEE）	87〜100%	91〜100%

感度が低いため疣贅がはっきりしなくても感染性心内膜炎は否定できない．例えば，TTEでは直径3mm未満の疣贅は見つけられないとされるだけではなく，その大きさを過小評価するといわれている．大きさや性状が治療方針に影響がある場合には，次に紹介する経食道心エコー（transesophageal echocardiography：TEE）をすることが重要である．TEEは感度も特異度もよく，優れた検査の一つではある．しかし，全例にTEEをすればよいという考えはよくない．TEEはやや侵襲的で高価な検査であること，また医療機関によってはできない施設も多いだろう．したがって，その適応も含めて安易に大声で提示するのではなく，周りへの配慮が必要である．海外でもガイドラインによって指針に違いがあるが，日本やヨーロッパなどでは基本的にはTTEで診断がつかない場合にTEEを選択するという流れになり，現実的なアプローチと考える[2]．しかし，人工弁の心内膜炎であるとか，合併症を評価する場合のみTEEがファーストラインの検査になりうるとされることも知っておきたい．日本循環器学会のガイドライン[3]に示されているUCGの位置づけを図6-9に提示するが，例え陰性所見となっても臨床的に疑いが強い場合には，くり返しTEEを行うという点も大切なポイントと考える．

　また，TEEでも疣贅が検出されにくい3つのシチュエーションも知っておきたい．具体的には，①心臓内にデバイスがあるような場合や重度の心疾患（僧房弁逸脱症や変性石灰化病変など）がある場合，②疣贅が2mm以下といった極めて小さい場合，③すでに塞栓が起こり飛んでしまった場合には，TEEが陰性でも7〜10日後に再検査することが推奨されている．

　この両者を組み合わせることで疣贅は約90％で見つかるといわれている．しかし，逆に言えば，10％では見つからないということも忘れないようにしたい．また，エコー検査は心臓に限らず術者の技量に左右される部分がとても大きい手技であるという認識も重要である．つまり，本当に自分の実力を理解している循環器内科医やエコー技師であれば，UCGでの疣贅があるないという議論は難しいことをよく心得ているので，素直に「正直，自分は自信がありません」と言ってくれる方もいるが，そのような言い方をするのは頼りないと考えるのではなく，むしろ素晴らしいと思っていただきたい．所見がはっきりしないとか，微妙な検査結果で返ってきた場合，また，陰性でも感染性心内膜炎が強く疑われる場合，感染性心内膜炎のハイリスク因子を複数もつ場合（表6-3）には，直接UCGをしてくれた医師や検査技師と話をしてどのように感じられたかを聞くとよい．そうすると，UCGの検査結果用紙には書いていないような裏事情（例えば，「実は一部怪しいかもと思うところがあったのですが…」とか「疣贅が疑われるって書いたのですが，自分はキアリ網だと思うんですが，内部でも意見が分かれて…」など）を教えてもらえる．そして，何より，再検査のタイミングなどもそこで相談が可能となる．検査結果用紙だけで判断するとか自分一人で解釈するのではなく，このように足を運ぶことがチーム医療としてお互いの顔をみられることにつながり，ひいては患者に有益な結果をもたらすと日々感じている．

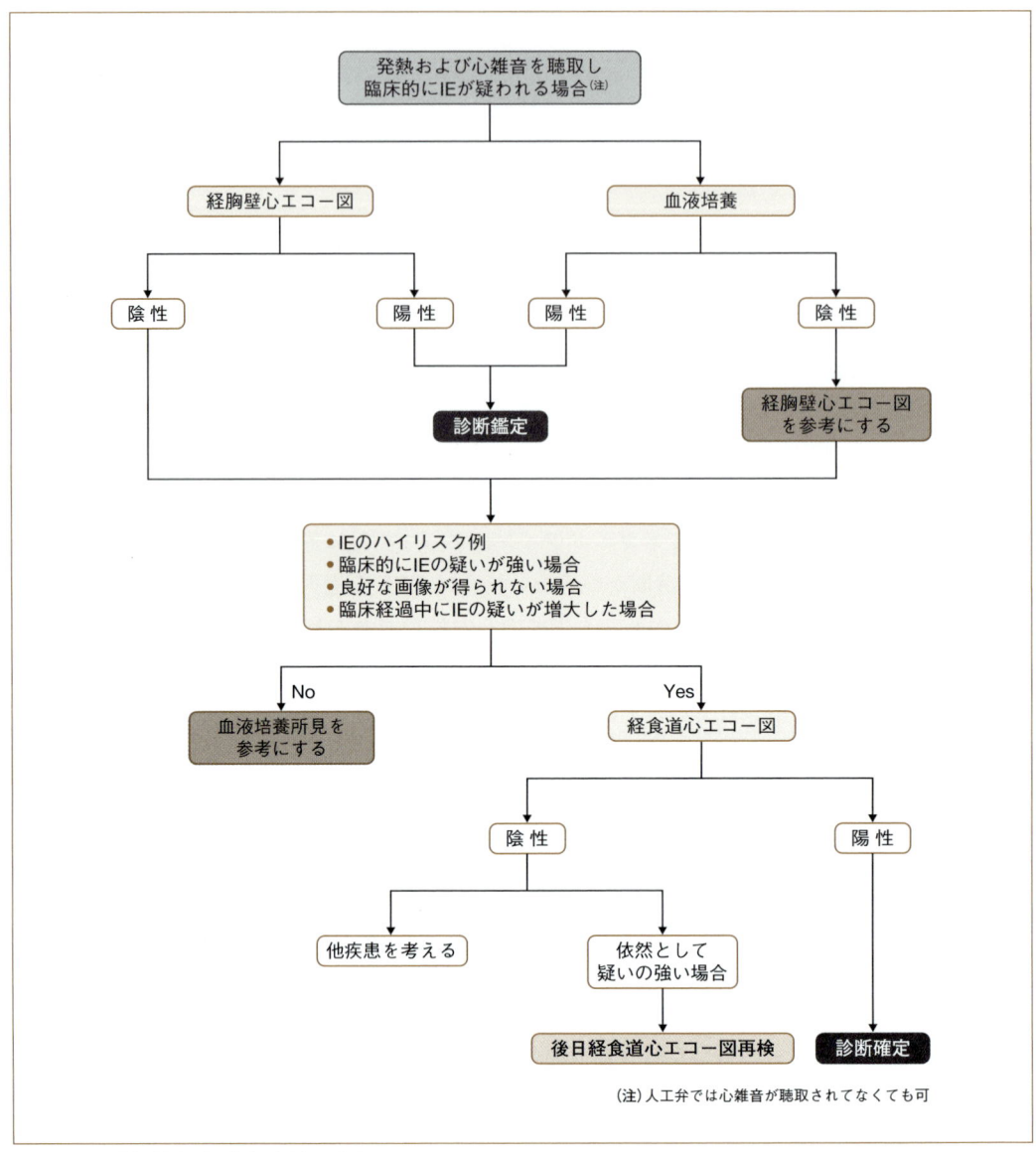

図6-9　感染性心内膜炎診断の流れ　　　　　　　　　　　　　　　　（文献3より転載）

表6-3　感染性心内膜炎のハイリスク因子

①心臓弁膜症（近年ではリウマチ性弁疾患はまれで5%未満）
②僧帽弁逸脱症
③リウマチ熱の既往（近年ではかなりまれ）
④先行する抜歯の病歴，口腔内，特に歯の不衛生状態
⑤長期間の人工透析
⑥糖尿病
⑦HIV
⑧注射による薬物乱用者
⑨植え込み型カテーテル挿入患者

実 践 編

前述のような知識を持ち合わせていても実際に現場で活躍できるとは限らない．理想を掲げてばかりいても，思うようにいかないと感じることが多いと思う．感染性心内膜炎とUCGにおけるそのような状況の一つを症例をもとに確認してみたい．

症例

ADLの自立している高血圧，脂質異常症，糖尿病，心筋梗塞の既往のある70代男性．3週間前に微熱・倦怠感あり．不明熱精査で入院となった．血液培養2セット提出したところ，2セット中2セットからレンサ球菌が検出されたが感染巣ははっきりしなかった．心内膜炎も考えてTTEを施行したが，僧帽弁に逆流を認めたものの明らかな疣贅はなし．循環器内科医からは感染性心内膜炎は絶対にないのでTEEは必要ないと言われた．

このような状況は，今は少なくはなってきているかとは思うが，たまに薬剤師から相談を受ける．結論から言うと，絶対にないとは口が裂けても言えないので，血液培養も陽性になっていることからTEEへ進んでも問題ない状況である．しかし，医師とここで戦ってはならない．感染性心内膜炎は確かに否定はできないが，実はほかに感染巣があって探しきれていないだけかもしれない．例えば，血液培養からレンサ球菌が検出されているので，実は小さな肺膿瘍があるとか（小さな肺膿瘍の場合には呼吸器症状などは前面に出にくい），また肝膿瘍や一過性の胆管炎だったかもしれない（肝胆道系感染症も局所所見が出にくい感染症である）．その辺のワークアップは十分にしているだろうか？ また，心内膜炎に限らず，肝臓などの膿瘍性病変も初期には造影CTでもはっきりしないことがあり，1週間後にくり返してCTをとったらはっきりしてくるということもある．

ではどうするか？ であるが，大切なことははっきりするまでは薬剤師は悪い方にとっておくとよいだろう．つまり，感染性心内膜炎として治療しながらワークアップを継続する（UCGやCTをくり返す）のが現実的である．また，抗菌薬開始後72時間程度で血液培養をくり返す．これは感染性心内膜炎としての治療期間を判断するためにも重要であるが，もしそこでさらに陽性となるようであれば，治療開始しても持続的菌血症が続いているため，より感染性心内膜炎の可能性が高くなり，再度TEEを検討してもらえる情報となる．仮に肺膿瘍や肝膿瘍といった別な膿瘍性病変があったとしても，フォローの血液培養も陽性となるようであれば，2次的に感染性心内膜炎を合併していないかをチェックすることが重要である．感染性心内膜炎の場合には，抗菌薬の投与量が通常の感染症とはまったく異なるので，はっきりするまではそれとして治療しながらワークアップをするという姿勢は間違っていない．

薬学的介入のポイント

- 感染性心内膜炎の診断における心臓超音波検査の特性とそのタイミングを十分理解する．感染性心内膜炎かどうかで抗菌薬の種類や量が大きく変わるため，検査の必要性について説明できるようになる．
- TTE と TEE の感度・特異度を踏まえたアプローチができるようになる．まずは TTE を提示し，感染性心内膜炎の所見がなくても疑わしい場合には感染性心内膜炎として治療しつつ，TEE を提示する．
- 心臓超音波検査の結果を医師・検査技師とともに検討し，感染性心内膜炎としての治療を継続するかをディスカッションできるようにする．

引用文献 ―――

1) Li JS, et al：Proposed modifications to the Duke criteria for the diagnosis of infective endocarditis. Clin Infect Dis, 30：633-638, 2000.
2) Hoen B, et al：Clinical practice. Infective endocarditis. N Engl J Med, 368：1425-1433, 2013.
3) 日本循環器学会ほか：感染性心内膜炎の予防と治療に関するガイドライン, 2008年改訂版, 2008. Available at：〈http://www.j-circ.or.jp/guideline/pdf/JCS2008_miyatake_d.pdf〉

（岸田 直樹）

3 腹膜炎・腸腰筋膿瘍の腹部造影CT

基 本 編

1 何がわかる？

　CT (Computed Tomography) は，多方向より X 線を照射することによって得られる画像を再構成し，精密な断層写真を描出する検査である．血管内に造影剤を注入しながら撮影することで，血流が豊富な組織とそうでない組織との間のコントラストを向上することができ，詳細な観察が可能になる．腹部臓器の炎症や血流障害の診断，悪性腫瘍の診断やステージング，血管構築の評価，出血点の検索など，多くの腹腔内疾患に対して日常的に用いられている．

　腹膜炎や腸腰筋膿瘍には明確な診断基準が存在せず，病歴聴取や身体所見から疾患を想定し，血液検査や画像検査も踏まえて総合的に診断することが要求される．臨床所見のみでの評価が難しいこともあり，腹部造影CTが確定診断に用いられることが多い．本項では，腹膜炎および腸腰筋膿瘍の腹部造影CTについて，臨床所見を交えて解説していく．

2 検査に関係する疾患の基本事項

a. 腹膜炎

　腹膜炎とは，感染や化学的刺激による腹腔・腹膜の炎症を広く指している．感染による腹膜炎は，臓器損傷を伴わず，明らかな感染経路がみられない特発性腹膜炎と，腹部臓器の炎症や損傷により細菌が腹腔内に侵入して生じる二次性腹膜炎，これらが治療抵抗性となった三次性腹膜炎の3つに分類される．

　特発性腹膜炎は主に肝硬変で重要な合併症であり，門脈圧亢進に伴うシャントの影響や腸内細菌の過剰増殖などの関与が示唆されている．発熱や腹痛もみられないことがあり，身体所見での除外は難しく，画像検査で腹水の存在を証明し，腹水穿刺で腹水中の顆粒球数が250/mm^{3}であることを確認することで診断されることが多い．起因菌は単一菌であり，大腸菌やクレブシエラ，肺炎球菌などの頻度が高いが，嫌気性菌の関与はまれである[1]．日常臨床で遭遇するのは二次性腹膜炎が多く，腹腔内感染症や腸管穿孔に伴って生じる．このため起因菌は，主に腸管内のグラム陰性桿菌と嫌気性菌 (*Bacteroides fragilis* など) を含めた混合感染が一般的である．腹膜への炎症の波及により，筋性防御などの腹膜刺激症状や，発熱，頻脈，頻呼吸などの

症状を伴うことが多い[2].腹腔内感染症は,まず原因臓器に限局して生じるが,炎症の進行に伴ってその範囲も拡大し,広範な腹膜炎を呈するようになる.

　三次性腹膜炎は,腹腔内感染症に対し,適切な治療が行われたにもかかわらず,48時間後も持続ないしは再発した状態を指す[3].多くの場合で発熱と白血球増多を認めるのみで,その他の局所症状を認めないが,致死率は30〜64%と予後は不良である[4].二次性腹膜炎と比較して,腸球菌,緑膿菌,真菌などの頻度が増加することから,抗菌薬投与にもかかわらず,発熱や炎症反応が続く場合には,三次性腹膜炎を疑い,真菌培養を含めた各種検査の再検討が必要である[5].

　その他,感染症に関連した腹膜炎として,結核性腹膜炎や腹膜透析関連の腹膜炎なども臨床で遭遇する可能性はあるが,詳しい内容は他の成書を参考にされたい.

b. 腸腰筋膿瘍

　腸腰筋は,大腰筋と腸骨筋という2つの筋の総称である.大腰筋は,胸腰椎側面から起こり,骨盤前面を通過して,大腿骨小転子で終わる.腸骨筋は,腸骨前面から起こり,骨盤前面で大腰筋と合流し,大腿骨小転子で終わる.このため,腸腰筋の収縮は主に股関節の屈曲に寄与している(図6-10).

　腸腰筋は,骨盤前面を通過することから,S状結腸,虫垂,空腸,尿管,腹部大動脈,膵臓,脊椎,腸骨リンパ節などと近接しており,これらの臓器からの炎症の波及が腸腰筋膿瘍を引き起こす.それとは別に,他部位の感染症からの起因菌の血行性もしくはリンパ行性の散布により,腸腰筋膿瘍を生じることが知られている[6].

　臨床所見については,腰痛,跛行,発熱が古典的三徴とされているが,これらがそろうのは腸腰筋膿瘍患者の約30%のみであり[7],倦怠感や微熱,腹部の不快感といった非特異的な症状

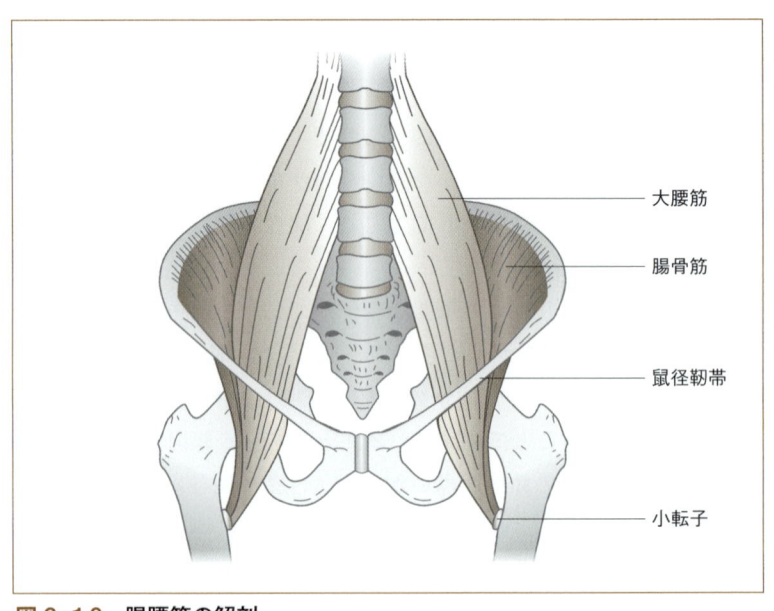

大腰筋

腸骨筋

鼠径靱帯

小転子

図6-10　腸腰筋の解剖

や，不明熱の状態として受診することがある．腸腰筋徴候（psoas sign），内閉鎖筋徴候（obturator sign）が有用であるとされるものの，腸腰筋膿瘍に対する感度や特異度について言及された報告はなく，また虫垂炎でも同様の所見がみられることがある．このように，身体所見のみでの確定診断が難しいことから，画像診断の役割は大きい．

3 検査特性

a. 腹膜炎

特発性細菌性腹膜炎は発熱や腹痛などがみられないことがある上に，確定診断に腹水穿刺培養が必要となるため画像診断が有用となる．疾患概念が確立した当時は死亡率90％であったとされ，集中治療が発達した現在でも20％前後と時に致死的である[8]．このため，腹水のpH（7.35未満）[9]や多核球数（250/mm³以上）などを参考に，疑った場合はエンピリックに治療を開始すべきである．一次性腹膜炎に特異的なCT所見はないものの，腹水グラム染色や腹水培養が偽陰性になることも少なくないことから，二次性腹膜炎との鑑別のため，腹部造影CTは重要である．

二次性腹膜炎の腹部造影CT所見は，原疾患によりさまざまであるが，典型的には，腸間膜脂肪組織のCT濃度の上昇（毛羽立ちと表現されることもある）や腹水（時に血性）貯留，腹膜の肥厚などがみられることがある（**図6-11**）[10]．

腹膜炎を呈しうるような，複雑性腹腔内感染症を集積した大規模前向き観察研究では，原因として頻度が高いのは急性虫垂炎，術後感染症，胆嚢炎，消化管穿孔，憩室炎などであった[11]．腹膜炎の存在診断そのものは，病歴聴取や腹膜刺激症状などの身体所見（**表6-4**）を組み合わせることにより，おおよそ推測することができるが，起因疾患の鑑別に加え，手術適応や術式の決定などに造影CTが必要となることが多い．各疾患の腹部造影CTの感度は比較的高いとされている（**表6-5**）．

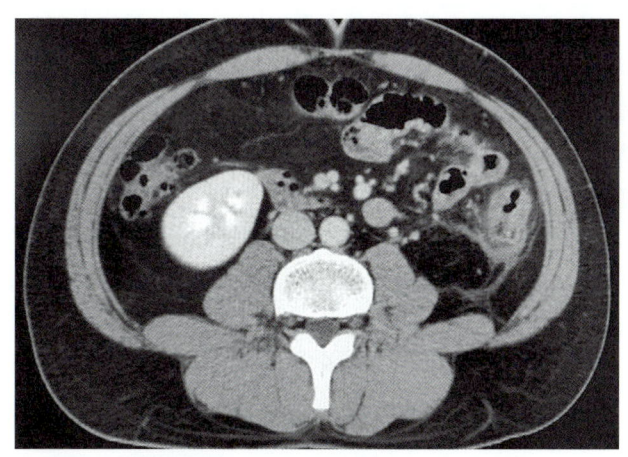

図6-11　憩室炎による二次性腹膜炎
憩室を伴う下行結腸の腸管浮腫，壁周囲の脂肪組織濃度の上昇を認める．

表6-4　腹膜炎に対する各身体所見の感度，特異度，尤度比

身体所見	感 度	特異度	陽性尤度比	陰性尤度比
筋性防御	13〜90	40〜97	2.2	0.6
筋強直	6〜66	76〜100	3.7	0.7
反跳痛	37〜95	13〜91	2	0.4
打診痛	57〜65	61〜86	2.4	0.5
咳嗽試験	50〜85	38〜79	1.6	0.4

（文献2より引用，一部改変）

表6-5　各疾患における腹腔内感染症の頻度，造影CTの感度

疾 患	複雑性腹腔内感染症における頻度（%）	造影CTの感度（%）	参考文献
急性虫垂炎	37	94	Radiology, 241：83-94, 2006
急性胆嚢炎	13.4	93	Radiology, 213：831-836, 1999
術後感染	15.9	97.2	Eur J Med Res, 14：491-496, 2009
大腸穿孔（憩室以外）	7.3	NA	─
上部消化管穿孔	7.3	95.5	Eur Radiol, 20：1396-1403, 2010
憩室炎	7.7	93〜97	N Engl J Med, 357：2057-2066, 2007
小腸穿孔	4.8	92	Am J Surg, 168：670-675, 1994
骨盤腹膜炎	0.8	NA	─
外傷性腸管穿孔	0.6	90	Am J Surg, 79：119-127, 2013

（文献11より引用，一部改変）

b.　腸腰筋膿瘍

　膿瘍とは，ある組織内に限局した感染巣が空洞を形成し，その内部に感染性の液体貯留をきたしたもので，いわゆる膿が溜まった状態である．このため，一般的に膿瘍のCT所見は，内部に液体成分や空気を伴った腫瘤性の陰影で，壁は炎症を反映して造影効果を伴っていることが多い．

　腸腰筋膿瘍に対する造影CTの特異度については明確な報告はないものの，高いとされており，腸腰筋内にこのような膿瘍所見がみられ，発熱，腰痛など典型的な臨床症状を認める場合は，腸腰筋膿瘍と判断してよいと考えられる．前述のように，腸腰筋は胸腰椎側面から骨盤を経て大腿骨小転子まで至る長大な筋群であり，感染が筋の走行に沿って臀部や鼠径部にまで波及し，巨大な膿瘍を形成することがある（**図6-12**）．一方で，膿瘍が小さい場合には，CTを用いても感度は33〜50％と報告されており，発症早期には診断が困難な場合がある．発症後6日以降であれば，十分な感度が得られるとされており，疑った場合はCTの再検も考慮する[12]．MRIはCTより感度に優れるとされるが，簡便性やコストの面でCTに劣る．

　このように，腸腰筋膿瘍における造影CTは，診断から治療適応，治療計画にまで関与することから，確定診断のゴールド・スタンダードとされている．

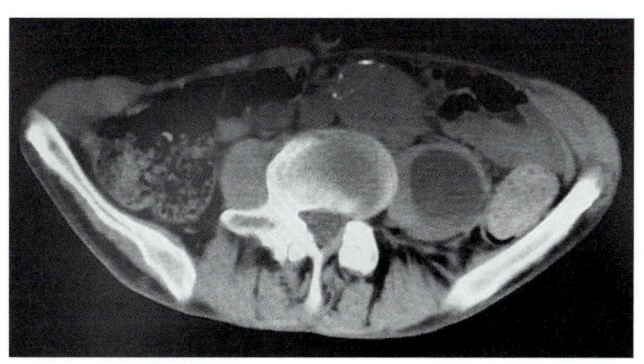

図6-12　腸腰筋膿瘍
左腸腰筋（大腰筋）が右と比べて腫大し，内部に膿瘍を伴っている．

実　践　編

症例 1

> ADL自立している2型糖尿病の既往のある50代，女性．1週間前からの発熱，右下腹部痛を主訴に外来を受診し，造影CTで4cm大の膿瘍形成を伴う上行結腸憩室炎の診断で入院となった．同日，エコーガイド下にドレナージチューブが留置され，セフトリアキソン（CTRX）点滴静注が開始となった．膿汁培養からCTRXに感受性のある大腸菌が同定されたため，CTRXを継続したが7日後の血液検査で炎症反応の改善に乏しく，37℃台の発熱が続いていた．

　この症例は，上行結腸憩室炎に対し，CTRXによる治療が奏効せず，4cm大の膿瘍を形成している．膿瘍治療の原則はドレナージであり，憩室炎においては4cm以上の膿瘍形成は，経皮的ドレナージの適応であるとされる[13]．報告によっては，径の小さな膿瘍は抗菌薬治療のみでよいとするものもあるが，培養により起因菌を同定するためにも，ドレナージは可能であれば行われるべきだろう．この症例では，膿瘍ドレナージを行った上で，培養結果を踏まえ，感受性のある抗菌薬を継続しているにもかかわらず，治療反応性に乏しい状況となっている．

　憩室炎による腹膜炎は，二次性腹膜炎に分類され，前述のように混合感染が一般的で，嫌気性菌の関与を常に考慮する必要がある．このため，CTRX単独による治療では，起因菌をカバーしきれていない可能性がある．また，経皮的なドレナージを行っているが，抗菌薬投与のみでは奏効しづらく，画像的な評価を行い，不十分であればドレナージチューブの入れ替えや外科的治療を考慮する必要がある．以上のことから，本症例では，CTの再検やドレーン造影など画像の再評価および，嫌気性菌のカバー（メトロニダゾールの追加や感受性があるならアンピシリン・スルバクタム［ABPC/SBT］への変更）などが検討されうるだろう．

　本症例では，CT の再検で多房化した膿瘍腔内に液体の残存がみられ，経皮的な穿刺ではドレナージ不十分と判断されたため，外科的ドレナージが施行された．術後ABPC/SBT へ抗菌薬も変更となり，炎症所見は改善，術後約1週間で退院となった．

症例2

僧帽弁閉鎖不全症の既往のある60代，男性．3週間前から37℃台の発熱が持続し，近医で感冒としてクラリスロマイシンで加療されていたが，腰痛のため立位困難となり，救急搬送された．CT で両側の腸腰筋に複数の小膿瘍を指摘され，心エコーでは僧帽弁に疣贅を認めたことから，感染性心内膜炎とそれに伴う右腸腰筋膿瘍と考えられた．膿瘍のサイズは小さく経皮的な穿刺が困難であったためドレナージは行わず，セフトリアキソン＋ゲンタマイシンにより治療を開始した．血液培養3セットから，メチシリン感受性黄色ブドウ球菌（Methicillin-sensitive *Staphylococcus aureus*：MSSA）が同定され，セファゾリン（CEZ）へ変更，感染性心内膜炎の標準的な治療期間に従い6週間継続した．CT の再検で膿瘍はわずかに残存しているものの，血液培養の再検はいずれも陰性，心エコーでも疣贅は消失していたことから，退院予定となった．

　この症例では，膿瘍形成をしているものの，感染性心内膜炎由来であることから，嫌気性菌のカバーは不要と考え血液培養から MSSA が同定され，CEZ が選択された．

　MSSA による感染性心内膜炎の標準的な治療期間は，6週間であるが，本症例は膿瘍合併例であり，血液培養は陰性化しているものの，膿瘍残存があることから，追加治療の検討が必要となる．厳密な推奨はないため，あくまで私見ではあるが，膿瘍のサイズが大きくドレナージが不十分なものであれば，静注抗菌薬の継続が最も治療効果を期待できる治療と考えるが，臨床的に改善しており，サイズが小さい"仕上げの段階"と考えれば，内服薬へのスイッチも可能なことが多く，画像的に膿瘍が消失する程度までバイオアベイラビリティ良好な内服の抗菌薬の継続を行うこともある．

　この症例では，膿瘍の残存もわずかであり，本人の強い退院希望もあったため，セファレキシン内服へスイッチして膿瘍消失する程度まで外来で継続予定とした．

🖐 薬学的介入のポイント

- 特発性腹膜炎と二次性腹膜炎では原因微生物が異なり，二次性腹膜炎の場合は，培養で検出されなくとも，嫌気性菌（*B. fragilis* など）の関与を考慮する．
- 膿瘍が治療抵抗性の場合には，抗菌薬のカバーの問題よりもドレナージの不十分さによる抗菌薬の移行性が問題であることが多いことを考慮する．
- 膿瘍が画像的に残存している場合には，抗菌薬投与の期間延長を考慮する必要がある．

引用文献 ―――――

1) Marshall JC, et al：Intensive care unit management of intra-abdominal infection. Crit Care Med, 31：2228-2237. 2003.

2) McGee S：Evidence-based physical diagnosis, 3rd edition, Elsevier, 2012.

3) Calandra T, et al：The international sepsis forum consensus conference on definitions of infection in the intensive care unit. Crit Care Med, 33：1538-1548, 2005.

4) Malangoni MA：Evaluation and management of tertiary peritonitis. Am Surg, 66：157-161, 2000.

5) Weiss G, et al：Infectiological diagnostic problems in tertiary peritonitis. Langenbecks Arch Surg, 391：473-482, 2006.

6) Shields D, et al：Iliopsoas abscess―a review and update on the literature. Int J Surg, 10：466-469, 2012.

7) Chern CH, et al：Psoas abscess：making an early diagnosis in the ED. Am J Emerg Med, 15：83-88, 1997.

8) Garcia-Tsao G：Current management of the complications of cirrhosis and portal hypertension：variceal hemorrhage, ascites, and spontaneous bacterial peritonitis. Gastroenterology, 120：726-748, 2001.

9) Wong CL, et al：Does this patient have bacterial peritonitis or portal hypertension? How do I perform a paracentesis and analyze the results? JAMA, 299：1166-1178, 2008.

10) Filippone A, et al：CT findings in acute peritonitis：a pattern-based approach. Diagn Interv Radiol, 21：435-440, 2015.

11) Sartelli M, et al：Complicated intra-abdominal infections in Europe：a comprehensive review of the CIAO study. World J Emerg Surg, 7：36, 2012.

12) Takada T, et al：Limitations of using imaging diagnosis for psoas abscess in its early stage. Intern Med, 54：2589-2593. 2015.

13) Danny O, et al：Diverticulitis. N Engl J Med, 357：2057-2066, 2007.

（福田 直樹・渋江　寧）

4 骨髄炎のMRI

基 本 編

1 何がわかる？

MRI（magnetic resonance imaging：磁気共鳴画像）検査は，高周波の磁場を発生させて，人体内の水素原子に共鳴現象を起こさせて反応する信号を撮影し，画像化する仕組みである．CTと比較して，骨髄の軽微な変化や病変の拡がり，そして周囲の軟部組織の状態を詳細に把握できるため，骨髄炎の診断に最も有用な画像検査と考えられている．本項では，骨髄炎における MRI 検査について解説したい．

2 検査に関係する疾患の基本事項

a. 骨髄炎の分類と病態生理を確認する

骨髄炎は発症機序によって，①血行性播種，②近傍の軟部組織，関節からの波及，③外傷や手術による感染の3つに分類される．①の機序で起こる場合には，急性骨髄炎として発症することが多いが，年齢によって好発部位が異なり，小児では長骨の骨端，成人では脊椎骨に生じやすい．②の機序で起こる場合には，慢性骨髄炎として発症することが多く，糖尿病患者の足病変に合併する骨髄炎，褥瘡感染に合併して起こる慢性骨髄炎が典型例である．

具体的には以下のような機序で，感染が成立して骨組織に変化が生じる．

i. 骨組織に菌が付着する．
ii. 骨髄内で炎症が起こる．
iii. 炎症の結果生じた滲出液が血管内，血管周囲に集まり，局所の圧が高まる．
iv. 血流が停止し，骨組織の壊死が起こる．
v. 腐骨が形成される．

b. 骨髄炎の治療の要点を確認する

骨髄炎の治療の要点として，①できる限り起因菌を同定してから治療を開始すること，②必要な外科的処置を実施すること，③比較的長期間の抗菌薬治療を要することの3つが重要である．

まず，骨髄炎は治療期間が長く治療効果判定が難しい感染症であるので，安易なエンピリッ

ク治療は極力避けるべきである．特に褥瘡感染や糖尿病性足病変に合併した骨髄炎の場合には，質の高い検体（外科的に採取した深部の検体）を培養検査に提出することが肝要である．表層から採取した検体の培養で検出される微生物は真の起因菌でないことが多い．

次に，骨髄炎の治療には，外科的処置を要する場合が多いことを認識すべきである．膿瘍を伴っている場合にはドレナージ，壊死組織を伴う場合にはデブリドマン，腐骨が形成されている場合には腐骨の除去，異物が関与した骨髄炎では異物の除去が必要となる．内科的治療でコントロール不能な場合や骨破壊により機能が損なわれているような場合には，切断術が必要となることもある．また，血管病変による血流障害を伴う骨髄炎の場合には，血管内治療で血流を回復させる方策を考える必要がある．したがって，骨髄炎の治療は内科医だけでは完結できないことも多く，症例に応じた質の高い治療を行うために経験豊富な外科医との協力が不可欠である．

最後に，骨髄炎の治療には比較的長期間の抗菌薬治療を要することも特徴である．骨髄炎に対する明確な治療期間は定まっていないが，少なくとも骨が血流に富んだ組織に覆われるまでは抗菌薬を継続した方がよいと考えられており，このような状態になるまでにはデブリドマン後最低でも6週間程度を要するとされている．病変部の状態や臨床経過に応じて，治療期間をさらに延長することもある．

3 検査特性

MRIは骨髄と軟部組織の炎症を評価し，骨皮質の破壊の範囲を捉えることができる優れた画像検査である．感染が成立してから，早ければ3～5日程度で骨髄の異常な浮腫像を捉えることができる[1]．MRIの典型的な骨髄炎所見は，T1強調画像で病変部がlow signal（黒くうつる），T2強調画像でhigh signal（白くうつる）である．ガドリニウムなどの造影剤は，骨髄炎の診断に必要なわけではないが，瘻孔や壊死組織を見やすくすることや，膿瘍と蜂巣炎を区別するのに有用である[2]．読影結果によって治療方針が大きく変わってくるので，必ず専門家に読影を依頼すべきである．

検査特性としては，まず感度が高いことが特徴である．メタ解析で，感度90％，特異度79％と報告されており，陰性的中率が高い[3]．陰性的中率というのは，ある疾患を除外するための検査の有用性を示す指標であり，具体的には骨髄炎を疑う患者に対して，MRIを撮影して，異常所見がなかった場合，高い確率で骨髄炎の存在を否定できることになる．

このように骨髄炎の診断に有用なMRIであるが，検査のタイミングや解釈に関していくつかの注意点がある．まず，骨髄炎が発症した初期のタイミングでMRIを撮影した場合，骨髄炎が存在したとしても，画像では異常所見を捉えることができない可能性があることを認識しておくべきである．骨髄炎を疑う症状が出てから少なくとも1週間程度経過した段階で，MRIを撮影して骨髄炎を疑う所見がなかった場合には，骨髄炎を除外してよいと考えられている[4]．

次に，MRIは感度の高い検査ではあるが，特異度には限界があり，実際に感染がある箇所以外の部位にも異常信号を示すことがある．骨髄炎で確認されるMRI画像の信号異常は骨髄炎に特徴的なものではなく，挫傷，骨折，術後変化，関節炎，腫瘍，シャルコー関節症といっ

た病態でも同様の信号異常を示すことがその原因である．また，感染による骨髄の変化と，反応性に生じた骨髄の浮腫が混在することもあり，実際に感染が存在する部位よりも広範囲で異常信号を示すこともある．したがって，MRI 画像で骨髄の異常信号を示したからといって，その部位に必ずしも骨髄炎が存在するわけではない[5]．

　最後に，MRI は骨髄炎の治療効果判定には利用できないことに注意が必要である．骨髄炎が治療に反応して改善してきたとしても，骨髄の状態が元に戻って，MRI 画像で改善が確認されるまでには，より長い時間を要する．したがって，骨髄炎の治療中に MRI を撮影して，画像所見に改善がみられないことは，治療が奏効していないことを意味するわけではなく，そもそも治療効果判定に MRI を用いることはできないのである．

実　践　編

　MRI は骨髄炎を診断する有用な画像検査ではあるが，MRI 検査の敷居の高さは病院によってさまざまであり，骨髄炎を疑っても検査をすぐに実施できないこともある．また，ペースメーカーや閉所恐怖症が原因で MRI 撮影自体が困難な場合もある．そもそも骨髄炎の診断に MRI 検査が必須なわけでもない．以下の症例を通して，MRI 検査の適応やその他の検査の適応についても考えてみたい．

症例

20 年来の糖尿病，慢性腎不全で維持透析中の 60 歳，男性．1 ヵ月前から右足の外踝に潰瘍病変が出現し，滲出液が出てくるようになった．周囲が腫脹し，足全体が腫れてきたため，救急外来を受診．糖尿病性足病変の診断で入院した．入院後ピペラシリン・タゾバクタムで治療が開始され，培養結果に基づいてアンピシリン・スルバクタムに変更された．入院時よりは所見は改善しているが，抗菌薬の治療期間と今後の方針に関して ICT のカンファレンスで議論になった．MRI 検査の予約が混み合っており，緊急性のない検査はすぐに行えない状況である．

　糖尿病性足病変には高率で骨髄炎が合併するため，特に潰瘍病変を伴うような軟部組織感染を認めている場合には，常に骨髄炎の合併について考えなければならない．骨髄炎を合併していない症例では，局所の所見の改善を確認しながら 2 週間程度の抗菌薬治療で治療を終えられる場合が多いが，骨髄炎を合併している症例では 6 週間以上の抗菌薬治療と必要な外科的処置を検討しなければならないからである．

　検査選択の大原則は，安価で低侵襲の検査を優先することである．これまで骨髄炎の診断における MRI 検査の有用性について述べてきたが，MRI 以外に実施できる安価で低侵襲な検査

表6-6　骨髄炎診断における各検査の尤度比

検査方法	陽性尤度比	陰性尤度比
単純X線写真	2.3	0.63
MRI	3.8	0.14
Probe-to-bone test	6.4	0.39
潰瘍サイズ＞2cm^2	7.2	0.48
赤沈＞70mm/h	11	0.34

（文献6より引用）

として，単純X線検査とprobe-to-bone検査が挙げられる．臨床的に骨髄炎を疑っている状況で，単純X線検査で骨融解像を認める場合には，その時点で骨髄炎と診断してよい．単純X線における画像所見の変化が確認できるまでには，骨髄炎が発症してから数週間を要することが多いので，発症初期の段階で撮影した単純X線検査だけで骨髄炎を除外することは難しい．抗菌薬治療を継続しながら2〜4週間後にもう一度撮影して，画像所見で変化が確認できるようになれば骨髄炎の可能性は高まる．Probe-to-bone検査は，外科用ゾンデを潰瘍部に挿入して骨に触れるかどうかを調べる検査で，安全かつ簡単に実施可能である．Probe-to-bone検査の陽性尤度比は6.4，陰性尤度比は0.39と報告されており，診断に役立てることができる．そのほか，潰瘍のサイズ（径が2cmを超える潰瘍は陽性尤度比7.2，陰性尤度比0.48）や赤沈の値（70mm/h以上をカットオフとすると陽性尤度比11，陰性尤度比0.34）も参考となる所見である（**表6-6**）[6]．肉眼的に明らかな場合（感染が存在する部位に骨が露出している）や上記の検査から骨髄炎が明らかな場合には，必ずしもMRI検査を行う必要はなく，MRIを撮影せずに骨髄炎として抗菌薬治療を継続する方法も選択肢である．

　逆に肉眼所見や上記検査を組み合わせても判断が困難な場合や，診断をよりはっきりさせたい場合には，MRIはやはり有用である．今回提示した症例のようにMRIの検査がすぐに行えない場合や，自施設でMRI検査が行えない場合には，骨髄炎に準じて治療を継続して，その後実施できるようになったタイミングで実施しても問題はない．確定診断であっても，疑い診断であっても骨髄炎として治療を行う場合には，糖尿病足病変の診療経験の豊富な整形外科医や形成外科医に，創部の処置や外科的処置の必要性に関して早い段階で相談をしておくことが大切である．

🔆 薬学的介入のポイント

- 骨髄炎の診断におけるMRIの検査特性（感度＞特異度，初期には変化を捉えられない可能性，治療効果判定に利用できない）を理解する．
- 骨髄炎の有無で抗菌薬の治療期間が変わってくるので，主治医にMRI検査の必要性に関して説明できるようになる．
- 慢性骨髄炎の治療には外科的な処置が必要な場合もあることを認識し，主治医と外科医と処置の必要性に関してディスカッションできるようにする．

引用文献 ―――

1) Kocher MS, et al：Pediatric orthopedic infections：early detection and treatment. Pediatr Ann, 35：112-122, 2006.

2) Erdman WA, et al：Osteomyelitis：characteristics and pitfalls of diagnosis with MR imaging. Radiology, 180：533-539, 1991.

3) Dinh MT, et al：Diagnostic accuracy of the physical examination and imaging tests for osteomyelitis underlying diabetic foot ulcers：meta-analysis. Clin Infect Dis, 47：519-527, 2008.

4) Pineda C, et al：Imaging of osteomyelitis：current concepts. Infect Dis Clin North Am, 20：789-825, 2006.

5) Tomas MB, et al：The diabetic foot. Br J Radiol, 73：443-450, 2000.

6) Butalia S, et al：Does this patient with diabetes have osteomyelitis of the lower extremity? JAMA, 299：806-813, 2008.

（馳　亮太）

第7章

TDM による抗菌薬投与設計

1 血中濃度測定の注意点

治療薬物モニタリング（therapeutic drug monitoring：TDM）とは，薬物の副作用を最小限に抑え，かつ効果を最大限に発揮し，より効果的な治療が行えるよう薬物治療に関するさまざまな因子（血中濃度，検査データ，臨床症状など）をモニタリングすることである．

医療機関では，診療報酬に関連して「特定薬剤治療管理料の対象薬剤（**表7-1**）に対し，血中濃度を測定し，その結果に基づき当該薬剤の投与量を精密に管理すること」をTDMと呼ぶことが多い．

投与された薬剤の血中濃度測定値は，体重や腎機能など母集団薬物動態パラメータに含まれるような定量可能で既知の変動要因（固定効果），既知の要因では説明できない未知または定量不可能な変動要因（個体間変動），さらに点滴の調製時，血中濃度サンプル採取，測定操作時などに発生する誤差（個体内変動または残差変動）の影響を受けている．

ここでは，誤差の発生を回避して適切な投与設計を行うために，血中濃度測定時の注意点を中心に述べる（固定効果を考慮した各薬剤の用量調節や投与計画についての具体的な手順などは次項以降の「投与設計の実際」で取り扱う）．

1 薬剤投与時刻と採血時刻

- 薬剤の投与開始，終了，採血の時刻を確実に把握する．
- 時間の誤差は，半減期の短い薬剤ほど影響が大きい．

TDMにおける薬物動態の評価では，血中濃度と時間の関係を明らかにする必要がある．したがって，時間に関する情報の誤差は，投与計画に影響する可能性がある．

表7-1 特定薬剤治療管理料の算定可能な抗菌薬

分類	抗菌薬
グリコペプチド系	バンコマイシン
	テイコプラニン
アミノグリコシド系	アミカシン
	アルベカシン
	ゲンタマイシン
	トブラマイシン
トリアゾール系	ボリコナゾール

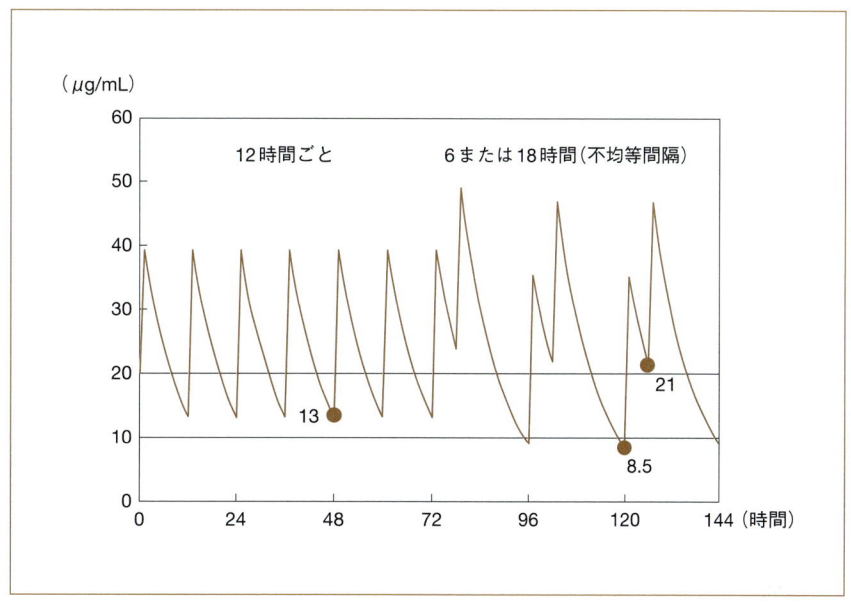

図7-1　分布容積35L，クリアランス3L/時の患者にバンコマイシンを1,000mg ×2/日で投与したときの血中濃度シミュレーション

12時間ごとの等間隔で投与するとトラフ値は約13 μg/mL となる．6時間と18時間の不均等間隔で投与すると，トラフ値はそれぞれ約8.5 μg/mL と約21 μg/mL となる．

　特に半減期の短い薬剤におけるピーク値の採血では，誤差を大きくする要因が多いため注意が必要である．アミノグリコシド系抗菌薬を30分間かけて点滴したとき，点滴終了から30分間で血中濃度は約20〜30％低下し，腎機能正常者では以降1時間あたり約10〜20％ずつ低下する．自然滴下による点滴静注では，患者の体位や液量の変化で点滴速度が変動し，予定時刻に投与が終了していないことも多い．

　薬剤の投与時刻が等間隔でない場合もある．腎機能正常者におけるシミュレーションでは，バンコマイシン1日2回の投与間隔を6時間と18時間で不均等にして投与すると，投与直前の血中濃度は両者で2倍以上異なる（**図7-1**）．

　時間に起因する誤差を最小限とするために，薬剤の投与開始，終了，血中濃度サンプルの採取時刻などは，確実に把握する必要がある．Jelliffe らのアミノグリコシド系抗菌薬治療の正確さに影響を与える要因に関する研究では，もっとも重要な要因は投与と採血に関するデータの正確な記録であった[1]．

2　採血部位

- 血中濃度を測定するためのサンプルは，末梢静脈を穿刺して採取する．
- 点滴ルートから採血する場合，留置されたルート内に薬剤の残留がないように注意する．
- 静脈内投与を行っている場合，薬剤の投与ルートとは異なる体幹躯から採血する．

　バンコマイシンを急速静注した動物実験において，投与5分後の血中濃度は動脈血が静脈血より27.1〜43.7倍高く，終末消失相では静脈血が13〜37％高値を示したことが報告されている[2]．両者の差は，薬剤投与直後は動脈から組織（細胞外液）への分布が完了していないため，また分布後は組織から静脈血への供給が平衡状態を維持するために生じると考えられる．血中濃度は分布した組織濃度の代替指標であることから，血中濃度測定のサンプルは，末梢静脈から採取することが望ましい．

　一般にバンコマイシンとアミノグリコシド系抗菌薬では，中心静脈カテーテルから採取した血中濃度は，末梢静脈と臨床的に意味のある差を認めないとされる．一方で，これら薬剤の血中濃度をカテーテルから採血したときに，異常値が観測された報告も存在する[3]．したがって，採血は投与ルートと異なる側の体幹躯から静脈穿刺によって行うことが理想的であるが，侵襲回避などの理由によって留置された点滴ルートから採血する場合には，ルート内に薬剤の残留がないように注意し，適切な方法で採取する[4]．

3　採血管

> ● 採血管は薬剤と測定法に適したものを選択する．
> ● 規定量以下の採取では，血清分離剤で希釈されることがある．

　サンプルを保存する採血管は，血清分離剤を含まない血清用と，ヘパリン，EDTA，クエン酸など血清分離剤を含む血漿・全血用に大別される．アミノグリコシド系抗菌薬はヘパリンによって不活性化するため，血清用またはEDTAを含む血漿用の採血管を選択する．同じ薬剤でも測定法によって適用できない血清分離剤もあるため，採血管は薬剤と測定法に適したものを選択する．

　サンプルが規定量以下の場合，血清分離剤の容量で希釈され血中濃度が低値を示す可能性がある．新生児の微量採血などでは血清用の採血管を選択する．サンプルは十分に転倒混和し血清分離剤を十分に浸透させる．混和が不十分だと検体が部分凝固することがある．検体が著しく溶血した場合は，測定値に影響を与える可能性があるため使用しない．

4　併用薬・疾患など

> ● 代謝物，構造の類似した薬剤，薬物相互作用が測定値に影響を与えることがある．
> ● 試薬の抗体と交差反応を示す可能性のある病態が報告されている．
> ● 他施設の測定値を参考にする場合は，測定方法を把握する．

　現在，特定薬剤治療管理料の対象となる抗菌薬は，ボリコナゾールを除いて測定キットが市販されている．対象薬剤に対する抗体を使用した免疫学的測定法は，迅速かつ簡便で，臨床検

査用の汎用機器に対応したものも多い．しかし，免疫学的方法は，測定結果が抗体と交差反応する物質の影響を受ける可能性がある．測定値に対する影響が10％を超えるものについては，排除または影響を考慮して取り扱うことが望ましい．

アミノグリコシド系抗菌薬同士は交差反応を示すことがある．サンプル中に他のアミノグリコシド系抗菌薬が共存すると，血中濃度は真値より高く報告される可能性がある．また，アミノグリコシド系抗菌薬はβ-ラクタム系抗菌薬と薬物相互作用を示し，両者が共存すると不活性化することがある[5]．不活性化反応は薬剤濃度と温度に依存するため，サンプル採取後は速やかに測定するか，冷凍保存する．

近年普及が進んでいるラテックス比濁法において，高免疫グロブリン（IgM）血症の患者でバンコマイシン血中濃度の異常低値が数例報告されている[6, 7]．いずれも別の測定法で血中濃度が示されていることから，ラテックス比濁法での偽陰性と考察されている．薬物相互作用や病態の影響は，すべて検証されているわけではない．薬剤の使用とTDMが適切な方法と手順でなされているにもかかわらず，血中濃度のみが明らかな異常値を認めた場合，偽陽性または偽陰性の可能性を排除するためには，別の方法で測定することを考慮する．

他施設で測定された血中濃度を参考にする場合，測定方法を把握する．測定方法が多数存在する場合，それぞれの互換性については十分に検討されていないものが多い．

5 誤差の範囲

- 発生しうる誤差の種類と大きさを整理する．
- 期待値（理論値）±2標準偏差を超える誤差は，その要因を探索する．

薬剤の投与から血中濃度測定の過程においてはさまざまな誤差が存在し，血中濃度の評価を複雑にしている．誤差の評価は容易ではないが，これを誤ると投与計画に重要な影響を与えることがあるため，慎重に考察する必要がある．

例として，平均10.0，標準偏差1.0（変動係数10％）となるような正規分布に従う母集団を仮定する．母集団に従うパラメータを10,000例乱数発生させたとき，得られた値は最大13.98，最小6.13であった（**図7-2**）．標準偏差は平均と個々の値の差の平均値とほぼ同じであり，10.0±誤差1.0の範囲に約65％が分布し，誤差が2標準偏差となる12.0以上または8.0以下となる頻度はそれぞれ約2.5％以下，3標準偏差の13.0以上または7.0以下では約0.25％以下まで低下する．さらに，この操作を100回繰り返したとき（合計1,000,000例），得られた値は最大14.52，最小5.62となった．

このとき，有意水準を5％として，その範囲から逸脱する数字を「（実際は発生するが）通常発生しない誤差」とみなすことが一般的である．つまり，期待値（理論値）±2（厳密には1.96）標準偏差に入らない誤差が観測されたときは，その要因を探索する必要がある．

TDMに関わる薬剤師は，固定効果のみならず，発生する誤差の種類と大きさを整理し，測定される血中濃度が真値であるか常に妥当性を評価する姿勢が求められる．

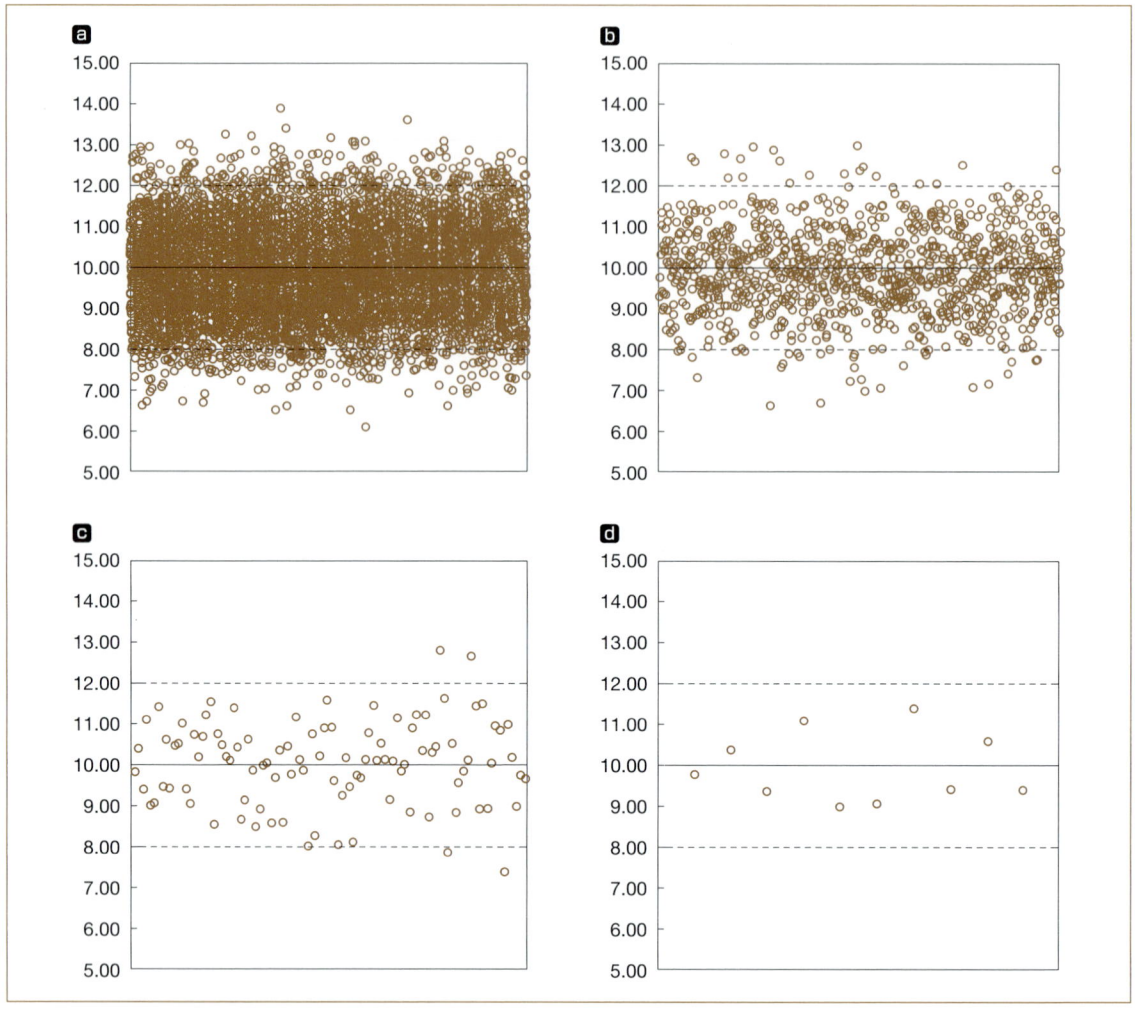

図 7-2　平均10，標準偏差1の母集団を (a) 10,000例，(b) 1,000例，(c) 100例，(d) 10例乱数発生させた際の数値分布

期待値（実線）±2標準偏差（点線）の外側に観測させる確率は約5%である．(C) 100例の図で12.0以上および8.0以下のプロットを合計するとわかりやすい．

引用文献 ───

1) Jelliffe RW, et al : Non-pharmacokinetic clinical factors affecting aminoglycoside therapeutic precision : a simulation study. Drug Invest, 4 : 20-29, 1992.

2) Shulman RJ, et al : Central venous catheters versus peripheral veins for sampling blood levels of commonly used drugs. JPEN J Parenter Enteral Nutr, 22 : 234-237, 1998.

3) Wright DF, et al : Falsely elevated vancomycin plasma concentrations sampled from central venous implantable catheters (portacaths) . Br J Clin Pharmacol, 70 : 769-772, 2010.

4) Chen J, et al : A reliable and safe method of collecting blood samples from implantable central venous catheters for determination of plasma gentamicin concentrations. Pharmacotherapy, 31 : 776-784, 2011.

5) Pickering LK, et al : Effect of time and concentration upon interaction between gentamycin, tobramycin, netilmicin, or amikacin and carbenicillin or ticarcillin. Antimicrob Agents Chemother, 15 : 592-596, 1979.

6) Simons SA, et al : Two cases with unusual vancomycin measurements. Clin Chem, 55 : 578-580 ; discussion 580-582, 2009.

7) Gunther M, et al : Two suspected cases of immunoglobulin-mediated interference causing falsely low vancomycin concentrations with the Beckman PETINIA method, Ann Pharmacother, 47 : e19, 2013.

（小林 昌宏）

2 バンコマイシンの投与設計の実際

基 本 編

1 何がわかる？

　バンコマイシンは，MRSA をはじめとしたグラム陽性菌に抗菌スペクトラムを有するグリコペプチド系抗菌薬である．医療現場において最も TDM が普及している薬剤の一つで，国内では抗菌薬 TDM ガイドライン[1]によって方法や手順の標準化が進められている．PK/PD 理論の分類上，効果は AUC に相関すると考えられている．MRSA 感染症では，バンコマイシンの 24 時間 AUC/MIC を 400 以上に確保することが目標となり，他のグラム陽性菌を標的とした治療においても，これに準じた投与が行われる．

　有効性の確保，薬剤低感受性株を選択する危険性の回避，安全性の確保のために，適切な投与設計と血中濃度に基づいた調節が重要である．

2 いつ，どのタイミングで行う？

a. TDM の適応

- バンコマイシンの投与設計に必要な患者情報は，体重と腎機能である．
- 適切な初期投与設計は，すべての患者で必要である．
- 血中濃度の測定は，4 日以上の投与を予定している場合に実施し，血中濃度に基づいて投与スケジュールを調節する．

　バンコマイシンの使用にあたっては，治療目的で投与するすべての患者に適切な初期投与設計を実施することが望ましい．抗菌薬 TDM ガイドラインでは，3 日目のトラフ値を $10 \sim 15\,\mu\mathrm{g/mL}$ として初期投与設計を行うことを推奨し，eGFR（標準）による腎機能別の体重換算によるノモグラム使用を提案している[1]．バンコマイシン初期投与設計のための代表的なノモグラムは，ほかに Thomson ら（目標トラフ値 $10 \sim 15\,\mu\mathrm{g/mL}$）[2]，Matzke ら（目標トラフ値 $7.5\,\mu\mathrm{g/mL}$）[3]，Vandecasteele ら（目標トラフ値 $15 \sim 20\,\mu\mathrm{g/mL}$）[4]，Moellering ら（目標平均血中濃度 $15\,\mu\mathrm{g/mL}$）[5]などがある．

初期投与設計は，投与開始時点までの情報に基づいた推定で行われる．病態の変化，定常状態到達，微生物学的検査，感染症の効果判定，血中濃度に依存した副作用発現時期などを総合的に考慮すると，4日以上投与する場合には，実際に測定した血中濃度に基づいて投与スケジュールを調節する必要がある．

b. 血中濃度測定のタイミングとポイント

- 3日目に血中濃度を測定する．
- トラフ値を測定する．
- 3日目に血中濃度を確認した後は，1週間に1度を目安に血中濃度を確認し，投与スケジュールを調節する．腎機能や血行動態が低下または不安定な患者では，より頻繁に確認する．

腎機能正常者におけるバンコマイシンの消失半減期は約5〜10時間で，投与3日目に血中濃度は定常状態へと到達する．AUC に基づいて設定した投与スケジュールで投与したとき，投与直前のトラフ値から得られる情報は，有効性の指標として AUC の代替となり，また安全性の指標として腎障害のモニタリングに有用である．

ピーク値の採血にあたっては，その測定意義をよく考慮することが望まれる．通常の投与方法において，1点のピーク値から得られる情報は，有効性，安全性の評価に不十分である．トラフ値を予測するために利用しても精度は高くない．

3日目の血中濃度で投与スケジュールを調節しても，腎機能低下，不安定な患者などでは，その後に血中濃度が変動する可能性がある．患者のモニタリングは継続し，必要に応じて再度血中濃度を確認する．

c. 目標濃度

- トラフ値は$10\,\mu\mathrm{g/mL}$以上を維持する．
- 複雑性感染症で必要と判断すれば，血中濃度に基づいた投与設計で目標トラフ値15〜$20\,\mu\mathrm{g/mL}$として投与スケジュールを調節する．
- トラフ値$20\,\mu\mathrm{g/mL}$以上の維持は推奨しない．

MRSA 感染症においては，トラフ値$10\,\mu\mathrm{g/mL}$以上の維持を目標とする．感染性心内膜炎，細菌性髄膜炎などの感染症では，トラフ値15〜$20\,\mu\mathrm{g/mL}$を目標とした投与設計が必要な場合もある．海外ではトラフ値$20\,\mu\mathrm{g/mL}$以上を提案する報告もあるが[6]，腎障害の発現頻度が上昇することから，国内では現実的な推奨ではない．バンコマイシンの MIC が$4\,\mu\mathrm{g/mL}$の株では，有効かつ安全な血中濃度を確保することが困難であるため，他剤へ変更することが望ましい．

3 検査結果をどう評価する？

a. 各病態でどのような異常所見（異常値）を示すか

- 腎機能に応じて血中濃度が変動する.
- 肥満患者では血中濃度の予測が困難である.
- 血中濃度の測定方法が影響する可能性がある.

　バンコマイシンは体内でほとんど代謝されず，未変化体が腎排泄される．血中濃度は腎機能と関連して変動するため，適切な投与設計のために腎機能に関するパラメータの評価が重要である．例えば，血清クレアチニン値のラウンドアップは，フレイル患者では有用性が示唆される一方，高心拍出量状態（hyperdynamic state），過大腎クリアランス（augmented renal clearance）と呼ばれる病態では十分な血中濃度が得られない可能性もある．

　同じ血中濃度を得るために必要な体重あたりの投与量は，理想体重患者と肥満患者で平均値に差がなく[7]，実体重を用いて投与設計を行うことが一般的である．しかし，肥満患者ではばらつきが大きく[7]，血中濃度の予測は困難となる．

　バンコマイシンには，臨床検査用の汎用機器に対応した測定キットが多数存在する（**表7-2**）．それぞれに特徴があるため，少なくとも自施設の測定方法については理解する．例えば，ラテックス比濁法では，高免疫グロブリン（IgM）血症の患者における血中濃度の異常低値が数例報告されている[8,9]．

表7-2　バイコマイシンの測定方法に関する情報

測定キット	測定原理	血清検体	血漿検体（血清分離剤）				期待値に対する感度と正確性（%）	同時再現性（変動係数）	測定範囲※※（μg/mL）
		分離剤なし	ヘパリン	EDTA	クエン酸	フッ化物/シュウ酸			
アーキテクト	化学発光免疫測定法	◯	◯	◯	※	◯	±24%	10%以下	3.0〜100
エミット2000	ホモジニアス酵素免疫測定法	◯	◯	◯	※	◯	±12%	12%以下	2.0〜50
ケミルミACS	競合法を用いた化学発光免疫測定法	◯	◯	◯	NA	NA	±25%	15%以下	0.67〜90
コバスⅡ	ホモジニアス酵素免疫測定法	◯	◯	◯	◯	NA	±21%	12%以下	4.0〜80
コバスⅢ	ラテックス比濁法	◯	◯	◯	NA	NA	±21%	12%以下	4.0〜80
シンクロンシステム	ラテックス比濁法	◯	◯	NA	NA	NA	±20%	10%以下	3.5〜40
ナノピア	ラテックス比濁法	◯	◯	◯	NA	NA	±20%	15%以下	2.5〜100
ビトロス	競合法を用いた吸光光度測定法	◯	×	◯	×	×	±20%	10%以下	5.0〜50
フレックスカートリッジ	ラテックス比濁法	◯	◯	◯	◯	◯	±10%	10%以下	0.8〜50

※：希釈の影響を受ける可能性があるため採血管の規定量を採取すること
※※：測定範囲を超える検体では，希釈を要する
NA：not accessed

実 践 編

症例　経過その①：バンコマイシン開始から初回の血中濃度測定依頼まで

84歳，男性

主訴・入院目的：発熱，呼吸困難/治療目的

現病歴：10年前から慢性閉塞性肺疾患で当院外来に通院中．数日前より軽度の呼吸困難が出現し，近医を受診したところ発熱および呼吸困難著明となり，当院へ救急搬送された．肺炎の診断にて同日緊急入院となった．入院後，タゾバクタム/ピペラシリン 4.5g×3 にて10日間の点滴加療し改善傾向を認めた．

退院に向けリハビリを行っていたが入院13日目に再度発熱．悪寒の主訴と PI カテーテル刺入部に熱感を認め，カテーテルを入れ替え．血液培養2セットおよびカテ先培養を提出し，バンコマイシンを開始することとした．

医師から，初期投与設計から初回の血中濃度採血までについて相談を受けた．

アレルギー歴：なし

生活歴：喫煙20本/日×50年間，飲酒（−）

身体所見：身長168cm，体重51.6kg，体温38.2℃

検査所見：クレアチニン 0.60mg/dL

a. バンコマイシンの投与設計に必要な患者情報は，体重と腎機能である

入院契機は肺炎だが，バンコマイシン使用の契機は，入院13日目の発熱で顕在化した PI カテーテルに関連した血流感染症の疑いである．バンコマイシンは，グラム陽性菌を想定した経験的治療で主要な選択肢となるため，今回のような場面で使用するケースは多いと考えられる．

①**体重の評価**：実体重51.6kg，理想体重64.13kg で慢性閉塞性肺疾患の患者に特徴的な痩せの体格と言える．投与設計では実体重を使用する．

②**腎機能の評価**：eGFR，Ccr は以下の値が算出される．

> eGFR（標準）　　　　＝約 95mL/分/1.73m^2
>
> eGFRcreat（個別化）＝約 86mL/分
>
> CCr（CG式標準）　　＝約 73mL/分/1.73m^2
>
> CCr（CG式個別化）＝約 66mL/分

b. 適切な初期投与設計は，すべての患者で必要である

抗菌薬 TDM ガイドラインを適用すると，初回量は体重あたり25mg/kg（＝1,290≒1,250mg），以降は腎機能の評価方法として eGFR（標準）を使用し，体重あたり 15mg（＝774≒750mg）を

12時間ごとに投与を提案するのが妥当である.

　Thomsonらのノモグラムを適用すると，初回量は1,000mg，以降はCCr（CG式個別化）を使用し，750mg×2を提案するのが妥当である．2回目の投与は初回から12時間の間隔を空ける必要はなく，今後の採血時刻などを考慮して決定するとよい.

　今回，抗菌薬TDMガイドラインとThomsonらのノモグラムで初回量の提案が異なるように，方法によって導かれる投与スケジュールに相違を認める場合がある．また，同じ方法を使用しても，クレアチニン低値の患者でラウンドアップ評価すると投与設計が変わる可能性がある．これらの問題点と解決方法は，まだ十分に整理されていない．少なくとも，日常的に使用するソフトウェアやノモグラムには一貫性をもち，それぞれに適切な評価方法で算出された数値を使用し投与設計を行うことが重要である.

c. 血中濃度の測定は，4日以上の投与を予定している場合に実施し，血中濃度に基づいて投与スケジュールを調節する

　血液培養検査の標準的な培養期間は5日間である．血流感染症を疑っている状況では，血液培養から抗菌スペクトラムをもたない菌種が分離された，副作用が速やかに出現した，というような状況を除き，5日間程度バンコマイシン投与が継続されることを念頭に置いた対応が必要となる．投与開始の時点で血中濃度採血のタイミングを提案するとよい.

d. 3日目に血中濃度を測定する．トラフ値を測定する

　eGFR（標準）で本患者は体格に相応な腎機能を有すると予想した．バンコマイシンの血中濃度は3日目の投与直前に採血し，提案した投与スケジュールのもとではトラフ値1ポイントでAUCの代替になると考えられる.

　血中濃度検体を採取するタイミングは，患者個々の事情に加え，検体の受付時刻，検体を適切な条件で保管できる期間，測定に対応できる時間帯，外部委託で結果が判明するまでの時間など，施設個々の環境を考慮し決定することが望ましい.

症例　経過その②：バンコマイシン血中濃度測定と投与設計

入院13日目からバンコマイシン初回1,000mg，以後12時間毎に750mgを投与した.

　入院15日目（バンコマイシン開始3日目）朝の投与直前に血中濃度を採取し9.4μg/mLであった.

身体所見：体温36.8℃

検査所見：カテーテル培養：陰性，血液培養：陰性（中間報告）

　　　　　　クレアチニン0.45mg/dL

a.　トラフ値は 10 μg/mL 以上を維持する
　　複雑性感染症で必要と判断すれば，血中濃度に基づいた投与設計で目標トラフ値 15 ～ 20 μg/mL として投与スケジュールを調節する
　　トラフ値 20 μg/mL 以上の維持は推奨しない

　まず投与時刻と血中濃度の採血時刻を確認し，投与間隔が 12 時間ごとであることと血中濃度の採血が投与直前で最終投与から 12 時間の前後 30 分であることを確認する．

　Thomson らのノモグラムはトラフ値 10 ～ 15 μg/mL を目標とし，結果的に 71 ％が 10 ～ 20 μg/mL の範囲に得られたと報告している．今回の測定結果は「予測よりも少し低いがおおむね相応な血中濃度が得られた」と考えられる．問題は血中濃度 9.4 μg/mL に対し，10 μg/mL 以上を維持するために投与スケジュールを調節するか否かの判断である．ここでは主に以下の 3 パターンが考えられる．

> ● 1,000 mg を 12 時間ごと投与へ増量する．
> ● 現時点では変更しない．
> ● 500 mg を 8 時間ごと投与へ変更する．

　投与間隔を変えなければ，投与量と血中濃度の関係は比例計算となる．1,000 mg を 12 時間ごとの投与へ増量する場合，次の定常状態におけるトラフ値は約 4/3 倍，つまり約 12.5 μg/mL と予想される．経過によっては妥当な判断であろう．血液培養陽性であれば，より高用量投与や他剤変更を検討してもよいと考えられる．

　血中濃度に基づいた投与設計では，臨床経過などを併せて考慮する必要がある．トラフ値は約 10 μg/mL とみなし，臨床経過と微生物検査の情報から，現時点では変更しないというのも理に適った判断である．

　500 mg を 8 時間ごとへ変更する場合，トラフ値 10 μg/mL 以上の維持は達成できるが，1 日投与量は 1,500 mg と同じため，有効性の確保は適切な理由とならない．有効性で議論する際に，トラフ値はあくまでも AUC の代替指標であることを忘れてはならない．利点を挙げるなら，AUC を維持したまま 1 日に使用する 500 mg 製剤のバイアル数を 4 から 3 バイアルへ減少させることである．

b.　3 日目に血中濃度を確認した後は，1 週間に 1 度を目安に血中濃度を確認し，投与スケジュールを調節する．腎機能や血行動態が低下または不安定な患者では，より頻繁に確認する

　現時点で 1 週間後の患者の状態を想像し，バンコマイシン投与継続が想像できれば次回の血中濃度採血を指定してもよい．しかし，3 日目における議論の中心は，おそらく「バンコマイシン投与自体が必要か」となるはずである．2 度目の血中濃度採血は要時提案とし，患者をフォローアップするのも賢明な判断と考えられる．

c. 腎機能に応じて血中濃度が変動する

今回「予測よりも少し低いがおおむね相応な血中濃度が得られた」「予測よりも少し低い」ことについて考えたい．薬剤開始は病態変化のタイミングと一致し，重症であるほど変化も大きい．経過が良好なら，検査所見などはベースライン値に向かい改善していくことが一般的である．バンコマイシン投与開始日と血中濃度測定日のクレアチニン値の差が，血中濃度予測値と実測値の違いを説明する妥当な理由になるかもしれない．

さらに病態が比較的安定していた入院10日目頃のクレアチニン値の情報が得られると，今後クレアチニン値，またはバンコマイシン血中濃度がどのように推移するか見通しを立てやすくなる．投与スケジュール調節の判断に影響を与える可能性もある．今回はあらかじめ提示しなかったが，ベースライン値は初期投与設計の時点においても確認することを推奨する．

症例　経過その③：投与スケジュール調節の提案とその後の経過

入院15日目（バンコマイシン開始3日目）投与直前の血中濃度は9.4μg/mLであった．

　患者のクレアチニン値を過去に遡り確認したところ，入院時から入院13日目まで，0.5〜0.6mg/dLの範囲で推移していた．

• 今回のエピソードで腎機能は大きな影響を受けていない．

• 今後さらに血中濃度が大幅に低下する危険性は少ない．

• 患者背景，臨床経過，検査所見を考慮し，安全性重視の投与計画とする．

　以上の理由から，750mgを12時間ごと投与の継続を提案した．次回の血中濃度採血は提案せず，患者をフォローアップすることとした．

　入院18日目（バンコマイシン開始6日目）血液培養の陰性が確定した．解熱およびPIカテーテル刺入部の熱感消失を確認し，バンコマイシンは終了となった．

薬学的介入のポイント

• 体重と腎機能に基づいて投与設計を行う．

• バンコマイシンの有効性と安全性は，トラフ値で確認する．

• 薬剤投与時刻と血中濃度採血時刻を把握する．

• トラフ値10〜20μg/mLの維持を目標とする．

• 腎機能の変動を考慮しながら，投与スケジュール調節と血中濃度の確認を行う．

• 測定キットが多数存在するため，自施設の測定方法について特徴を理解する．

引用文献 ―――

1) 竹末芳生ほか：抗菌薬TDMガイドライン2016. 日化療会誌, 64：387-477, 2016.

2) Thomson AH, et al：Development and evaluation of vancomycin dosage guidelines designed to achieve new target concentrations. J Antimicrob Chemother, 63：1050-1057, 2009.

3) Matzke GR, et al：Pharmacokinetics of vancomycin in patients with various degrees of renal function. Antimicrob Agents Chemother, 25：433-437, 1984.

4) Vandecasteele SJ, et al：Recent changes in vancomycin use in renal failure. Kidney Int, 77：760-764, 2010.

5) Moellering RC Jr, et al：Vancomycin therapy in patients with impaired renal function：a nomogram for dosage. Ann Intern Med, 94：343-346, 1981.

6) Habib G, et al：2015 ESC Guidelines for the management of infective endocarditis：The Task Force for the Management of Infective Endocarditis of the European Society of Cardiology (ESC). Endorsed by：European Association for Cardio-Thoracic Surgery (EACTS), the European Association of Nuclear Medicine (EANM). Eur Heart J, 36：3075-3128, 2015.

7) Blouin RA, et al：Vancomycin pharmacokinetics in normal and morbidly obese subjects. Antimicrob Agents Chemother, 21：575-580, 1982.

8) Simons SA, et al：Two cases with unusual vancomycin measurements. Clin Chem, 55：578-580；discussion 580-582, 2009.

9) Gunther M, et al：Two suspected cases of immunoglobulin-mediated interference causing falsely low vancomycin concentrations with the Beckman PETINIA method. Ann Pharmacother, 47：e19, 2013.

（小林 昌宏）

3 テイコプラニンの投与設計の実際

基 本 編

1 何がわかる？

　テイコプラニン（TEIC）は，バンコマイシン（VCM）と同様のグリコペプチド系抗MRSA薬である．TEICは血中濃度が多層性に推移し，消失相における半減期が長いことから，薬物動態が複雑で，血中濃度予測が困難である．安全性というよりむしろ効果発現を目的としてTDMを実施する．なお，臨床および細菌学的効果に関連するPK/PDパラメータは確立されていない．

　ピーク値と臨床効果に関連する報告は限られ，ピーク値測定の意義は認められておらず，トラフ値が臨床効果の指標となる．VCMと比較し，副作用である腎機能障害のリスクが少なく安全域が広いため[1]，初回TDMより高いトラフ値が設定されている．抗菌薬TDMガイドライン改訂版[2]では，トラフ値20〜30μg/mLでの臨床効果，安全性が確認されており，また，トラフ値30μg/mL以上での高い有効率が得られる報告がないことから，目標トラフ値は15〜30μg/mL[3]，重症感染症や複雑性感染症（心内膜炎，骨関節感染症など）では，より良好な効果を得るために20μg/mL以上に設定することが推奨されている．トラフ値上昇に依存して肝機能障害のリスクが増加し[4]，40μg/mL以上で血小板減少，60μg/mL以上で腎機能障害の頻度が増加したとの報告がある[5]．

2 いつ，どのタイミングで行う？

a. TDMの適応

　『抗菌薬TDMガイドライン改訂版』[2]では，①4日以上の治療を行う予定がある場合の効果発現の確認，②重症感染症例，透析を含む腎機能障害例，肥満や低体重症例，小児，熱傷など分布容積が変化する症例，低アルブミン血症などの血中濃度の予測が困難な場合，③初回より高トラフ値を達成するための高用量負荷投与を実施する場合において，安全性の面からTDMを実施することが推奨されている．また，効果不良時や有害反応発現時にも推奨されている．

b. 血中濃度測定のタイミング

❶ 定常状態であるか

　原則，TDM は定常状態で実施するとされているが，TEIC は半減期が非常に長く，定常状態に到達するまでに長時間を要する．そのため，実地臨床では定常状態を待つことなく，初回はそれに至る途中の 4 日目（72 時間後）の TDM にて評価し，目標血中濃度を設定することが推奨されている[2]．また，早期に血中濃度を評価する目的で 3 日目（48 時間後）に TDM を実施する施設があるが，『抗菌薬 TDM ガイドライン改訂版』で推奨されているような高用量負荷投与を行った場合には，トラフ値の過大評価となる可能性を考慮する必要がある．また，3 日目に TDM を行う場合のもう一つの注意点として，2 日目にも 1 日 2 回投与を行った場合には，最終投与から 3 日目の投与まで 12 時間しか経過しておらず，3 日目投与前のトラフ値は，評価できるまで下がりきっていない[6]．少なくとも前回投与から 18 時間経過した後に TDM を実施することが推奨されており[2]，3 日目の TEIC の投与タイミングは遅らせる必要がある．

　4 日目に実施する TDM は，負荷投与を含む 3 日間の初期投与設計の評価に，投与を継続し 2 回目に実施する TDM は，維持投与設計の評価となる．2 回目以降の TDM をルーチンに行う必要性についてはコンセンサスが得られていないが，腎機能低下例，投与設計を変更した症例，重症感染症で高トラフ値維持が必要な症例などでは，follow-up の TDM を初回 TDM から 1 週間以内に行うことが推奨されている[2]．

❷ 採血のタイミング

　トラフ値は，投与前 30 分以内に採血を実施する．TEIC は最終投与から 18 時間経過すれば[6]，1 時間あたりの血中濃度低下が 5 ％未満[7]となり，半減期の短い薬剤と比べ採血時間のずれは重大な問題とならない．

3　検査結果をどう評価する？

a. 各病態でどのような異常所見（異常値）を示すか

❶ 腎機能低下

　腎機能正常患者において，早期から高い血中濃度を得るための負荷投与を含む投与開始 3 日間の初期投与設計は，標準レジメンが一般的になりつつある（**表 7-3**）．初回 TDM でトラフ値 15 μg/mL 以上を達成するためには，さらなる高用量レジメンも必要とされている[2]．通常負荷投与とは，腎機能（排出能力）にかかわらず体重あたりの投与量を算出し，薬物の体内量を速やかに上昇させる方法であり，腎機能低下をきたしても減量は不要であり，腎機能低下患者においても，腎機能正常患者と同様に標準レジメンの負荷投与が必要とされている．また，トラフ値 ≧ 15 μg/mL は治療成功の独立した因子であり，腎機能低下患者においても高用量レジメンの負荷投与の必要性も報告されている[8]．初期投与後の維持投与においては，腎機能にあわせた投与を行う必要がある．腎機能低下時の TEIC の維持投与を**表 7-3**に示す．

　間歇的血液透析（HD）において，セルローストリアセテート膜での透析除去率は 5.7 ± 2.5 ％であり，TEIC の HD 除去率は低いと考えられている[9]．また，ポリスルホン膜ハイフラックス型ダイアライザーの透析除去率は 3.5 時間の透析で 19.7 ± 7.7 ％であり[10]，TEIC の合成高

表7-3　テイコプラニン投与設計

eGFR (mL/分/1.73m²)		初期投与設計			維持投与設計						
		初日	2日目	3日目	4日目	5日目	6日目	7日目	8日目	9日目	10日目
≧60	標準	6.7mg/kg×2回	6.7mg/kg×2回	6.7mg/kg×1回	6.7mg/kg×1回 TDMの結果で再評価（＜15μg/mLの場合6.7mg/kg×1回追加）	6.7mg/kg×1回	6.7mg/kg×1回	6.7mg/kg×1回	TDMの結果で維持量再評価 ①重症感染症で高トラフ値が必要 ②eGFR 60～80mL/分/1.73m² ③初回TDM結果で投与設計の変更を行った場合		
	高用量1	10mg/kg×2回	10mg/kg×1～2回	10mg/kg×1回							
	高用量2	6.7mg/kg×2回	6.7mg/kg×2回	6.7mg/kg×2回							
	高用量3	12mg/kg×2回	12mg/kg×1回	12mg/kg×1回							
	TDM				●			●			
40～60	レジメン1	6.7mg/kg×2回	6.7mg/kg×2回	6.7mg/kg×1回	3.3mg/kg×1回	3.3mg/kg×1回	3.3mg/kg×1回	3.3mg/kg×1回	TDMの結果で再評価		
	レジメン2	10mg/kg×2回	10mg/kg×1回	10mg/kg×1回							
	TDM				●			●			
10～40	レジメン1	6.7mg/kg×2回	6.7mg/kg×1～2回	6.7mg/kg×1回	—	5.0mg/kg×1回	—	5.0mg/kg×1回	—	5.0mg/kg×1回	TDMの結果で再評価
	レジメン2	10mg/kg×2回	6.7mg/kg×1回	6.7mg/kg×1回							
	TDM				●					●	
＜10	レジメン1	6.7mg/kg×2回	6.7mg/kg×1回	6.7mg/kg×1回		3.3mg/kg×1回		3.3mg/kg×1回		3.3mg/kg×1回	TDMの結果で再評価
	TDM				●					●	
	レジメン2	6.7mg/kg×2回	6.7mg/kg×1回	6.7mg/kg×1回	—	3.3mg/kg×1回	—	3.3mg/kg×1回	TDMの結果で再評価		
	TDM				●			●			
HD	レジメン	6.7mg/kg×2回	6.7mg/kg×2回	6.7mg/kg×1回	HD実施日にHD後に3.3～6.7mg/kg						
	TDM				4日目以降に実施されるHD前				維持投与開始後3回目のHD前		
CHDF	レジメン	6.7mg/kg×2回	6.7mg/kg×2回	6.7mg/kg×1回	3.3mg/kg×1回	3.3mg/kg×1回	3.3mg/kg×1回	3.3mg/kg×1回	TDMの結果で再評価		
	TDM				●			●			

（文献2より引用，一部改変）

分子膜への吸着も確認されている[11]．また，持続的血液ろ過透析（CHDF）のクリアランスは，透析液流量と濾過液流量の合計に依存し，日本での保険適応は800mL/時，欧米では2,000mL/時と異なり，日本の施行条件での投与方法はまだ確立されていない．HDやCHFDは設定条件により除去率は変動するため，TDMを施行し維持用量の調節を行うことが重要である．

❷ 低アルブミン血症

　TEICはタンパク結合率が約90％と高いため，低アルブミン血症時には，アルブミン濃度低下により，遊離形比率が高率となる．その結果，クリアランスの増加と分布容積の増大により，定常状態における総血中濃度が低下することが報告されている．しかし，遊離形濃度が低下しても，アルブミンと結合している抗菌薬複合体から薬物が分離し補充されるため，理論的には結合形のみが低下し，抗菌作用を発揮する遊離形の濃度は最終的には変わらないため，効果には影響がないとされている．一方，臨床研究において，タンパク結合率の高い抗菌薬治療における低アルブミン血症時の有効性の低下が報告されているが，血中濃度の低下は低アルブミン血症の影響だけではなく，敗血症時における血管透過性亢進による分布容積の増大や腎血流量の増加（augmented renal clearance：ARC）によるクリアランスの増加もあわせて考える必要がある．アルブミン値の変動を考慮することは重要であるが，実測の遊離形濃度を測定されていないため，血中濃度変動解釈の一因として考慮する程度とする．

b. 評価の際の注意点

　蛍光偏光免疫測定法を原理としたタゴシッドTDMキット−IBL®においては，C−反応性タンパク（CRP），リウマトイド因子やコレステロール値が高いと測定に影響を及ぼすことが報告されていたが，販売中止となっている．現在は，ラテックス免疫比濁法を原理としたナノピア®TDMテイコプラニンが販売され，これらの共存物質に測定の影響を受けないことが報告されている[12]．その正確率は20％，再現性変動係数は15％以下，測定範囲は3.0〜100μg/mL，交差薬物（交差反応率：1％以上を抜粋）は，プレドニゾロン（13μg/mL）：4.51％，プレドニゾン（12μg/mL）：6.58％，テトラサイクリン（17μg/mL）：3.40％である．また，試料の保管方法は血清分離後，冷蔵で7日間まで保存可能である．

実 践 編

症例　経過その①：TEIC開始〜初回の血中濃度測定依頼まで

59歳，男性．身長165cm，体重60.2kg．現疾患はクローン病．
アレルギー歴：なし．既往歴：なし．腎機能はeGFR 90mL/分/1.73m²．
　内科的治療が困難となり，人工肛門造設後，肛門病変悪化にて入院となった．中心静脈カテーテル留置中に発熱あり，血液培養の2セット中2セットからグラム陽性球菌が検出

された．ブドウ球菌が疑われるため，感受性結果が判明するまでセファゾリン（CEZ）を1回1g，1日3回とVCM初回のみ1,250mg，1日1回，以降750mg，1日2回が開始となる．3日目の初回TDM実施時にeGFR 60mL/分/1.73m^{2}と腎機能の低下を認め，VCMのトラフ値は25.6μg/mLと高値であったため，VCMを中止しTEICに変更となり，1回400mg，1日2回を2日間投与後，3日目は1回400mg，1日1回，以降200mg，1日1回で治療を開始した．

　本症例は，腎機能の低下が認められなかった場合には，1回600mg（10mg/kg），1日2回を2日間投与した後，3日目は1回600mg，1日1回投与を計画すべきであったが，腎機能低下が認められたため，1回400mg，1日2回を2日間投与後，3日目は1回400mg，1日1回，以降200mg，1日1回の投与を継続した．

症例　経過その② ：TEIC 血中濃度測定と投与設計

TDM翌日の5日目に4日目のトラフ値の結果が報告され12.4μg/mLであったため，夕のみ1回200mgを追加投与とした．また，培養の結果MRSAであることが判明したため，CEZは投与中止となった．

　4日目のTDMは初期投与設計の評価のために実施する必要がある．また，TEICの測定を外部委託している場合は，リアルタイムに投与設計に対応することができず，TDM実施日は通常どおりTEICの投与を行い，翌日以降にTDMの結果をみて投与量の調節を行う．本症例は，目標トラフ値の15〜30μg/mLに到達していなかったため，その日のみ夕方にも追加投与を行った．

症例　経過その③ ：TEIC 血中濃度測定 2 回目と投与設計

7日目に再度TEICのTDMを実施したところ，トラフ値は18.9μg/mLと目標トラフ値に到達することができた．非複雑性の成人菌血症患者のため，TEICのみを最低2週間投与とし，その後腎機能悪化などの副作用症状もなく経過した．炎症所見，臨床症状などの改善を認めたため，TEICは14日間で投与終了となった．

　継続して投与する場合，1週間を目安に行う2回目のTDMは，維持投与設計の評価となる．今回は15μg/mL以上となり，維持投与設計において目標の濃度を達成することができた．

薬学的介入のポイント

- TEIC はトラフ値が有効性と安全性の指標となる．ピーク値は測定の意義が認められていないため測定不要である．
- トラフ値は投与前 30 分以内に採血を実施する．
- 4 日目の TDM は初期投与設計の評価，それ以降の 2 回目の TDM は維持投与設計の評価に必要である．
- 半減期が長いため負荷投与を行い，定常状態を待たず 4 日目の TDM にて評価し目標血中濃度を設定する．
- 3 日目に TDM を実施する施設も増えているが，目標トラフ値より高値になることを考慮する必要がある．
- 負荷投与を行っても，定常状態に到達するまでの期間は同じである．
- 低アルブミン血症では，総血中濃度値が低下するが，アルブミンと結合しない遊離形濃度は変化しない．見かけ上血中濃度の低下が認められるが，効果に影響はない．

引用文献

1) Svetitsky S, et al：Comparative efficacy and safety of vancomycin versus teicoplanin：systematic review and meta-analysis. Antimicrob Agents Chemother, 53：4069-4079, 2009.
2) 日本化学療法学会抗菌薬 TDM ガイドライン作成委員会ほか：抗菌薬 TDM ガイドライン改訂版, 2016.
3) Ueda T, et al：High-dose regimen to achieve novel target trough concentration in teicoplanin. J Infect Chemother, 20：43-47, 2014.
4) 早川太朗ほか：MRSA 感染症治療におけるテイコプラニン投与設計の留意点. TDM 研究, 18：328-336, 2001.
5) Wilson AP：Comparative safety of teicoplanin and vancomycin. Int J Antimicrob Agents, 10：143-152, 1998.
6) Traina GL, et al：Pharmacokinetics of teicoplanin in man after intravenous administration. J Pharmacokinet Biopharm, 12：119-128, 1984.
7) 小林昌宏ほか：抗菌薬の血中濃度測定における注意点. 薬局, 65：290-294, 2014.
8) Ueda T, et al：Enhanced loading regimen of teicoplanin is necessary to achieve therapeutic pharmacokinetics levels for the improvement of clinical outcomes in patients with renal dysfunction. Eur J Clin Microbiol Infect Dis, 35：1501-1509, 2016.
9) 門川俊明ほか：血液透析患者におけるテイコプラニンの至適投与法の検討. 透析会誌, 38：205-211, 2005.
10) Thalhammer F, et al：Single-dose pharmacokinetics of teicoplanin during hemodialysis therapy using high-flux polysulfone membranes. Wien Klin Wochenschr, 109：362-365, 1997.
11) 柳本洋美ほか：持続的血液濾過透析施行患者におけるテイコプラニンのタンパク結合率の変動–低アルブミン血症患者との比較. 薬学雑誌, 133：711-777, 2013.
12) 杉野 永ほか：自動分析装置を用いた「ナノピア TDM テイコプラニン」の基礎的検討及び血液由来成分の影響. 医学検査, 63：471-478, 2014.

（辰己 純代・高橋 佳子）

4 アミカシン・ゲンタマイシン・トブラマイシン・アルベカシンの投与設計の実際

基 本 編

1 何がわかる？

アミノグリコシド系抗菌薬はわが国では多種使用可能であるが，測定キットによる血中濃度の測定が可能なのはアミカシン，ゲンタマイシン，トブラマイシン，アルベカシンの4薬剤である．

アミノグリコシド系抗菌薬はPK/PD (pharmacokinetics/pharmacodynamics) 理論上の分類では，濃度依存性の抗菌薬であり，ピーク値が有効性，トラフ値が安全性の指標となる．ピーク値については，組織分布が完了した時点における血中濃度とし，点滴開始1時間後（30分で投与した場合，終了30分後）に採血を行うことが推奨されている[1]．**表7-4**に一般的に推奨されている目標血中濃度およびPK/PDパラメータをまとめた[1]．

TDM (therapeutic drug monitoring) の最大の目標は患者の予後を改善することであるが，血中濃度を測定する意義は主に，①血中濃度からみた有効性・安全性の評価，②投与法（1回量，投与間隔，点滴時間）の最適化，の2点に集約される．

2 いつ，どのタイミングで行う？

a. TDMの適応

2016年の抗菌薬TDMガイドラインでは，TDMの適応については下記が推奨されている[1]．

❶ アミカシン，ゲンタマイシン，トブラマイシン

a. 下記の症例においてTDMを行うことを推奨する．

　①グラム陰性菌感染症治療において，推奨量（尿路感染症を除く）を1日単回投与で使用する場合：治療効果ならびに有害反応予防目的．

　②グラム陰性菌感染症治療において，低用量使用（ⅰ相乗効果を期待してアミノグリコシド系薬を併用使用，ⅱ尿路感染）や1日複数回投与を行う場合：治療効果の指標はないが，有害反応予防目的で以下の症例に適応．腎機能低下例，腎毒性のある薬剤（バンコマイシン，アムホテリシンB，シクロスポリンなど）の併用や造影剤を使用している患者，高齢者や長期投与例．

表7-4　アミノグリコシドの目標血中濃度とPK/PDパラメータ

	初期投与量 （mg/kg/日）	ピーク値 （µg/mL）	トラフ値 （µg/mL）	PK/PD パラメータ
① グラム陰性菌に対する標準治療				
1) GM/TOB の MIC：2 µg/mL，AMK の MIC：8 µg/mL または重症				
GM/TOB	7	15 〜 20以上	1未満	ピーク値/MIC
AMK	20	50 〜 60	4未満	≧8 〜 10
2) GM/TOB の MIC：1 µg/mL以下，AMK の MIC：4 µg/mL以下または軽・中等症				
GM/TOB	5	8 〜 10以上	1未満	ピーク値/MIC
AMK	15	41 〜 49	4未満	≧8 〜 10
3) 尿路感染				
GM/TOB	3	なし	1未満	
AMK	10	なし	4未満	
② グラム陽性菌に対する併用治療				
GM	3（1 〜 3分割）	3 〜 5	1未満	
③ グラム陰性菌に対する併用による相乗効果目的				
GM/TOB	3	なし	1未満	
AMK	400mg （体重で調整）	なし	4未満	
④ ABK	5.5 〜 6	15 〜 20	1 〜 2未満	ピーク値/MIC≧8

GM：ゲンタマイシン，TOB：トブラマイシン，AMK：アミカシン，ABK：アルベカシン

　　　③感染性心内膜炎：治療効果ならびに有害反応予防目的.

　b.　下記の理由で他の抗菌薬と異なり，TDM の適応に予定使用日数の制限は付けない.

　　　①24時間で TDM 評価が可能である.

　　　②投与早期（48 時間以内）に目標血中濃度に達した場合により優れた効果が得られる.

　　　③投与早期の腎障害発現が報告されている.

2 アルベカシン（ABK）

　MRSA感染症治療を行う場合（他のアミノグリコシド系薬と同様に予定使用日数の制限なし）.

b.　血中濃度測定のタイミング

　実際に血中濃度を測定する場合には適切なタイミングで採血を行う必要がある. このとき考慮すべきことは「定常状態であるか」「採血のタイミングは適切か」の主に2点となる.

1 定常状態であるか

　定常状態とは，「投与速度＝消失速度」となり，血中濃度が安定している状態であり，半減期の4〜5倍の時間で定常状態になるとされている. **表7-4**に示す目標値は定常状態における血中濃度であり，「非定常状態」で採血された場合にはその後の予測される血中濃度推移を加味した上で解釈していく必要がある. このため，可能な限り，定常状態と考えられるタイミングまで待った上で血中濃度を測定することが望ましい.

　腎機能正常者ではアミノグリコシド系抗菌薬の半減期は2〜4時間のため，通常は2日目の時点で定常状態と考えられる場合が多く，一定時間経過していれば，2回目投与時に TDM を実施することが推奨されている[1]. ここでの一定時間とは，アミカシン，ゲンタマイシン，トブラマイシンの場合は，クレアチニンクリアランス：60mL/分以上では初回投与から少なくとも16時間，アルベカシンでは，クレアチニンクリアランス：50mL/分以上では初回投与から少なくとも18〜20時間とされている.

❷ 採血のタイミング

採血のタイミングも重要である．抗菌薬のTDMではピーク値およびトラフ値の2つの指標が用いられることが多い．トラフとは「谷間」を意味するとおり，トラフ値は最低血中濃度であり，投与直前に採血する．TDMにおけるピーク値は，投与終了直後の最高血中濃度でなく，血中濃度と組織濃度が平衡に達した段階で評価する点を理解しておく必要がある．その理由は，組織移行が完了していなければ血中濃度から組織濃度を予測することができないためである．

アミノグリコシド系抗菌薬の場合，投与開始から1時間後（30分で点滴した場合，点滴終了30分後）に採血する．例えば，バンコマイシンのピーク値を測定する場合は投与終了1〜2時間後のタイミングとされているが，薬物によって測定のタイミングが異なる理由は，組織分布のスピードの違いのためである．

したがって，投与時刻，採血時刻の確認は測定された血中濃度を適切に評価する上で必須となる．

3 検査結果をどう評価する？

a. 各病態でどのような異常所見（異常値）を示すか

表7-4に目標血中濃度を示したが，この範囲外はすべて異常値とみなして即座に投与方法の変更が必要というわけではない．患者の経過や臨床検査値の推移を含めて，投与量の変更を医師と相談していく．

血中濃度の変動に影響する病態としては主に下記が存在する[2, 3]．

❶ 腎機能

アミノグリコシド系抗菌薬はいずれも腎排泄型の薬物であり，腎機能の変動は血中濃度の変動に直結する．腎機能の低下はアミノグリコシド系抗菌薬のクリアランス低下（排泄遅延）につながるため，主にトラフ値が影響を受け，高値となる．

❷ 胸水, 腹水などのサードスペース

アミノグリコシド系抗菌薬は水溶性が高く，脂肪組織への移行は限られている．初期投与量の設定には原則，実体重でよいが，理想体重と比較して実体重の変動が20％を超える症例では補正体重（補正体重（kg）＝理想体重＋［0.4×（実測体重−理想体重）］）を用いる[1]．胸水，腹水などの細胞外液が存在する場合には，その胸水，腹水へもアミノグリコシド系抗菌薬が移行するため，血中濃度（主にピーク値）は低下する．一般的にはアミノグリコシド系抗菌薬のみかけの分布容積は0.2〜0.3L/kgとされているが，胸水，腹水などの存在する患者ではみかけの分布容積は増大し，ピーク値が十分に上昇しない可能性がある．

❸ その他

熱傷患者や発熱のある患者ではクリアランスが増大する．また，病態ではないが，小児や妊婦でも排泄が亢進すると考えられている．

b. 評価の際の注意点

採血部位や採血のタイミング（p.236参照）も重要となるが，測定方法自体で押さえておくべ

表 7-5　アミノグリコシド系抗菌薬の測定方法に関する情報

測定キット	正確性[*1]	再現性[*2] 変動係数 (%)	測定範囲[*3] (μg/mL)	交差薬物 (交差反応率：1%以上を抜粋)	試料の保管方法[*4]
アミカシン					
コバス®試薬 アミカシンⅡ (コバス®システム)	20%	10%以下	0.8 〜 40	アルベカシン（6μg/mL）：71.1%	15 〜 25℃：8 時間 2 〜 8℃：8 時間 −20℃：4 週間
ゲンタマイシン					
アーキテクト®・ ゲンタマイシン ST	記載なし	8%以下	0.3 〜 10	なし	15 〜 30℃：24 時間
エミット®2000ゲンタ マイシンアッセイ	15%	10%以下	0.25 〜 10	なし	2 〜 8℃：7 日間 2 〜 8℃：6 週間
ケミルミ ACS- ゲンタマイシン	20%	15%以下	0.17 〜 12	なし	凍結：6 ヵ月 室温：8 時間
コバス®試薬 ゲンタマイシンⅡ	20%	10%以下	0.4 〜 10	なし	2 〜 8℃：48 時間 2 〜 8℃：1 週間 −20℃：4 週間
ビトロス® マイクロチップ GENT	20%	10%以下	0.6 〜 10	なし	18 〜 28℃：2 時間 2 〜 8℃：7 日間 −20℃以下：14 日間
フレックスカートリッ ジ ゲンタマイシン（N） GENT（DF12）	10%	10%以下	0.2 〜 12	なし	室温：8 時間 2 〜 8℃：2 日間
フレックスカートリッ ジ ゲンタマイシン（N） GENT（K4012）	10%	10%以下	0.2 〜 12	なし	記載なし
トブラマイシン					
コバス®試薬 トブラマイシンⅡ	20%	10%以下	0.33 〜 10	カナマイシン（100μg/mL）：5.3% アミカシン（100μg/mL）：4.6%	2 〜 8℃：3 日間 −20℃：1 ヵ月間
ビトロス® マイクロ チップ TOBRA	20%	10%以下	0.6 〜 10	ジベカシン：約55% カナマイシン：23%以内 ゲンタマイシン：約2% アミカシン：約1%	18 〜 28℃：2 時間 2 〜 8℃：7 日間 −20℃以下：14 日間
フレックスカートリッ ジトブラマイシン（N） TOBR（K4014）	15%	10%以下	0.3 〜 12	カナマイシンなど	室温：8 時間 2 〜 8℃：3 日間
フレックスカートリッ ジトブラマイシン（N） TOBR（DF14）	15%	10%以下	0.28 〜 12	カナマイシンなど	上記と同じ
アルベカシン					
ナノピア®TDM アルベカシン	20%	10%以下	0.6 〜 30	アミカシン（15μg/mL）：70%以上	血清分離後，冷蔵：7 日まで

＊1：正確性試験：検出・同定結果又は測定値等の正確さ.
＊2：同時再現性試験：同一検体を同時に複数回計測する際の結果の再現性（ばらつき度合い）.
＊3：上限を超える場合は希釈して測定.
＊4：βラクタム系抗菌薬が併用されている場合は，アミノグリコシド系抗菌薬の不活化の可能性があるため，ここに記載した保管期間の中でも早期の測定に言及しているキットがある.

（文献 4，5 より引用）

きポイントとして，誤差（正確性試験，同時再現性試験），測定範囲，交差薬物，試料の保管方法について**表 7-5**にまとめた[4,5]．

　　時には，これらの病態変化や適切な採血タイミングなどを確認しても解決できない異常値が

得られることもあるかもしれない．その場合は，患者の状態に合わせて血中濃度の再測定や血中濃度に基づかない用量調整を行わざるを得ないこともある．

実　践　編

症例　経過その①：アミカシン開始〜初回の血中濃度測定依頼まで

56歳，女性．155cm，55kg．原疾患は胃癌．腹膜播種があり，腹水が存在している．アレルギー歴：メロペネム（皮疹）．既往歴：高血圧．腎機能は良好でクレアチニンクリアランスは90〜100mL/分程度．

これまでに化学療法後の発熱性好中球減少症や手術（人工肛門造設）後の創部感染を経験している．もともと，血管確保が困難な患者であり，1ヵ月前にCVポートを挿入後，weeklyパクリタキセル療法が行われていた．今回は2コース開始後1週間で発熱がみられたため，緊急入院となった．幸い白血球は4,060/μLと低下なく，発熱性好中球減少症ではなかった．ポート周囲の圧痛・発赤などの感染兆候もみられなかったが，感染臓器が明確でなく，カテーテル関連の血流感染症を想定し，血液培養2セット（カテーテル血1セットと末梢血1セット）採取後，セフェピム2g，12時間ごと（点滴時間：30分），バンコマイシン1,000mg，12時間ごと（点滴時間：1時間）が開始された．

翌日，カテーテル血および末梢血培養のいずれも陽性化し，ブドウ糖非発酵菌を疑うグラム陰性桿菌が検出された．この際，カテーテル血の方が末梢血より2時間以上早く陽性化していたため，カテーテル関連血流感染症として，この時点でポートを抜去した．

さらに翌日（入院3日目），血液培養から検出されていたグラム陰性桿菌は緑膿菌と判明した．ただし，薬剤感受性はピペラシリン/タゾバクタム：I（MIC = 64/4），メロペネム：S（MIC = 2），レボフロキサシン：I（MIC = 4），セフェピム：S（MIC = 8），アミカシン：S（MIC = 4以下）であった．この結果からバンコマイシンを終了し，セフェピムに加えて，アミカシンが追加となり，医師から血中濃度測定のタイミングについて相談を受けた．

初期投与量は800mg，24時間ごと（点滴時間：30分）であった．アミカシンの添付文書では，1回100〜200mgを1日2回の400mg/日が上限とされており，この初期投与量はそれよりも多い．ただし，PK/PDでの濃度依存性という特性を踏まえ，アミカシンのMIC：4以下または軽・中等症では，15mg/kg（理想体重），24時間ごとが推奨されている[1]．理想体重の算出式は理想体重（kg）= 身長（m）× 身長（m）× 22であり，今回の症例では52.9kgとなる．実体重と理想体重の差は20％以内のため，実体重を用いると，1回量は55 × 15 = 825mgであり，アミカシンは100mgまたは200mgのアンプルが存在するため，今回は1回800mgでオーダーされている．

問い合わせを受けた血中濃度測定のタイミングに話を戻す．

　血中濃度測定のタイミングを考える前には血中濃度測定自体の適応を考える必要がある（「2 いつ，どのタイミングで行う？」を参照）．前述の TDM の適応の中では，グラム陰性菌感染症治療において，推奨量（尿路感染症を除く）を 1 日単回投与で使用する場合があてはまる．ポートの抜去された緑膿菌によるカテーテル関連血流感染症の推奨投与期間は合併症（心内膜炎，血栓性静脈炎など）がなくても 7 〜 14 日の抗菌薬投与が推奨されている[6]．合併症があれば，さらに長期投与となる可能性はあるが，一定期間アミカシンを投与することはほぼ確定していることを含めて，今回の症例では TDM の適応あり，と判断できる．

　この次に，血中濃度測定のタイミングを考える．今回は緑膿菌によるカテーテル関連血流感染症を発症した腎機能良好な 56 歳女性である．腎機能正常者のアミノグリコシドの半減期は 2 〜 4 時間であるため，24 時間後には定常状態である可能性が高い．つまり，最速で翌日の血中濃度測定が可能である．「最速で」と記載したのは下記の 2 点を考慮する必要がある．

- **今何時？**：前述のとおり，クレアチニンクリアランス 60 mL/分以上では，初回投与から少なくとも 16 時間経過していれば，2 回目投与時に TDM を実施することが推奨されている[1]．つまり，2 日目（2 回目）の投与が 10 時であれば，初回投与は前日の 18 時以前であることが望ましい．このように，アミノグリコシドの血中濃度測定のタイミングは投与開始時刻を加味して決める必要がある．

- **院内の運用**：筆者の施設ではアミノグリコシド系抗菌薬の血中濃度測定は外注であり，毎日 16 時までの検体提出が締め切りになるだけでなく，土日祝日の検体回収はない．このため，翌日が土日などの場合には，週明け（金曜日からの開始であれば 4 日目の月曜日）の採血とすることが多い．外注の場合は当日に結果が判明することはほぼないため，検査結果のわかる時期も考慮することが望ましい．

　今回は，入院 3 日目（火曜日）の朝に判明した感受性結果をもとにアミカシンを選択したため，11 時には投与開始できていた．初回の血中濃度測定のタイミングは翌日（入院 4 日目）としたいこと，採血ポイントはピーク値とトラフ値の 2 点測定を医師に提案の上，了解を得た．血中濃度測定のタイミングだけでなく，腹水の存在に合わせた初期投与量の増量についても医師に相談したが，血中濃度を確認するまでは 800 mg，24 時間ごと（点滴時間：30 分）で継続となった．また，担当看護師には採血のタイミングについて，投与直前（トラフ値），30 分で点滴終了後 30 分経過した時点（ピーク値）での採血について連絡した．

症例　経過その②：アミカシン血中濃度測定と投与設計

採血日：入院 4 日目（アミカシン開始 2 日目）．外注での測定のため，検査結果が判明したのは採血翌日（入院 5 日目）の昼過ぎだった．この時点まで腎機能や腹水に変動はみられていない．

［血中濃度の結果］

ピーク値：37.7 μg/mL，トラフ値：0.7 μg/mL 以下（検出感度以下）

　アミカシンの投与時刻は 10 時 58 分 〜 11 時 32 分．採血は末梢から採取し，ピーク値：12 時 00 分，トラフ値：10 時 55 分であったことを採血日に確認していた．

今回は血液培養陽性だが全身状態はよく，「MIC：4以下または軽・中等症」に準じて，**表7-4**より目標血中濃度はピーク値：41〜49μg/mL，トラフ値：4μg/mL未満とすることを医師と相談した．目標値と比べた場合，トラフ値は問題なく，ピーク値はやや低い．初期投与設計の段階では考慮しなかったが，腹水が存在しているため，ピーク値が目標域にコントロールできていない可能性がある．もちろん測定誤差も考慮する．

腎機能の変動がないことも確認し，今後の投与量を考えたい．目標トラフ値（4μg/mL未満）をクリアできている場合にはピークに合わせた増量を検討することが提案されており[1]，今回は増量が検討点となる．投与間隔・点滴時間を変更しなければ，患者の腎機能などが変動しない限り，以下のように比例計算で投与量を計算できる（ここでは単純計算のためトラフ値：0.7μg/mLと仮定）．

現在 1回800mgでピーク値：37.7μg/mL，トラフ値：0.7μg/mL
案1 1回900mgでピーク値：42.4μg/mL，トラフ値：0.79μg/mL
案2 1回1,000mgでピーク値：47.1μg/mL，トラフ値：0.88μg/mL

増量する場合は案1または案2が妥当と考えられる．ただし，実際に用量調整を行うかは患者の経過や臨床検査値の推移を含めて検討する必要がある．

今回の症例では，経過は順調であったが，アミカシン以外は比較的耐性傾向の強い緑膿菌であったため，確実な有効性を考慮し，入院6日目（アミカシン開始4日目）より，1,000mg，24時間ごと（点滴時間：30分）に増量とすることを医師と相談の上，決定した．

しかし，投与方法を決めればTDMは終わりではない．投与設計とセットで次回のTDMのタイミングについても医師と相談しておきたい．「初回TDM実施後は少なくとも1週間に1回のTDMを推奨する．ただし，以下の場合ではより頻回の測定が必要になる：TDMにより投与計画変更，腎機能低下または不安定，腎障害ハイリスク，血行動態不安定」とされており[1]，今回はポート抜去から14日間（入院15日目まで）の治療を予定していることや投与量を変更したため，入院9日目（アミカシン開始7日目の月曜日）で再度，血中濃度測定を行うことになった．

症例　経過その③：アミカシン血中濃度測定2回目と投与設計

採血日：入院9日目（アミカシン開始7日目）．この際，担当看護師より「投与直前は何とか採れましたが，投与30分後の採血ができなくて，医師に確認してルートから採りました．」と連絡を受けた．アミカシンの投与時刻は11時20分〜11時50分，トラフ値は11時15分に末梢から採取し，ピーク値は12時20分頃に採血予定であったが，末梢から採取できず，結局ルートから採取したのは，12時45分頃となった．

[血中濃度の結果]

採血から2日後（入院11日目）の午後に判明した結果は，ピーク値：86.9μg/mL，トラフ値：0.7μg/mL以下（検出感度以下）であった．

　　今回のピーク値はルート採血による異常高値である可能性が高い．腹水や腎機能の変動はな
く，トラフ値も安全域にコントロールされていて，採血方法以外にピーク値が高値となる目
立った理由はみられなかった．今回は担当看護師から事前の連絡があったが，そのような連絡
がなくても，採血方法や採血時刻，点滴投与時間帯などを習慣的に確認し，誤った投与設計を
行わないように意識したい．

　　結果的には 2 回目の TDM は不完全燃焼となり，増量後のピーク値は確認できなかったが，
腎機能の変動なく，経過は順調であったため，アミカシンの投与量は 1,000 mg，24 時間ごと（点
滴時間：30 分）で継続となった．アミカシンの血中濃度のコントロールはおおむね良好で 15 日
間にわたるセフェピム，アミカシンでの抗菌薬治療を完遂した．

 薬学的介入のポイント

- アミノグリコシド系抗菌薬は濃度依存的な抗菌薬であり，ピーク値が有効性の指標，トラフ値が安全性の指標となる．
- このため，アミノグリコシド系抗菌薬を使用する場合は血中濃度の測定を考慮し，その適応を検討する．自施設の運用上の注意（外注かどうか，外注の場合結果判明までの日数など）も把握し，血中濃度測定のタイミングを決定する．
- 具体的にはアミカシン・ゲンタマイシン・トブラマイシン・アルベカシンの 4 薬剤が測定キットによる血中濃度測定が可能である．キットごとに使用特性は異なるため，自施設で使用しているキットの特徴を理解しておく．
- トラフ値は最低血中濃度であり，投与直前に採血する．TDM におけるピーク値は，投与終了直後の最高血中濃度でなく，血中濃度と組織濃度が平衡に達した段階で評価する点を理解し，投与開始から 1 時間後（30 分で点滴した場合，点滴終了 30 分後）に採血する．
- 腎機能や胸水・腹水などのサードスペースの変化を考慮しながら，投与設計を行う．

引用文献

1) 日本化学療法学会・日本 TDM 学会抗菌薬 TDM ガイドライン作成委員会：抗菌薬 TDM ガイドライン 2016, 日本化学療法学会雑誌, 64（3）：387-477, 2016.
2) 篠崎公一ほか 監訳：薬物動態学と薬力学の臨床応用―TDM の正しい理解のために―, メディカル・サイエンス・インターナショナル, 2009.
3) 樋口 駿 監訳：ウィンターの臨床薬物動態学の基礎―投与設計の考え方と臨床に役立つ実践法, じほう, 2013.
4) 各種体外診断用医薬品添付文書.
5) 厚生労働省：体外診断用医薬品の製造販売承認申請に際し留意すべき事項について. 薬食機発第 0216005 号, 平成 17 年 2 月 16 日.
6) Mermel LA, et al：Clinical practice guidelines for the diagnosis and management of intravascular catheter-related infection：2009 Update by the Infectious Diseases Society of America：Clin Infect Dis, 49：1-45, 2009.

（望月 敬浩）

5　ボリコナゾールの投与設計の実際

基 本 編

1　何がわかる？

　アゾール系抗真菌薬はわが国では測定キットによる血中濃度の測定はできないが，高速液体クロマトグラフィなどで測定可能である．その中で保険算定可能な薬剤としてボリコナゾール（VRCZ）がある．

　アゾール系抗真菌薬は PK/PD（pharmacokinetics/pharmacodynamics）の分類では AUC（area under the curve）/MIC（minimum inhibitory concentration）に依存する．TDM（therapeutic drug monitoring）についてはトラフ値の測定が効果と安全性の面から推奨されている[1]．

2　いつ，どのタイミングで行う？

a. TDM の適応

　2016年発刊の抗菌薬 TDM ガイドライン改訂版[1]では，TDM の適応については下記が推奨されている．

下記の症例において TDM を行うことを推奨する．

①治療開始後，臨床効果が乏しい場合や肝機能障害が認められた場合は TDM の実施を推奨する．

②視覚障害者は血中濃度上昇と関連性が報告されている．一過性の場合が多いが，視覚障害発生時には TDM を考慮する．

③安全性の面から治療前より肝機能障害を有する症例では TDM を考慮する．

④外来治療においても長期使用例では TDM 実施が望ましい．

⑤侵襲性肺アスペルギルス症など重症真菌感染症治療を行う場合は TDM を考慮する．

⑥VRCZ の代謝酵素であるシトクロム P450（CYP）の分子種の活性に，個人差，人種差がある．CYP により代謝される薬剤と併用する場合には，併用薬剤の血中濃度の変化が問題となる場合と，VRCZ 自身の血中濃度が変化する場合があり，後者においては VRCZ の TDM による評価を行う．

⑦深在性真菌症の予防として VRCZ 投与を受けた移植レシピエントでは TDM を実施する．

⑧小児では一般に年齢によるクリアランスの差が大きく，TDM による評価が必要である．

b. 血中濃度測定のタイミング

　実際に血中濃度を測定する場合には適切なタイミングで採血を行う必要がある．この時考慮すべきことは「定常状態であるか」「採血のタイミングは適切か」の主に 2 点となる．特に経口投与の場合の採血は注意が必要である．

❶ 定常状態であるか

　VRCZ は通常，投与 5〜7 日目に定常状態に達するため，採血はそれ以降に実施する．VRCZ は負荷投与を行うため，2〜5 日目で定常状態に達することも海外のガイドラインでも報告されており，日本人では 3〜4 日目の採血日の妥当性も報告されている．

❷ 採血のタイミング

　トラフ値を測定する．AUC を算出する場合，ピーク値（C_{peak}）を測定する場合があるが，VRCZ の場合は AUC の算出を目的としたルーチンの C_{peak} 測定は推奨されない．

　投与時刻，採血時刻の確認は測定された血中濃度を適切に評価する上で必須である．経口投与のバイオアベイラビリティは高いがバラつきもみられ，必ずしも注射薬と同等な PK ではない．注射薬からのステップダウンまたはスイッチ療法の場合は TDM を考慮する．経口投与の場合は食間投与であり，採血する時刻に注意する必要がある．また，外来で採血を行う場合は，患者に服用せずに来院してもらうなどの説明を必ずしておくことも重要である．

　現時点では，外来での特定薬剤治療管理料が算定できないことから，入院中に必ず投与設計をしておくことが望ましい．

3　検査結果をどう評価する？

a. 目標血中濃度と有害事象

　目標血中濃度は有効性の面から目標トラフ値を ≧1〜2 μg/mL とする．また，安全性（肝機能障害）の面からトラフ値を ≦4〜5 μg/mL とすることが推奨されており，6 μg/mL 以上で肝障害，5.5 μg/mL 以上で神経障害のリスクも報告されているため，注意が必要である．視覚障害の有害事象は血中濃度上昇と関連性が報告されている．一過性の場合が多いが，視覚障害発生時には TDM を考慮する．神経障害は一過性で中止後改善するとの報告も多い．VRCZ は静脈内投与と経口投与のどちらでも非線形の薬物動態を示すため，予想外の異常値の場合や投与量を変更した場合は，再度血中濃度を確認する必要がある．経口投与時は，患者の服薬遵守状況や服用時期などを把握した上で，TDM を行いデータの評価を行う．

b. 各病態でどのような異常所見（異常値）を示すか

❶ 腎機能

　腎機能低下時に注射薬を投与する場合は，可溶化剤として添加されているスルホブチルエーテル β-シクロデキストリンナトリウム（SBECD）が蓄積することから，糸球体濾過速度 30 mL/分未満の患者では，VRCZ の静脈内投与は原則禁忌である．経口薬は腎臓を介する排泄量は極

めて少ないことから用量を調整する必要はない．

❷ 透析

腹膜透析，持続的静脈血液などの透析については用量調整の必要はない．ただし，SBECD の蓄積の報告もあり，肝機能検査値や全身状態などを観察する必要がある．

❸ 肝機能

軽度～中等度の肝機能低下時（Child-Pugh 分類クラス A および B）では，投与初日は通常の初日投与量（負荷投与量）とし，2日目以降は通常の維持投与量の半量とする．重度の場合（Child-Pugh 分類クラス C の肝硬変に相当）は，薬物動態，安全性は検討されていないため，定期的に検査を行うなど観察を十分に行う．

❹ 肥満患者

経口投与の固定用量では，肥満患者の場合，血中濃度は低くなるため，体重あたりの用量（注射薬に準ずる）で投与設計を行う．病的肥満患者では，補正体重を用いた用量設定を考慮する．BMI が高ければ実体重計算では血中濃度が高くなる．

❺ 小児

小児の場合は成人と比較すると肝臓でのクリアランスが大きいため，成人用量で投与すると血中濃度が低下する可能性がある．小児における投与設計を**表 7-6**に示すが，この投与設計で成人と同様の AUC が得られることが確認されている．また，効果や忍容性により，投与量の増減を行うが，患者の状態を十分に観察し，**表 7-6**の勧告に従い調節を行う．経口投与する場合，バイオアベイラビリティは成人より低率となるため，より効果的な薬剤投与設計の観点から，小児では注射薬からの投与が望ましい．

c. 評価の際の注意点

❶ 採血時の評価

病態の変化や適切な採血タイミングなどを確認しても解決できない異常値が得られる場合もある．その場合は，患者の状態にあわせて血中濃度の再測定を行う必要もある．

❷ 薬物相互作用

VRCZ は，肝代謝酵素 CYP2C19，2C9，3A4 で代謝されると同時にその阻害作用も有する．特に CYP3A4 に対する阻害作用が強く，カルシニューリン阻害薬と VRCZ の併用で CYP によ

表 7-6 小児における投与設計

用法・用量	200 mg 静注用	50 mg・200 mg 錠	2,800 mg ドライシロップ
2歳以上12歳未満および12歳以上の小児で体重50 kg 未満	通常 VRCZ として初日は1回9mg/kg を1日2回，2日目以降は8mg/kg を1日2回点滴静注する．なお，効果不十分の場合には1mg/kg ずつ増量し，忍容性が不十分の場合には1mg/kg ずつ減量する	VRCZ 注射剤による治療後，通常，VRCZ として1回9mg/kg を1日2回食間に経口投与する．なお，効果不十分の場合には1mg/kg ずつ増量し，忍容性が不十分の場合には1mg/kg ずつ減量する（最大投与量として350 mg を用いた場合は50 mg ずつ減量する）．ただし，1回350 mg 1日2回を上限とする
12歳以上の小児で体重50 kg 以上	通常 VRCZ として初日は1回6mg/kg を1日2回，2日目以降は1回3mg/kg または4mg/kg を1日2回点滴静注する	VRCZ 注射剤による治療後，通常，VRCZ として1回200 mg を1日2回食間に経口投与する．なお，効果不十分の場合には1回300 mg 1日2回まで増量できる

る代謝が阻害され，カルシニューリン阻害薬の血中濃度が 2〜3 倍上昇する（またはその可能性がある）．CYP3A4 による代謝への依存度の高い薬剤では，その影響が大きくなることが予想される．アゾール系抗真菌薬を経口投与した際の CYP3A4 阻害率の強さは，VRCZ（0.98）≧イトラコナゾール（0.95）≧ミコナゾール（0.9 程度）＞フルコナゾール（0.79）で，アゾール系抗真菌薬の中でも VRCZ が最も強い．

❸ 遺伝子多型

　VRCZ は CYP2C19 で代謝されるが，CYP2C19 の遺伝子多型により代謝能欠損あるいは低下している poor metabolizer（PM）では血中濃度異常高値の原因となり，毒性の主要な決定因子の一つである．PM の発現頻度はアジア人で約 20 ％と高いことが知られている．

実　践　編

症例　経過その①：VRCZ 開始 〜 初回濃度測定依頼まで

61 歳，女性．154 cm，42 kg．原疾患は頸部食道癌．他院からの紹介．当院紹介 10 日前から 38℃ 台の発熱と頭痛あり，他院にて血液培養から *Cryptococcus neoformans* が検出され，髄膜炎疑いにて当院へ転院となる．

　アレルギー歴：なし，既往歴：頸部食道癌，関節リウマチ．

　食道癌術後であり，発声は困難，項部硬直ははっきりせず明らかな感覚障害や四肢の麻痺，下腿浮腫はなし．当院にて胸部 X 線，CT，MRI が撮影された．胸部 X 線では右上肺野に 10 mm 大の辺縁不明瞭な腫瘤影あり，左上肺野にも 10 mm 大の辺縁整な腫瘤影あり．CT 上では右上肺野に 15 mm 大の空洞形成を伴う辺縁不整な腫瘤があり，左上葉気管分岐部より末梢側胸膜直下に 8 mm 大の辺縁整な腫瘤あり．腹部 CT では肝嚢胞が複数あるものの，肝胆道系，膵臓，脾臓，腎臓は特に問題なし．頭部 MRI では急性期の脳梗塞の症状なし．

　入院時，画像所見からクリプトコッカス以外に結核や転移性肺腫瘍などが考えられたため抗酸菌培養と再度血液培養を行った．また，髄膜炎が疑われたため腰椎穿刺を行った．

　入院時採取した髄液から墨汁染色を行った結果，クリプトコッカスが多数認められ，髄液の細胞数の増加，糖の低下が認められ，転移性肺腫瘍ではなくクリプトコッカス髄膜炎として治療が開始された．治療は深在性真菌症の診断・治療ガイドライン 2014[2)] に従い，リポソーム化アムホテリシン B（L-AMB）を 210 mg/ 日（5 mg/kg）とフルシトシン（5-FC）4,000 mg/ 日で開始した．5-FC を 2 週間投与，L-AMB を 4 週間投与したが SCr 値，BUN 値が上昇してきており，また K 値も K を補充しながらの投与継続であったため，今後の治療について相談があった．医師と相談し VRCZ への変更を提案した．通常はフルコナゾール（FLCZ）に変更するが，今回の *C. neoformans* の FLCZ の MIC 値が 4 µg/mL と高かっ

たため，MIC 値が低い（0.03μg/mL）VRCZ を選択した．

初期投与量は初日4mg/kg を1日2回，2日目からは3mg/kg を1日2回の投与量を推奨した．血漿中濃度の確認は TDM ガイドライン上では通常投与では5〜7日目に定常状態に達するため，採血はその時点で行うとされている．最近ではより早期に定常状態に達するとの報告もあるため，今回は投与開始4日目に医師に採血の依頼を行った．また，血漿中濃度の測定が外注であり，時間を要することから，念のため8日目での採血オーダーも依頼した．外注の場合は当日に結果が判明することはほぼないため，検査結果が判明する時期も考慮する必要がある．投与開始日によっては必ずしも5〜7日目にあわないこともあるため，臨機応変に対応する必要がある．

症例　経過その②：VRCZ 血中濃度測定と投与設計

採血日：VRCZ投与4日目．外注での測定のため，検査結果が判明したのは採血から4日目であった．この時点で視覚異常や肝機能値の変動はなかった．
[血中濃度の結果]
トラフ値2.92μg/mL

投与開始4日目の採血であり，定常状態になっていない可能性もある．血中濃度としては有効性の目標トラフ値である≧1〜2μg/mL，安全性の目標トラフ値である≧4〜5μg/mL を満たしており，現在の投与量を継続した．1週間に1回髄液を採取し，培養を提出していたが，髄液の培養は陰性化していた．髄液の細胞数や糖は正常化しておらず，しばらく投与の継続が必要であった．8日目にも採血をしていることから，その値を確認して投与量として問題ないかを評価する必要がある．その後，8日目の血中濃度は2.96μg/mL と初回採血時と変化はなかった．4日目でほぼ定常状態に達していたと考えられた．その後，経口投与が可能になったことから，内服薬への投与を推奨した．投与量は患者の体重が40kg 以上であり，注射薬と同量の1回200mg 1日2回とした．TDM ガイドラインでは，経口投与でのバイオアベイラビリティは高いが，必ずしも注射薬と同等な体内動態ではないため，静注薬からステップダウンする場合は TDM をすることが推奨されている．

症例　経過その③：VRCZ 内服変更後の血中濃度測定

採血日：VRCZ開始15日目．11日目より内服薬への変更を行い，その5日後に採血し，採血は内服15分前に行った．
[血中濃度の結果]
トラフ値4.57μg/mL

内服薬へ変更後，血中濃度は上昇したため，医師から今回の濃度はどうか，投与方法を変更

した方がよいか相談を受けた．肝機能値の変動はなかったが，今後，副作用の発現を懸念し，1回200 mg 1日2回から1回150 mg 1日2回への減量を提案した．その後，22日目の血漿中濃度は2.27 µg/mL と治療濃度域を保つことができ，治療が継続された．

VRCZ 血中濃度測定と投与設計

VRCZ の投与設計は比例計算や以下のようにミカエリス・メンテン式から手計算をする方法で算出可能である．

$$C = [K_m \times D\,(F \cdot S)] / [V_{max} - D\,(F \cdot S)]$$

C：定常状態での平均血中濃度，K_m：ミカエリス・メンテン係数，D：投与量（mg/日），F：バイオアベイラビリティ，S：塩係数，V_{max}：最大消失定数

（例）50 kg の男性に初日1回6 mg/kg を1日2回点滴静注し，維持量1回4 mg/kg を1日2回投与した場合

400 mg/日を投与し，1週間後のトラフ濃度は1.4 mg/L，その後500 mg/日に増量し，7日目のトラフ濃度が2.0 mg/L であった．医師からもう少し濃度を上昇させたいとの要望があった．

$$1.4\,mg/L = [K_m \times 400\,mg/日] / [V_{max} - 400\,mg/日]$$
$$2.0\,mg/L = [K_m \times 500\,mg/日] / [V_{max} - 500\,mg/日]$$
$$K_m = 2.8\,mg/L$$
$$V_{max} = 1,200\,mg/日$$

3 mg/L のトラフ濃度に設計するのであれば，

$$3\,mg/L = [2.8 \times Dmg/日] / [1,200 - Dmg/日]$$

D は620.7 mg/日となり，600〜650 mg/日の投与量を推奨する必要がある．

また，内服への切り替えはF を考慮する必要がある（VRCZ のF は90％である）．さらに，VRCZ は非線形性を示すことから，増量による急激な血漿中濃度の上昇に注意が必要である．血液疾患などでは免疫抑制薬などとの薬物間相互作用を考える必要もある．

VRCZ の血中濃度は定常状態であっても濃度のバラつきがあり，頻回に血中濃度のモニタリングを行う必要がある．ただし，外来でフォローする場合は保険算定ができない点に注意する必要がある．TDM については，上記のように手計算による方法のほか，最近ではファイザー株式会社が提供しているブイフェンド®TDM計算ツール version 1.0や薬物動態解析ソフト「BMs-Pod」も開発されている．

薬学的介入のポイント

- VRCZ は AUC/MIC に依存する抗真菌薬であるが，トラフ濃度/MIC が代替指標となる．また，トラフ値が有効性，安全性の指標となる．
- VRCZ を使用する場合は血中濃度の測定を考慮し，その適応を検討する．自施設の運用上の注意（外注かどうか，外注の場合結果判明までの日数など）も把握し，血中濃度測定のタイミングを決定する．
- VRCZ は測定キットによる血中濃度測定はできないが，高速液体クロマトグラフィなどでの測定が可能である．
- CYP で代謝される薬物との相互作用に十分注意する．

引用文献 ———

1) 日本化学療法学会抗菌薬TDMガイドライン作成委員会ほか：抗菌薬TDMガイドライン改訂版, 2016.
2) 深在性真菌症のガイドライン作成委員会編：深在性真菌症の診断・治療ガイドライン2014, 協和企画, 2014.

（木村 匡男）

主な病原微生物一覧

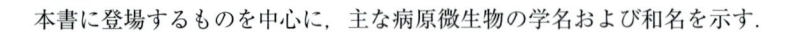

本書に登場するものを中心に，主な病原微生物の学名および和名を示す．

1. 細菌

		科	属		種	
			学名	和名	学名	和名
グラム陽性	球菌	Staphylococcaceae	Staphylococcus	スタフィロコッカス属（ブドウ球菌属）	Staphylococcus aureus	黄色ブドウ球菌
					Staphylococcus epidermidis	表皮ブドウ球菌
		Streptococcaceae	Streptococcus	ストレプトコッカス属	Streptococcus bovis	ストレプトコッカス・ボビス
					Streptococcus mitis	ストレプトコッカス・ミティス
					Streptococcus pneumoniae	肺炎球菌
					Streptococcus pyogenes	化膿レンサ球菌
					Streptococcus viridans	緑色レンサ球菌
		Enterococcaceae	Enterococcus	エンテロコッカス属（腸球菌属）	Enterococcus faecalis	エンテロコッカス・フェカリス
					Enterococcus faecium	エンテロコッカス・フェシウム
	桿菌	Bacillaceae	Bacillus	バシラス属	Bacillus cereus	セレウス菌
		Clostridiaceae	Clostridium (Clostridioides)	クロストリジウム属（クロストリディオイデス属）	Clostridium (Clostridioides) difficile	クロストリジウム（クロストリディオイデス）・ディフィシル
			Clostridium	クロストリジウム属	Clostridium perfringens	ウェルシュ菌
		Listeriaceae	Listeria	リステリア属	Listeria monocytogenes	リステリア菌
		Mycobacteriaceae	Mycobacterium	マイコバクテリウム属	Mycobacterium tuberculosis	結核菌
					Mycobaterium avium	マイコバクテリウム・アビウム
					Mycobaterium flavescens	マイコバクテリウム・フラベッセンス
					Mycobaterium gordonae	マイコバクテリウム・ゴルドネ
					Mycobaterium intracellulare	マイコバクテリウム・イントラセルラーエ
					Mycobaterium kansasii	マイコバクテリウム・カンサシイ
					Mycobaterium marinum	マイコバクテリウム・マリナム
					Mycobaterium szulgai	マイコバクテリウム・ツルガイ
		Corynebacteriaceae	Corynebacterium	コリネバクテリウム属		
		Nocardiaceae	Nocardia	ノカルジア属		
		Propionibacteriaceae	Propionibacterium	プロピオニバクテリウム属	Propionibacterium acnes	アクネ菌
		Actinomycetaceae	Actinomyces	アクチノマイセス属		
		Bifidobacteriaceae	Bifidobacterium	ビフィズス菌属		
グラム陰性	球菌	Neisseriaceae	Neisseria	ナイセリア属	Neisseria meningitidis	髄膜炎菌
					Neisseria gonorrhoeae	淋菌
			Eikenella	エイケネラ属		
		Moraxellaceae	Acinetobacter	アシネトバクター属		
			Moraxella	モラクセラ属	Moraxella catarrhalis	モラクセラ　カタラーリス

科		属		種	
		学名	和名	学名	和名
らせん状菌 Spirochaetaceae		*Leptospira*	レプトスピラ属		
		Treponema	トレポネーマ属	*Treponema pallidum*	梅毒トレポネーマ
		Borrelia	ボレリア属	*Borrelia miyamotoi*	ボレリア
Campylobacteraceae		*Campylobacter*	カンピロバクター属	*Campylobacter feutus*	カンピロバクター・ヒュタス
				Campylobacter jejuni	カンピロバクター・ジェジュニ
Helicobacteraceae		*Helicobacter*	ヘリコバクター属	*Helicobacter pylori*	ヘリコバクター・ピロリ
グラム陰性 **桿菌** Vibrionaceae		*Vibrio*	ビブリオ属	*Vibrio cholerae*	コレラ
				Vibrio parahaemolyticus	腸炎ビブリオ
				Vibrio vulnificus	ビブリオ・ヴァルニフィカス
Aeromonadaceae		*Aeromonas*	エロモナス属		
Enterobacteriaceae		*Escherichia*	エスケリキア属	*Escherichia coli*	大腸菌
		Salmonella	サルモネラ属	*Salmonella Typhi*	腸チフス
		Enterobacter	エンテロバクター属	*Enterobacter aerogenes*	エンテロバクター・アエロゲネス
		Serratia	セラチア属	*Serratia marcescens*	セラチア・マルセッセンス
		Proteus	プロテウス属	*Proteus mirabilis*	プロテウス・ミラビリス
		Yersinia	エルシニア属		
		Shigella	シゲラ属（赤痢菌属）		
		Klebsiella	クレブシエラ属	*Klebsiella oxytoca*	クレブシエラ・オキシトカ
				Klebsiella pneumoniae	肺炎桿菌
Pasteurellaceae		*Haemophilus*	ヘモフィルス属	*Haemophilus influenzae*	インフルエンザ菌
		Pasteurella	パスツレラ属	*Pasteurella multocida*	パスツレラ・ムルトシダ
		Aggregatibacter	アグリゲートバクター属		
Pseudomonadaceae		*Pseudomonas*	シュードモナス属	*Pseudomonas aeruginosa*	緑膿菌
Legionellaceae		*Legionella*	レジオネラ属	*Legionella pneumophila*	レジオネラ
Coxiellaceae		*Coxiella*	コクシエラ属	*Coxiella burnetii*	コクシエラ
Alcaligenaceae		*Bordetella*	ボルデテラ属	*Bordetella pertussis*	百日咳菌
Brucellaceae		*Brucella*	ブルセラ属		
Bartonellaceae		*Bartonella*	バルトネラ属		
Flavobacteriaceae		*Capnocytophaga*	カプノサイトファーガ属		
Bacteroidesaceae		*Bacteroides*	バクテロイデス属	*Bacteroides fragilis*	バクテロイデス・フラギリス
Cardiobacteriaceae		*Cardiobacterium*	カルジオバクテリウム属		
球桿菌 Neisseriaceae		*Kingella*	キンゲラ属		
その他 Mycoplasmataceae		*Mycoplasma*	マイコプラズマ属	*Mycoplasma pneumoniae*	マイコプラズマ・ニューモニア
		Ureaplasma	ウレアプラズマ属		
Rickettsiaceae		*Rickettsia*	リケッチア属		
Chlamydiaceae		*Chlamydia*	クラミジア属	*Chlamydia trachomatis*	クラミジア・トラコマチス
		Chlamydophila	クラミドフィラ属	*Chlamydophila pneumoniae*	肺炎クラミジア

2. 真菌

属		種	
学名	和名	学名	和名
Rhizopus	リゾプス属（クモノスカビ）	*Rhizopus oryzae*	リゾプス・オリゼ
Cryptococcus	クリプトコックス属	*Cryptococcus neoformans*	クリプトコッカス・ネオフォルマンス
Candida	カンジダ属	*Candida albicans*	カンジダ・アルビカンス
		Candida glabrata	カンジダ・グラブラータ
		Candida krusei	カンジダ・クルーセイ
		Candida parapsilosis	カンジダ・パラプシローシス
		Candida tropicalis	カンジダ・トロピカリス
Aspergillus	アスペルギルス属	*Aspergillus nigar*	黒麹菌
Pneumocystis	ニューモシスチス属	*Pneumocystis jirovecii*	ニューモシスチス・イロヴェチ
Trichophyton	トリコフィトン属（白癬菌）		
Fusarium	フサリウム属		
Histoplasma	ヒストプラズマ属		

3. ウイルス

属		種	
学名	和名	学名	和名
Lentivirus	レンチウイルス属	*Human immunodeficiency virus：HIV*	ヒト免疫不全ウイルス（エイズウイルス）
Morbillivirus	モルビリウイルス属	*Measles virus*	麻疹ウイルス
Rubulavirus	ルブラウイルス属	*Mumps rubulavirus*	ムンプスウイルス
Norovirus	ノロウイルス属		
Rubivirus	ルビウイルス属	*Rubella virus*	風疹ウイルス
Influenzavirus A	A型インフルエンザウイルス属	*Influenza A virus subtype H7N9*	鳥インフルエンザウイルス
		Influenza A virus subtype H1N1	スペインかぜ，2009 年新型インフルエンザ
Hepacivirus	ヘパシウイルス属	*Hepacivirus A virus*	A型肝炎ウイルス
		Hepacivirus B virus	B型肝炎ウイルス
		Hepacivirus C virus	C型肝炎ウイルス
		Hepacivirus E virus	E型肝炎ウイルス
simplexvirus	単純ウイルス属	*Human herpesvirus 1：HHV-1*	ヒトヘルペスウイルス1（単純ヘルペスウイルス1型）
		Human herpesvirus 2：HHV-2	ヒトヘルペスウイルス2（単純ヘルペスウイルス2型）
varicellovirus	バリセロウイルス属	*Human herpesvirus 3：HHV-3*	ヒトヘルペスウイルス3（水痘・帯状疱疹ウイルス）
lymphocryptovirus	リンホクリプトウイルス属	*Human herpesvirus 4：HHV-4*	ヒトヘルペスウイルス4（EB ウイルス）
cytomegalovirus	サイトメガロウイルス属	*Human herpesvirus 5：HHV-5*	ヒトヘルペスウイルス5（サイトメガロウイルス）
Roseolovirus	ロゼオロウイルス属	*Human herpesvirus 6：HHV-6*	ヒトヘルペスウイルス6
		Human herpesvirus 7：HHV-7	ヒトヘルペスウイルス7
Rhadinovirus	ラジノウイルス属	*Human herpesvirus 8：HHV-8*	ヒトヘルペスウイルス8（カポジ肉腫関連ヘルペスウイルス）

索 引

薬剤師が知っておきたいチーム医療実践のための
感染症検査
©2017

定価(本体 3,600 円+税)

2017 年 11 月 5 日　1 版 1 刷

監 修 者	大_{おお} 曲_{まがり} 貴_{のり} 夫_お
編 者	岸_{きし} 田_だ 直_{なお} 樹_き
	望_{もち} 月_{づき} 敬_{たか} 浩_{ひろ}
	山_{やま} 田_だ 和_{かず} 範_{のり}
発 行 者	株式会社 南 山 堂
	代表者 鈴 木 幹 太

〒 113-0034　東京都文京区湯島 4 丁目 1-11
TEL 編集(03)5689-7850・営業(03)5689-7855
振替口座　00110-5-6338

ISBN 978-4-525-23361-7　　　　　Printed in Japan

A 2336110101-A